经方钩玄

李 延 毕焕洲 编 著

中国中医药出版社
·北 京·

图书在版编目（CIP）数据

经方钩玄/李延　毕焕洲编著．—北京：中国中医药出版社，2020.8
ISBN 978 - 7 - 5132 - 5978 - 1

Ⅰ.①经…　Ⅱ.①李…　Ⅲ.①经方 - 研究　Ⅳ.①R289.2

中国版本图书馆 CIP 数据核字（2019）第 286858 号

中国中医药出版社出版

北京经济技术开发区科创十三街 31 号院二区 8 号楼
邮政编码　100176
传真　010 - 64405750
廊坊市晶艺印务有限公司印刷
各地新华书店经销

开本 710×1000　1/16　印张 18.5　字数 309 千字
2020 年 8 月第 1 版　2020 年 8 月第 1 次印刷
书号　ISBN 978 - 7 - 5132 - 5978 - 1

定价　65.00 元
网址　www.cptcm.com

社 长 热 线　010 - 64405720
购 书 热 线　010 - 89535836
维 权 打 假　010 - 64405753

微信服务号　zgzyycbs
微商城网址　https://kdt.im/LIdUGr
官 方 微 博　http://e.weibo.com/cptcm
天猫旗舰店网址　https://zgzyycbs.tmall.com

如有印装质量问题请与本社出版部联系（010 - 64405510）

前　言

本书名为《经方钩玄》，是力图探求"经方"精深道理之义。

我们都熟悉药王孙思邈在《大医精诚》中的一段话："世有愚者，读方三年，便谓天下无病可治；及治病三年，乃知天下无方可用。"这里，有对医生学术态度的告诫，即"故学者必须博极医源，精勤不倦，不得道听途说，而言医道已了，深自误哉"。而我们在其中还体会到另一层含义，那就是对经典的敬畏感。人们常说"初生牛犊不怕虎"，既充满了对年轻人无所畏惧、努力拼搏的赞誉，也充满了对缺乏经验行为的担忧。学习三年中医理论，再做三年中医临床，这远远不够。从实践中来，到实践中去，反复多次，探索未知，才是学医之路。中医界有个共识，即"到了五十岁才真正懂中医"。这句话的确有道理，而道理的精髓就是经验积累。事必亲躬，个人临证的直接经验固然很好，但人的精力有限，存在着认知瓶颈，所以间接经验意义重大，而经典就是最靠得住的间接经验。

《论语·为政》云："吾十有五而志于学，三十而立，四十而不惑，五十而知天命，六十而耳顺，七十而从心所欲不逾矩。"孔夫子是圣人，到了七十，可以从心所欲，但是前提是"不逾矩"。"矩"从何而来？显然来自先贤的经验和教训。张仲景的《伤寒论》，就是我国第一部误诊误治学专著，因为很多医生"误汗""误下"，致使病变多端，仲景用丰富的经验予以化解，所以才堪称"医圣"。经典就是我们临证的"矩"。孔夫子尚且"不逾矩"，何况吾辈乎！因此，通晓经典，尊重经典，应该是医者的基本态度。

什么是"经方"？经方有广义和狭义之分。

广义的经方是指《汉书·艺文志》所载的"医经""经方""房中""神仙"四家之一的"经方"。"经方者，本草石之寒温，量疾病之深浅，假药味之滋，因气感之宜，辨五谷之辛，致水火之济，以通闭解结，反之于平。及失其宜者，以热益热，以寒增寒，精气内伤，不见于外，是所独失也。故谚'有病不治，常得中医'。"这里的含义是以"医经"指导之方，"经方家"就是以方治病的医家。有人将经验方也称之为经方，这毫无道理。

狭义的经方是指仲景《伤寒论》113 方、《金匮要略》226 方。如果说《伤寒论》是对传染病诊治的经验总结及误诊误治的教训总结，那么《金匮要略》则是对临床杂病的经验总结。仲景通过这些经验及教训，构建了中医辨证论治体系，确立了中医诊断及治疗法则，为后世立下了临证之"矩"。元代朱丹溪谓："仲景诸方，实为万世医门之规矩准绳也。后之欲为方圆平直者，必于是而取则焉。"清代徐大椿在《医学源流论》中将仲景之方奉为经典："惟赖此书之存，乃方书之祖也……实能洞见本源，审察毫末，故所投必效，如桴鼓之相应，真乃医方之经也……后之学者以此为经，而参考推广之，已思过半矣。"喻嘉言在《尚论篇·序》中，将仲景之方推崇为"众方之宗，群方之祖"，并赞誉道："仲景之学……皆古圣相传之经方……圣人之妙用，与天地同，不朽者也。"

本书所言之经方，即狭义的仲景之方。仲景之经方很多，而本书仅是我们的一些感悟，并未完全涉猎，是窥其一斑而已。仲景之经方，配伍严谨，药简力宏，方以法立，法以方传。仲景是辨证论治的创立者，方证一体，以方测证。仲景主张"证因方名，方因证立"，见此证便用此方，为后世辨证论治之宗。

本书从功能上对经方进行分类论述，将经方分为解表经方、清热经方、表里双解经方、治风经方、泻下经方、和解经方、温里经方、寒热并用经方、补益经方、固涩经方、调神经方、理气经方、理血经方、化湿利水祛痰经方、催吐驱虫经方和外用经方。因为有些方剂兼有多种功能，在分类上可能与其他同道不尽相同，这里只是我们从自己的临证角度对经方的理解，欢迎同道商榷及斧正。每一个经方又从组成、用法、功用、主治、原文、运用和按七个方面下笔。"组成"和"用法"忠实于原文，避免读者产生歧义；"功用"和"主治"经过提炼，尽量直言其要；"原文"是围绕方子进行搜集；"运用"主要是经方的现代应用，是对现代文献进行取舍，既有近几年文献，标志着经方的最新成果，也有二十世纪八九十年代的文献，因为这一时期中医人的认真及严谨更是难能可贵的；"按"是我们的一点经方解读，但愿有益于同道和后学。希望读书有助于拓宽广大中医临床工作者的辨证思路，加深对经方的理解，亦冀对中医药院校师生有一定的参考价值。

编著者

2020 年 3 月

目 录

目录

目
录

第一章　解表经方

一、桂枝汤

【组成】桂枝三两（去皮），芍药三两，甘草二两（炙），生姜三两（切），大枣十二枚（掰）。

【用法】上五味，哎咀三味。以水七升，微火煮取三升，去滓。适寒温，服一升，服已，须臾，啜热稀粥一升余，以助药力。温覆令一时许，遍身漐漐，微似有汗者益佳，不可令如水流离，病必不除。若一服汗出病瘥，停后服，不必尽剂；若不汗，更服依前法；又不汗，后服小促其间，半日许令三服尽。若病重者，一日一夜服，周时观之。服 1 剂尽，病证犹在者，更作服；若不汗出，乃服至二三剂。禁生冷、黏滑、肉面、五辛、酒酪、臭恶等物。

【功用】解肌发表，调和营卫。

【主治】头痛发热，汗出恶风，鼻鸣干呕，苔白不渴，脉浮缓或浮弱者。

【原文】太阳中风，阳浮而阴弱，阳浮者，热自发，阴弱者，汗自出；啬啬恶寒，淅淅恶风，翕翕发热，鼻鸣干呕者，桂枝汤主之。（《伤寒论第 12条》）

太阳病，头痛，发热，汗出，恶风，桂枝汤主之。（《伤寒论第 13 条》）

太阳病，下之后，其气上冲者，可与桂枝汤，方用前法；若不上冲者，不得与之。（《伤寒论第 15 条》）

太阳病，初服桂枝汤，反烦不解者，先刺风池、风府，却与桂枝汤则愈。（《伤寒论第 24 条》）

服桂枝汤，大汗出，脉洪大者，与桂枝汤，如前法。若形似疟，一日再发者，汗出必解，宜桂枝二麻黄一汤。（《伤寒论第 25 条》）

太阳病，外证未解，脉浮弱者，当以汗解，宜桂枝汤。（《伤寒论第 42条》）

太阳病，外证未解，不可下也，下之为逆，欲解外者，宜桂枝汤。（《伤寒论第 44 条》）

太阳病，先发汗不解，而复下之，脉浮者不愈。浮为在外，而反下之，

1

经方钩玄

故令不愈。今脉浮，故在外，当须解外则愈，宜桂枝汤。（《伤寒论第 45 条》）

病常自汗出者，此为荣气和，荣气和者，外不谐，以卫气不共荣气谐和故尔；以荣行脉中，卫行脉外，复发其汗，荣卫和则愈，宜桂枝汤。（《伤寒论第 53 条》）

病人脏无他病，时发热自汗出而不愈者，此卫气不和也，先其时发汗则愈，宜桂枝汤。（《伤寒论第 54 条》）

伤寒，不大便六七日，头痛有热者，与承气汤。其小便清者，知不在里，仍在表也，当须发汗。若头痛者，必衄。宜桂枝汤。（《伤寒论第 56 条》）

伤寒发热已解，半日许复烦，脉浮数者，可更发汗，宜桂枝汤。（《伤寒论第 57 条》）

伤寒，医下之，续得下利清谷不止，身疼痛者，急当救里；后身疼痛，清便自调者，急当救表。救里宜四逆汤，救表宜桂枝汤。（《伤寒论第 91 条》）

太阳病，发热汗出者，此为荣弱卫强，故使汗出。欲救邪风者，宜桂枝汤。（《伤寒论》第 95 条）

伤寒大下后，复发汗，心下痞，恶寒者，表未解也。不可攻痞，当先解表，表解乃可攻痞。解表宜桂枝汤，攻痞宜大黄黄连泻心汤。（《伤寒论》第 164 条）

阳明病，脉迟，汗出多，微恶寒者，表未解也。可发汗，宜桂枝汤。（《伤寒论》第 234 条）

病人烦热，汗出则解，又如疟状，日晡所发热者，属阳明也。脉实者，宜下之；脉浮虚者，宜发汗。下之，与大承气汤；发汗，宜桂枝汤。（《伤寒论》第 240 条）

太阴病，脉浮者，可发汗，宜桂枝汤。（《伤寒论》第 276 条）

吐利止而身痛不休者，当消息和解其外，宜桂枝汤小和之。（《伤寒论》第 387 条）

下利，腹胀满，身体疼痛者，先温其里，乃攻其表。温里宜四逆汤，攻表宜桂枝汤。（《伤寒论》第 372 条；《金匮要略·呕吐哕下利病脉证治第十七》）

产后风，续之数十日不解，头微痛，恶寒，时时有热，心下闷，干呕，汗出，虽久，阳旦证续在耳，可与阳旦汤（即桂枝汤）。（《金匮要略·妇人产后病脉证治第二十一》）

2

【运用】

1. **荨麻疹** 吴忠文[1]运用桂枝汤加味治疗荨麻疹。陈某，女，33 岁。近 4 年来，每于冬春季节因天气寒冷或吹北风及接触冷水时，红白相兼的疹块从肢端迅速遍及全身，有的则融合成片如掌大，痒甚，数治无效。诊见头面、四肢端及胸背、腹部遍布红白色疹块、丘疹，并见搔抓痕，面色青白，舌淡红嫩润，苔薄白，脉浮缓。证属营卫不和，风寒袭于肌腠。方用桂枝汤加蝉蜕。煎服 4 剂后未再现疹块，仅有少量丘疹，微痒。仍守上方 4 剂，并以人参养荣丸善后。追访至今未复发。曹新奎[2]等运用桂枝汤加味治疗慢性荨麻疹 98 例，丛培俊[3]运用桂枝汤与黄芪注射液治疗荨麻疹 70 例，都取得了显著疗效。

2. **顽固性自汗、盗汗** 曲生[4]运用桂枝汤加味治疗顽固性自汗。曲某，男，12 岁。自汗、盗汗 4 年。一年四季稍有活动，即汗出如洗，严寒冬季，汗出不减，睡眠时枕巾常被汗水浸透。曾经中西医治疗多次无效。诊见形体壮实，面色红润，苔薄白，脉弦缓无力。证属营卫不和，表虚不固。拟桂枝汤加黄芪、牡蛎，服药 7 剂，汗出遂止。周伯康[5]运用桂枝汤加味治疗术后汗症，也取得了很好疗效。

3. **黄汗症** 程润泉[6]运用桂枝汤加味治疗黄汗症。共治疗 20 例，疗效满意。处方：桂枝 10g，五味子 9g，薏苡仁 18g，黄芪 12g，乌梅 12g，茯苓 12g，白茅根 30g，生姜 6g。胡某，女，24 岁。出黄汗两年，久治无效。自诉出黄汗过多，日换衣 3～4 件，伴有疲乏无力，口干渴，白带多，腰酸，下肢浮肿，体温 37.8℃。舌体胖大，边有齿痕，苔薄白，六脉细缓。证属营卫失调，水湿外溢。煎服上方 6 剂后，黄汗即止，诸症悉除。随访两年，未再复发。

4. **全身浮肿** 付生平[7]运用桂枝汤加味治疗全身浮肿。许某，女，38 岁。全身浮肿，右足麻木。曾服利水通利关节药物，浮肿消退，关节仍感不适。停药两日后，头面及下肢浮肿复起，压之凹陷。用桂枝汤加党参、五加皮、炙黄芪。煎服 3 剂后浮肿明显消退，守方继服 6 剂，浮肿消退而愈。

5. **栓塞性脉管炎** 徐先彬[8]运用桂枝汤加味治疗栓塞性脉管炎。梁某，男。左足趾冷麻、触冷水尤甚，旋即出现局部刺痛，并由股骨上端逐渐下移，面色苍白，口唇青紫，舌有瘀点，苔白，脉弦涩。诊为栓塞性脉管炎。用桂枝汤加桃仁、丹参、地龙、延胡索。煎服两剂，疼痛消失，能正常步行。继用人参养荣汤调理半月，至今再未发作。

6. 皮肤瘙痒症 陶镇岗[9]运用桂枝汤加味治疗皮肤瘙痒症。赵某，男，40岁。夜间皮肤瘙痒半年之久，经多方医治，服中药40余剂及西药（抗组织胺类）多次，时愈时止。现晚间更衣后，即全身瘙痒难忍，以下肢为甚，愈抓愈痒，搔后起红白相兼条痕，瞬时消失，白日如常人，冬季较甚，舌质淡，苔薄白，脉浮缓。治宜祛风散寒，调和营卫。用桂枝汤加防风、蝉蜕、牛膝。煎服5剂，瘙痒停止，能安静入睡。继进5剂，以巩固疗效。

【按】辨证要点：①太阳病，发热汗出，恶风而脉浮弱者。②病常自汗出，或时发热汗出者。③发汗或下之，而表未解者。④阳明病，脉迟，虽汗出多，而微恶寒，表未解者。⑤病下利而脉浮弱者。⑥霍乱吐利止，而身疼不休者。

本方以桂枝为君，解肌发表，外散风寒；芍药敛阴和营为臣。桂、芍相合，一散一收，调和营卫。生姜助桂枝以散表邪，大枣助芍药以和营卫，共为佐；炙甘草调和诸药为使。诸药相配，共奏解肌发表、调和营卫之功。

荨麻疹、顽固性自汗盗汗、黄汗症、全身浮肿、栓塞性脉管炎、皮肤瘙痒症等，这些病证的本质不尽相同，但后世医家们运用桂枝汤进行治疗，这种异病同治原则，并非说明桂枝汤是万能药，而是取这些不同病证的共同特点——"营卫不和"。通过"解肌发表、调和营卫"而获得治愈之功。当然，并不是这些病证中的所有病例都适合桂枝汤治疗，只有那些具有桂枝汤证的病例才有效，这是临证中应该注意的。

参考文献

[1] 吴忠文.经方运用三则[J].新中医，1988（2）：19.

[2] 曹新奎，计翠云.桂枝汤加味治疗慢性荨麻疹98例疗效观察[J].中国中医基础医学杂志，2015，21（8）：1040.

[3] 丛培俊.桂枝汤与黄芪注射液治疗荨麻疹70例[J].中国民康医学，2010，22（12）：1528.

[4] 曲生.桂枝汤加味治疗顽固性自汗[J].吉林中医药，1981（1）：41.

[5] 周伯康.浅谈桂枝汤治术后汗症[J].新中医，2006，38（9）：79－80.

[6] 程润泉.加味桂枝汤治疗黄汗症20例[J].黑龙江中医药，1985（2）：43.

[7] 付生平.桂枝汤治浮肿一得[J].黑龙江中医药，1984（2）：33.

[8] 徐先彬.桂枝汤临床加减运用[J].四川中医，1984（2）：33.

[9] 陶镇岗.桂枝汤加味治疗皮肤瘙痒症[J].山东中医杂志，1985（1）：47.

二、桂枝加葛根汤

【组成】葛根四两，麻黄三两（去节），芍药二两，生姜三两（切），甘草二两（炙），大枣十二枚（掰），桂枝二两（去皮）。

【用法】上七味，以水一斗，先煮麻黄、葛根，减二升，去上沫，内诸药，煮取三升，去滓。温服一升，覆取微似汗，不须啜粥，余如桂枝法将息及禁忌。

【功用】和营解肌，舒缓项强。

【主治】治风寒客于太阳经输，营卫不和证。桂枝汤证兼项背强而不舒者。

【原文】太阳病，项背强几几，反汗出恶风者，桂枝加葛根汤主之。（《伤寒论》第14条）

【运用】

1. 颈椎病 张素华[1]运用桂枝加葛根汤加减结合针刺治疗神经根型颈椎病。选取神经根颈椎病患者68例，随机平均分为两组。治疗组采用桂枝加葛根汤加减结合针刺治疗，对照组采用针刺治疗。结果是治疗组总有效率为91.18%，明显优于对照组的70.59%，表明桂枝加葛根汤加减结合针刺治疗神经根型颈椎病较单纯针刺治疗疗效更好。董炜[2]运用桂枝加葛根汤联合调脊通督针法治疗神经根型颈椎病也取得了很好疗效。选择神经根型颈椎病患者132例，分为观察组与对照组各66例。两组均给予桂枝加葛根汤治疗，观察组加用调脊通督针法治疗，结果桂枝加葛根汤联合调脊通督针法治疗神经根型颈椎病效果较好，且安全性好。

2. 面部偏侧浮肿 杨武民[3]运用桂枝加葛根汤治疗面部偏侧浮肿。安某，女，36岁。患者平素体虚，多年来时而左侧头痛，就诊当日晨起，发现左侧面部浮肿，且有胀麻之感，伴有恶风、神疲懒动，舌淡红，苔薄白，脉浮缓无力。询其诱因，方知昨日汗出洗澡，病乃络脉空虚、汗出入水、水湿痹阻所致。治宜解肌祛湿，通络行痹。处方：葛根30g，桂枝10g，炒白芍10g，生姜10g，大枣4枚，炙甘草6g，地龙6g，防己6g，白术12g。水煎服，3剂而愈。

3. 面神经麻痹 杨武民[3]运用桂枝加葛根汤治疗面神经麻痹。孟某，男，52岁。两个月前患面神经麻痹，诊见口眼㖞斜，谈笑时更为明显，局部有肌肉跳动感，舌淡，苔薄白，脉沉涩无力。证属风中经络，日久气虚血滞。治以调和营卫，益气活血，佐以通络之品。处方：葛根30g，桂枝10g，炒白芍10g，生姜10g，大枣4枚，炙甘草6g，黄芪15g，当归6g，红花6g，地龙6g，全蝎6g。水煎服，守方连服12剂而愈。

5

4. 重症肌无力 秦天富[4]运用桂枝加葛根汤治疗重症肌无力。赵某，女，6岁。患儿3个月前外出途中，因受风寒，当晚发烧，3日后烧退，逐发现双眼睑下垂，医院诊为重症肌无力。患儿发育一般，舌脉未见明显异常，唯形气较弱。只见患儿每有仰头视物的姿态，偶或为了瞻视而以手指将眼皮扶起。细思眼睑乃足太阳膀胱经脉所起之处，患儿初因感受风邪，伤于太阳之脉，遂致太阳经输不利，经气不振，故使眼睑下垂，根据中医经络学说，用通阳疏络、和营卫之法。以桂枝加葛根汤治之。处方：桂枝9g，炒白芍9g，炙甘草6g，葛根10g，枳壳15g，防风5g，生姜3片，大枣3枚。水煎服，日1剂，连服3天。3剂后，下垂之眼睑明显好转，已能平目视物。因正气较弱，故于原方中加黄芪10g，以复其正气。隔日1剂，再服3剂，半月后其父前来告知，患儿眼睑完好如前。经1年随访，未见复发。

【按】 辨证要点：桂枝汤证，又见项背肌肉强急。本方即桂枝汤加葛根而成。桂枝汤解肌发表，调和营卫；加葛根可鼓舞胃气，生津液，舒经脉。桂枝加葛根汤治疗颈椎病，重在解肌发表，并非是修复病变的颈椎，而是使颈椎压迫而紧张的肌肉舒缓，使水肿消退；桂枝加葛根汤治疗面部偏侧浮肿，重在发表，是通过发汗减少水气；桂枝加葛根汤治疗重症肌无力，重在解肌，使肌肉症状改善。

参考文献

［1］张素华．桂枝加葛根汤加减结合针刺治疗神经根型颈椎病临床观察［J］．山西中医，2019，35（3）：22－24．

［2］董炜．桂枝加葛根汤联合调脊通督针法治疗神经根型颈椎病疗效观察［J］．实用中医药杂志，2019（3）：264．

［3］杨武民．桂枝加葛根汤在面部疾患中的应用［J］．河南中医，1986（1）：7．

［4］秦天富．桂枝加葛根汤治愈重症睑下垂一例［J］．山西中医，1987（4）：35．

三、桂枝加厚朴杏子汤

【组成】 桂枝三两（去皮），甘草二两（炙），生姜三两（切），芍药三两，大枣十二枚（掰），厚朴二两（炙，去皮），杏仁五十枚（去皮尖）。

【用法】 上七味，以水七升，微火煎取三升，去滓。温服一升，覆取微似汗。

【功用】 解肌疏风，下气平喘。

【主治】 宿有喘病，又感风寒而见桂枝汤证者；或风寒表证误用下剂后，表证未解而微喘者。

【原文】喘家，作桂枝汤，加厚朴、杏子佳。(《伤寒论》第18条)

太阳病，下之微喘者，表未解故也，桂枝加厚朴杏子汤主之。(《伤寒论》第43条)

【运用】

1. **哮喘**　石素英[1]运用桂枝加厚朴杏子汤加减治疗变异型哮喘。将80例患者随机均分为对照组和研究组。对照组给予酮替芬、氨茶碱治疗，研究组给予桂枝加厚朴杏子汤加减治疗。治疗4周后，记录两组临床总有效率、主要症状消失时间、肺功能改善情况。随访1年，记录两组哮喘复发率。结果显示，桂枝加厚朴杏子汤具有宣肺平喘、调肝息风、补益脾肾、调和营卫的功效，治疗变异型哮喘的疗效安全可靠，复发率低明显优于对照组。

段艳菊等[2]运用桂枝加厚朴杏子汤治疗咳嗽变异型哮喘。王某，女，20岁。素有喘疾，外感即发。现感冒已过，喘促不止。诊见喘息抬肩，鼻翼翕动，昼夜不得平卧，呼吸急促，喉中水鸡声，面色红润，伴咳嗽痰稀，胸闷不畅，舌苔薄黄，脉濡数。诊为咳嗽变异型哮喘。证属外感寒邪，里有伏饮。治宜清热化痰，降气定喘。予定喘汤加减3剂后，喘有歇止，日2~3度发，发时更甚，浑身出冷汗，口唇发绀，眩冒不已，气上冲胸，时恶风寒。处方：桂枝20g，白芍30g，炙甘草、生姜各6g，大枣12枚，厚朴、杏仁各12g。煎服4剂后，气上冲胸消失，喘息停止，能平卧，纳增，唯喉中时有痰鸣。以六君子汤合三子养亲汤调养数月而愈。

2. **咳嗽**　曹方红[3]运用桂枝加厚朴杏子汤治疗寒咳。用本方治疗寒咳患者23例，咳剧者，加百部；表虚者，加生黄芪，23例全部治愈。

【按】辨证要点：宿有喘病，又感风寒而见桂枝汤证者。桂枝汤证，咳喘患者无论新久，见汗出恶风脉缓者宜用本方。方中桂枝汤解肌疏风，调和营卫；杏仁宣肺降气，止咳平喘；厚朴下气消痰。诸药相合，共奏解肌疏风、下气平喘之效。

参考文献

[1] 石素英. 桂枝加厚朴杏子汤加减治疗变异型哮喘的临床观察 [J]. 中国民间疗法，2019，27 (4)：29-30.

[2] 段艳菊，牛喜平，赵晶晶. 桂枝加厚朴杏子汤治疗咳嗽变异型哮喘 [J]. 光明中医，2017，32 (2)：170-171.

[3] 曹方红. 桂枝厚朴杏子汤加味治疗寒咳23例 [J]. 湖北中医杂志，1987 (2)：6.

四、桂枝加附子汤

【组成】 桂枝三两（去皮），芍药三两，甘草三两（炙），生姜三两（切），大枣十二枚（掰），附子一枚（炮，去皮，破八片）。

【用法】 上六味，以水七升，煮取三升，去滓，温服一升。本云桂枝汤，今加附子，将息如前法。

【功用】 调和营卫，扶阳敛汗。

【主治】 太阳病，发汗，遂漏不止，其人恶风，小便难，四肢微急，难以屈伸者。

【原文】 太阳病，发汗，遂漏不止，其人恶风，小便难，四肢微急，难以屈伸者，桂枝加附子汤主之。（《伤寒论》第20条）

【运用】

1. **血栓闭塞性脉管炎** 黄春发[1]等运用加味桂枝附子汤治疗血栓闭塞性脉管炎。患者，男，41岁。3个月前左足受寒后出现足趾坏死疼痛，夜间静息痛，无法入睡。刻下症：左足趾有冰凉感，刺痛明显，夜间尤甚，无法入睡，左足第5趾端发黑坏死。诉换药时，足趾坏死处吹风疼痛加剧，微恶寒，无汗，口干不欲饮，无胸闷不适，纳可，二便调。舌淡暗，苔白稍腻，脉细涩。西医诊为血栓闭塞性脉管炎。中医诊为脱疽（阴寒证）。予以加味桂枝附子汤加减。处方：炮附片30g，桂枝40g，生姜30g，大枣30g，炙甘草20g，白芍20g，全蝎10g，蜈蚣2条，黄芪60g，白术30g，炒麦芽30g，7剂。二诊疼痛明显改善，夜间可入睡两小时，足部皮温转暖，足趾坏死处开始流脓，胃纳好转。舌淡暗，苔薄白，脉细涩。处方：炮附片50g，桂枝40g，生姜30g，大枣30g，炙甘草20g，白芍20g，全蝎10g，蜈蚣2条，黄芪120g，白术30g，炒麦芽30g，麻黄15g（嘱服药后如出汗，麻黄减至5g），7剂。三诊诉药后第3日全身汗出，足部疼痛若失，夜间开始疼痛，可入睡5小时，无口干，左足趾坏死足趾脱落，红色肉芽生长，有少许黄白色分泌物。舌淡，苔薄白，脉弦涩。去麻黄、炒麦芽，炮附片增加至60g。半个月后复诊，诉溃疡愈合，足趾夜间偶有疼痛，睡眠可。附子减少至30g，再服两周。

2. **慢性鼻炎** 徐耸[2]运用桂枝加附子汤联合玉屏风散治疗慢性鼻炎。将96例患者均分为观察组和对照组。对照组采用常规盐酸羟甲唑啉鼻雾喷剂联合鼻甲封闭治疗，观察组采用桂枝加附子汤联合玉屏风散治疗，结果观察组的总有效率明显高于对照组，治疗后3个月随访显示，观察组的复发率明显低于对照组。结论：桂枝加附子汤联合玉屏风散治疗慢性鼻炎疗效显著。

3. 盗汗 杜长海[3]运用桂枝加附子汤治疗盗汗。邯某，女，41岁。盗汗1年余，每于黎明前胸部和背部大汗出，诊为自主神经功能失调。多方治疗未能获效。近1个月来盗汗加重，每至下半夜4时左右即汗出淋漓，醒后汗止，全身发凉，伴心悸气短，乏力倦怠，纳食不多，失眠多梦，面色不华，舌质淡，苔薄白根微腻，脉沉细少力。证属阳气虚衰，表气不固。治以扶阳固表，调和营卫。投桂枝加附子汤加味：桂枝12g，白芍18g，炙甘草10g，大枣10g，生姜10g，制附子5g，炒白术15g，党参12g，五味子10g，牡蛎20g。煎服6剂，盗汗止，气短乏力明显好转，精神转佳，饮食复常，唯食后腹胀。继前方减五味子、牡蛎，加枳实10g，佛手10g。再服3剂，诸症悉除。后以人参养荣丸调理。随访半年，再未发作。

4. 崩漏 张介眉[4]运用桂枝加附子汤治疗崩漏。李某，女，34岁。每届春季，阴道不规则出血、淋漓不尽6年。现经期延长，量多，色淡红呈血丝状，春去病止，年复如是，迭经治疗，其效不显。平日易患感冒。诊见舌质淡，苔白，脉细。此乃阳气虚弱，卫外失职，冲任不固，血漏于下。治以调和营卫，温经摄血。拟桂枝加附子汤：桂枝10g，炙甘草8g，大枣10枚，白芍10g，附片15g。水煎服。药进3剂，出血立止。续服3剂后，再以上方10剂研末蜜丸，冬服。次年春季，病未复发。本例崩漏引用此方，属异病同治。逢春崩漏，历时六载，且形气虚弱，易患感冒，当属虚劳崩漏之例。崩漏既久，必然气血亏虚，营卫不调，阳气亦显不足。当春令阳气开发时，以营血虚不能为生发之资，复以阳气不能应生发之用，故血无所统摄，而漏失于下。前人谓血汗同源，今病非汗漏于外，而是血漏于下，以其病机相关，故投是方有效。

【按】辨证要点：桂枝汤证更见汗出恶风明显，小便难，脉沉细、四肢微急者。本方以桂枝汤调和营卫，制附子温经扶阳，固表止汗。共奏调和营卫、扶阳敛汗之功。桂枝加附子汤治疗血栓闭塞性脉管炎、崩漏，取其扶阳之理；治疗盗汗、慢性鼻炎、怕冷恶风、流行性感冒、结核性脑膜炎取其调和营卫之机。

参考文献

[1] 黄春发，周毅平. 加味桂枝附子汤治疗血栓闭塞性脉管炎初探 [J]. 中国民间疗法，2018，26（9）：46 – 47.

[2] 徐耸. 桂枝加附子汤联合玉屏风散治疗慢性鼻炎 [J]. 光明中医，2018，33

（1）：86 - 87.

[3] 杜长海. 桂枝加附子汤治愈顽固性盗汗 [J]. 北京中医杂志，1986（4）：48.

[4] 张介眉. 经方运用举隅 [J]. 湖北中医杂志，1987（5）：31.

五、桂枝加黄芪汤

【组成】桂枝、芍药各三两，甘草二两，生姜三两，大枣十二枚，黄芪二两。

【用法】上六味，以水八升，煮取三升，温服一升，须臾饮热稀粥一升余，以助药力，温服取微汗，若不汗，更服。

【功用】解表和营。

【主治】黄汗。

【原文】黄汗之病，两胫自冷；假令发热，此属历节。食已汗出，又身常暮卧盗汗出者，此荣气也；若汗出已反发热者，久久其身必甲错；发热不止者，必生恶疮；若身重，汗出已辄轻者，久久必身瞤，瞤即胸中痛，又从腰以上必汗出，下无汗，腰髋弛痛，如有物在皮中状，剧者不能食，身疼重，烦躁，小便不利，此为黄汗，桂枝加黄芪汤主之。（《金匮要略·水气病脉证并治第十四》）

【运用】

1. **黄汗、自汗** 张鹏[1]报道，黄汗病首见于《金匮要略》。大抵由水寒郁遏汗液于肌肉之间，阳气不得宣达，汗热交蒸所致。《金匮要略》治黄汗有芪芍桂酒汤、桂枝加黄芪汤二方，二方均有黄芪。考黄芪托里排外，善走皮肤，今合二方为一方，芪芍桂酒汤中苦酒改为酒，治黄汗之力尤胜。本证汗出色黄而身不黄，小便一般亦不黄，与黄疸发黄不同。本利因一度尿黄，故加茵陈，乃属变法。刘丽君[2]等运用桂枝加黄芪汤治疗糖尿病多汗症，取得很好疗效。

2. **盗汗** 蔡健安[3]运用桂枝加黄芪汤治疗盗汗。刘某，男，24 岁。近 3个月来入睡则胸至颈部以上汗出，醒则神疲肢倦，心虚易惊，时发热微恶风寒。观其形体略见丰腴，神疲，询及睡时喜盖厚被，胃纳一般，二便尚调，舌苔薄白，脉浮细而弱。据脉症分析，证属"微盗汗出，而反恶寒者，表未解也"。治宜滋阴和阳，调畅营卫。方用桂枝加黄芪汤：桂枝 9g，白芍 9g，甘草 4g，黄芪 15g，秦艽 12g，防风 12g，大枣 5 枚，生姜 3 片。2 剂，水煎服。嘱其服药后，喝粳米汤 1 小碗。服上药尽剂，诸症悉退，唯心虚易惊，脉细无力，仍以前方加太子参 20g，柏子仁 12g，3 剂。两个月后追访已愈。

【按】辨证要点：桂枝汤证，汗出恶风、不渴者，即表虚不固甚者宜用本方治之。本方以桂枝汤解表调营卫，使在表之湿随汗而解。表虚之人虽取微汗，犹恐重伤卫表，故又少佐黄芪实表护卫，使发汗而不伤正；同时黄芪与桂枝、生姜相伍，有化气行水之功。然而黄芪固表，又恐碍桂枝发散，故服药后又嘱其饮热粥以助药力。诸药相伍，既微解表邪，又调和营卫，不仅治疗黄汗，还可以治疗自汗、盗汗。

参考文献

[1] 张鹏."汗症"病案3则 [J].中医临床研究，2015（9）：10-11.

[2] 刘丽君，赵泉霖.桂枝加黄芪汤治疗糖尿病多汗症1例 [J].中国民族民间医药，2015（15）：27-27.

[3] 蔡健安.经方验证二则 [J].湖北中医杂志，1984（5）：29.

六、麻黄汤

【组成】麻黄三两（去节），桂枝二两（去皮），甘草一两（炙），杏仁七十个（去皮尖）。

【用法】上四味，以水九升，先煮麻黄，减二升，去上沫，内诸药，煮取二升半，去滓。温服八合。覆取微似汗，不须啜粥，余如桂枝法将息。

【功用】发汗解表，宣肺平喘。

【主治】外感风寒表实证。恶寒发热，头身疼痛，无汗而喘，舌苔薄白，脉浮紧。临床常用于治疗感冒、流行性感冒、急性支气管炎、支气管哮喘等属风寒表实证者。

【原文】太阳病，头痛，发热，身痛，腰痛，骨节疼痛，恶风，无汗而喘者，麻黄汤主之。（《伤寒论》第35条）

太阳与阳明合病，喘而胸满者，不可下，宜麻黄汤。（《伤寒论》第36条）

太阳病，十日以去，脉浮细而嗜卧者，外已解也。设胸满胁痛者，与小柴胡汤；脉但浮者，与麻黄汤。（《伤寒论》第37条）

太阳病，脉浮紧，无汗，发热，身疼痛，八九日不解，表证仍在，此当发其汗。服药已微除，其人发烦目瞑，剧者必衄，衄乃解。所以然者，阳气重故也。麻黄汤主之。（《伤寒论》第46条）

脉浮者，病在表，可发汗，宜麻黄汤。（《伤寒论》第51条）

脉浮而数者，可发汗，宜麻黄汤。（《伤寒论》第52条）

伤寒脉浮紧，不发汗，因致衄者，麻黄汤主之。（《伤寒论》第55条）

脉但浮，无余证者，与麻黄汤。（《伤寒论》第232条）

阳明病，脉浮，无汗而喘者，发汗则愈，宜麻黄汤。（《伤寒论》第235条）

【运用】

1. 急性喘息型支气管炎 周莉娜[1]运用麻黄汤加减治疗急性喘息型支气管炎。将88例患者随机分为对照组和观察组，每组44例。对照组给予常规西医治疗，观察组在此基础上予以麻黄汤加减。药物组成：苦杏仁12g，陈皮12g，前胡12g，姜半夏10g，紫苏子10g，甘草10g，桂枝10g，蜜麻黄4g。每日1剂，水煎服，分两次服，连续治疗7天。结果观察组的疗效优于对照组。

2. 咳嗽 杨正腾[2]等研究了麻黄汤饮片汤剂与煮散剂止咳和抗炎药效比较。分别采用氨水引咳、二甲苯致小鼠耳郭肿胀和角叉菜胶致小鼠足肿胀的方法对麻黄汤饮片汤剂与煮散剂止咳和抗炎药理作用进行比较。研究表明，麻黄汤煮散止咳作用优于麻黄汤饮片汤剂，但两者抗炎作用比较无明显差异。

3. 慢性支气管炎合并肺气肿 胡纯娴[3]运用麻黄汤治疗慢性支气管炎合并肺气肿。将120例患者分为比较组和研究组，每组60例。比较组采用常规加西药治疗，研究组采用常规加中药麻黄汤治疗，比较两组的治疗效果和肺功能情况。结果显示，麻黄汤的临床效果显著，能够改善患者的临床症状及肺功能情况。

4. 小儿外感发热 应克伟[4]运用麻黄汤加减治疗小儿外感发热。将72例外感发热（风寒型）患儿随机分为对照组和观察组两组，每组36例。对照组采用西药治疗，观察组采用麻黄汤加减治疗，比较两组临床疗效、开始降温时间及体温恢复至正常时间。结果显示，观察组的总有效率为97.2%，高于对照组的69.4%；观察组开始降温时间、体温复常时间均短于对照组。表明麻黄汤加减治疗小儿外感发热（风寒型）临床疗效显著。

【按】辨证要点：①太阳病，头痛、发热、身疼、腰痛、骨节疼痛、恶风、无汗而喘者。②太阳阳明合病，喘而胸满者。③太阳病，脉浮紧、无汗、发热、身疼痛者。④太阳伤寒脉浮紧、不发汗因致衄者。⑤阳明病，脉浮、无汗而喘者。方中以辛温之麻黄开腠理，发散风寒，宣肺平喘，为方中主药；桂枝辛温而甘，通阳解肌，既可增强麻黄发汗解表之功，又能缓解肢体酸痛之症，为辅药；杏仁苦温降逆，助麻黄宣肺平喘；甘草甘温和中，佐麻黄和营，协杏仁缓逆平喘。诸药同用，有发汗解表、宣肺平喘之功。临床常用于治疗感冒、流行性感冒、急性支气管炎、支气管哮喘等属风寒表实证者。"疮家""淋家""衄家""亡血家"，以及外感表虚自汗、血虚而脉兼"尺中迟"、误下而见"身重心悸"等，虽有表寒证亦皆禁用。

参考文献

［1］周莉娜．麻黄汤加减治疗急性喘息型支气管炎的临床观察［J］．中国民间疗法，2018，26（4）：24-25．

［2］杨正腾，王力宁，张明，等．麻黄汤其饮片汤剂与煮散剂止咳和抗炎药效比较研究［J］．中医药导报，2017，23（4）：50-52．

［3］胡纯娴．麻黄汤治疗慢性支气管炎合并肺气肿的临床效果分析［J］．中西医结合心血管病电子杂志，2017，5（21）：126-127．

［4］应克伟．麻黄汤加减治疗小儿外感发热（风寒型）36例疗效分析［J］．新中医，2014，46（12）：133-134．

七、桂枝麻黄各半汤

【组成】桂枝一两十六铢（去皮），芍药、生姜（切）、甘草（炙）、麻黄（去节）各一两，大枣四枚（掰），杏仁二十四枚（汤浸，去皮尖及两仁者）。

【用法】上七味，以水五升，先煮麻黄一二沸，去上沫，内诸药，煮取一升八合，去滓。温服六合。本云桂枝汤三合，麻黄汤三合，并为六合，顿服。将息如上法。

【功用】祛风散寒，调和营卫。

【主治】太阳病发热恶寒，热多寒少，面红，身痒。

【原文】太阳病，得之八九日，如疟状，发热恶寒，热多寒少，其人不呕，清便欲自可，一日二三度发。脉微缓者，为欲愈也；脉微而恶寒者，此阴阳俱虚，不可更发汗、更下、更吐也；面色反有热色者，未欲解也，以其不能得小汗出，身必痒，宜桂枝麻黄各半汤。（《伤寒论》第23条）

【运用】

1. **身痒、臭汗症** 秦冰亭[1]运用桂枝麻黄各半汤治疗身痒、臭汗症。赵某，男，19岁。自述两个月前曾患外感，服药后其他症状消失，唯时有汗出而不畅，同时身上散发出一种类如发霉或类如沥青样的气味。起初尚轻，后因其味愈来愈浓，洗澡也不能减轻，遂引起重视而求治。询其症除汗出不畅、身臭外，还感到身痒、头晕。舌质淡，苔薄白，脉弦滑而弱。证属风湿久稽，营卫不和。仿张仲景小发汗例，试投桂麻各半汤加薏苡仁：桂枝5g，白芍3g，麻黄3g，杏仁3g，炙甘草3g，薏苡仁15g，生姜2片，大枣2枚。两剂，水煎服。服药 1 剂，汗出、身痒即止；两剂后感到身上如洗澡后似的轻松舒畅，味也随之消失。

2. 慢性荨麻疹 王宗新[2]等运用桂枝麻黄各半汤加减治疗慢性荨麻疹。某女，52 岁，患者 1 年半前因外出旅游食辛辣之品，当日即起红色风团，瘙痒剧烈，经外院治疗病情逐渐减轻，至全身偶起少量风团，便终止治疗。近两天病情加重，现全身散发性红色风团，遇热加重，伴有瘙痒，纳眠可，二便调。舌质红，苔薄黄，脉浮数。诊为慢性荨麻疹。处方：麻黄9g，桂枝9g，炒杏仁15g，白芍9g，生姜 3 片，大枣 5 枚，赤芍18g，生石膏30g，白鲜皮30g，地肤子30g，蝉蜕9g，苍耳子15g，牛蒡子9g，甘草6g。服药 7 剂症状明显减轻，偶起个别风团，上方加黄芪30g，继服 7 剂治愈，随访 1 月无复发。

【按】辨证要点：太阳病发热恶寒见身痒者。本方为桂枝汤与麻黄汤 1∶1 用量的合方，或两方各取 1/3 量合煎，或取两方各三合煎液合并顿服，为发汗轻剂。用于治疗臭汗症。臭汗一症，早在隋·巢元方《诸病源候论·体臭》中即有论述。其云："体气不和，使津液杂秽，故令体臭。"可发于感冒之后，当为余邪未尽与湿浊之气相搏，蕴蒸外溢作臭，故采用辛温解表、小发其汗的桂麻各半汤，更加薏苡仁以增强其宣化湿浊之功，故能取得预期之效。此外还常用于治疗感冒、流行性感冒属外感风寒证者或其他发热性疾病；荨麻疹、皮肤瘙痒症；产后发热等。

参考文献

[1] 秦冰亭. 臭汗治验 [J]. 山西中医，1988（1）：43.

[2] 王宗新，张晓兰，刘淑梅. 桂枝麻黄各半汤加减治疗慢性荨麻疹66 例 [J]. 河南中医，2005，25（4）：14–14.

八、桂枝二麻黄一汤

【组成】桂枝一两十七铢（去皮），芍药一两六铢，麻黄十六铢（去节），生姜一两六铢（切），杏仁十六个（去皮尖），甘草一两二铢（炙），大枣五枚（擘）。

【用法】上七味，以水五升，先煮麻黄一二沸，去上沫，内诸药，煮取二升，去滓。温服一升，日再服。本云桂枝汤二分，麻黄汤一分，合为二升，分再服。今合为一方。将息如前法。

【功用】调和营卫，祛风解表。

【主治】太阳病，服桂枝汤，大汗出，脉洪大，形似疟，一日再发者。

【原文】服桂枝汤，大汗出，脉洪大者，与桂枝汤，如前法。若形似疟，一日再发者，汗出必解，宜桂枝二麻黄一汤。（《伤寒论》第25条）

【运用】

1. **感冒** 沈霖[1]等运用桂枝二麻黄一汤治疗感冒。刘某，女，42岁。以急性肾盂肾炎入院，经治疗半月余，症状缓解。患者傍晚沐浴后鼻塞流涕，自服感冒清3片。次日上午10时，突发高热（体温39.2℃），恶寒，给肌注"复方氨基比林"1支，下午2时左右大汗出热退。嗣后连续两日上午10时许寒热即作，下午4时许汗出热退，伴头痛、体痛、微咳。尿检，小便色淡黄，白细胞少许。给予庆大霉素、青霉素等药无效。请中医会诊。查其肌肤灼热（体温38.7℃），面色红赤，然盖厚被两床犹呼冷，无烦渴，舌质红，苔薄黄，脉洪数。辨为桂二麻一汤证。处方：麻黄、杏仁各6g，桂枝、白芍、炙甘草各10g，生姜5片，大枣8枚。1剂，水煎服。药后3小时，周身絷絷汗出，头身痛减。次日寒热未作，诸症均愈。李登岭[2]研究表明，桂枝二麻黄一汤发汗力大，治疗感冒疗效好。

2. **慢性荨麻疹** 周海虹[3]运用桂枝二麻黄一汤加味治疗慢性荨麻疹。林某，女，29岁，诉患荨麻疹反复发作已逾3年，每年平均至少发作5次以上。3月前不明诱因出现皮肤瘙痒，继之周身泛发大小不等淡红色风疹块。经用阿司咪唑、赛庚啶、钙剂及中药等治疗，皮疹仍此起彼伏，时轻时重，遇风受冷则痒甚。诊见：四肢、颈部及躯干散在大小不一红色丘疹，以双上肢伸侧与腰臀部较多，搔后迅速融合成淡红色片状之扁平隆起，瘙痒难忍。皮肤划痕试验阳性。舌淡暗红、苔薄白，脉细弦。证属卫表失固，风乘肌腠，久稽不解，内舍于络，营卫乖和，邪气与气血搏结而形疹于外。治宜祛风固表，调和营卫，活血通络。处方：桂枝、当归各12g，麻黄、川芎、红花、炙甘草各6g，生姜、桃仁、防风、蒺藜、乌梅各9g，白芍、威灵仙、生地黄各15g，黄芪20g，红枣7枚。每天1剂，水煎服。服6剂后皮疹全部消退，划痕试验阴性。仅在夜晚偶尔感到局部皮肤瘙痒，但搔之不再起疹。风邪既已外透，然病久气血亏虚，瘀血阻络，正不御邪，仍有复感再发之虑。故守上方减去威灵仙、白蒺藜，加白术12g。夜交藤30g，继服10剂。后随访1年余未再复发。

【按】辨证要点：桂枝汤证多而麻黄汤证少者。本方为桂枝汤与麻黄汤2：1用量的合方，以桂枝汤调和营卫，麻黄汤祛风散寒。两方合一，为辛温

15

轻剂，微发营卫之汗，较桂枝麻黄各半汤发汗力更微。现代用于治疗感冒及流行性感冒轻型者。上述感冒患者急性肾盂肾炎初愈，体质尚虚，复因沐浴腠理疏开，风邪乘机袭入，而发"太阳中风"，本当服桂枝汤，使遍身微微汗出为佳，然前医处以复方氨基比林强发其汗，乃致汗出不彻，邪郁而病不解，故寒热并作，每日一发。《伤寒论》第25条云："服桂枝汤，大汗出，脉洪大者，与桂枝汤，如前法；若形似疟，一日再发者，汗出必解，宜桂枝二麻黄一汤。"作者明此证虽大热、大汗、脉洪大并见，然内不烦渴，病犹在表，当乘其势而更汗之。乃投桂二麻一汤，1剂获效。此外，还可治疗荨麻疹、风疹、皮肤干燥综合征、支气管炎等见上述证机者。应用桂枝二麻黄一汤必须恪守该方药物之间的量比，尤其桂枝、麻黄、芍药的用量调配。若不遵方药之间的量比调配，则会导致药物功效改变，达不到治疗作用。太阳温病轻证者、湿热表征轻者当忌用。

参考文献

[1] 沈霖，杨艳萍. 桂枝麻黄各半汤与桂枝二麻黄一汤的临床应用 [J]. 河南中医，1988 (6)：15.

[2] 李登岭. 也谈桂枝麻黄各半汤、桂枝二麻黄一汤发汗力之大小 [J]. 国医论坛，2011，26 (5)：6 – 7.

[3] 周海虹. 桂枝二麻黄一汤合桃红四物汤治疗慢性荨麻疹32例疗效观察 [J]. 新中医，2004，36 (5)：47 – 48.

九、麻黄附子细辛汤

【组成】麻黄二两（去节），细辛二两，附子一枚（炮，去皮，破八片）。

【用法】上三味，以水一斗，先煮麻黄，减二升，去上沫；内诸药，煮取三升，去滓。温服一升，日三服。

【功用】温经助阳，解表散寒。

【主治】素体阳虚，外感风寒证。发热，恶寒甚剧，虽厚衣重被，其寒不解，神疲欲寐，脉沉微；暴喑；突发声音嘶哑，甚至失音不语，或咽喉疼痛，恶寒发热，神疲欲寐，舌淡苔白，脉沉无力。

【原文】少阴病，始得之，反发热，脉沉者，麻黄细辛附子汤主之。（《伤寒论》第301条）

【运用】

1. **变应性鼻炎** 冯绍斌[1]等运用麻黄细辛附子汤治疗变应性鼻炎。将96例变应性鼻炎患者随机分为两组，每组48例。对照组给予氯雷他定治疗，试验组给予麻黄细辛附子汤治疗。比较两组患者的临床疗效、免疫功能、生活质量。结果：试验组的总有效率、治愈率均高于对照组；治疗 4~8 周后，试验组的 CD_3、CD_4、CD_8 细胞水平及生活质量评分升高，高于同期对照组。表明麻黄细辛附子汤治疗变应性鼻炎的临床效果佳，临床有效率高，可提高机体免疫功能及生活质量。

2. **过敏性咳嗽** 王延超[2]运用麻黄细辛附子汤加味治疗冷空气过敏性咳嗽。将 50 例患者分为治疗组和对照组，每组 25 例。治疗组给予麻黄细辛附子汤加味治疗，对照组给予沙美特罗替卡松粉吸入剂治疗，分别观察 20 天后的疗效和 60 天后的复发率。结果显示，麻黄细辛附子汤加味治疗冷空气过敏性咳嗽疗效好，无不良反应，复发率低。

3. **上气道咳嗽综合征** 何宛芸[3]等运用麻黄细辛附子汤加味治疗上气道咳嗽综合征。选择 322 例上气道咳嗽综合征患者为观察对象，随机分为治疗组 159 例和对照组 163 例。对照组给予西药治疗，治疗组用麻黄细辛附子汤加味治疗，结果麻黄附子细辛汤加味治疗慢性咳嗽为主要症状的上气道咳嗽综合征疗效较好。

4. **病态窦房结综合征** 江静萍[4]运用麻黄附子细辛汤加味治疗病态窦房结综合征。金某，男，75 岁。心悸、胸闷 23 年，曾在某院诊断为病态窦房结综合征、冠心病、房颤，近两日来胸中憋闷、隐痛，心慌加重，头昏乏力，短气，动则加剧，面色苍白，舌淡苔白，脉细迟散。查体：心率 34 次/分，呈房颤律。血压 129/70mmHg。心电图示：窦性心动过缓伴交界心律，频发房早等。证属心肾阳虚，寒凝血滞。治宜温经、散寒、通脉。处方：净麻黄 10g，制附子 5g，细辛 3g，炙黄芪 20g。煎服上药 5 剂，症状改善，心率 48 次/分。继服 1 个月，症状消失，心率 55~65 次/分，复查心电图有所改善。1 年来，病情稳定。

5. **肺心病心衰** 邓启源[5]运用麻黄细辛附子汤加味治疗肺心病心衰。何某，女，56 岁。咳嗽、气急反复发作 13 年余，每因受凉触发。二周前因受凉致咳嗽发作，发冷发热，咳嗽痰稀，不能平卧，纳少神疲，双足浮肿，尿少，大便难下，西医诊断为肺心病合并心衰。诊见面目浮肿，口唇发紫，舌质暗红，苔白滑，脉滑数，双足按之下凹。血象：白细胞 $12.5 \times 10^9/L$，中性粒细胞 82%，淋巴细胞 16%，嗜伊红粒细胞 2%。尿检：蛋白少许。证属肺肾两虚，复感外邪。治宜温补肾阳，佐以解表。处方：麻黄 10g，细辛 4g，附子 30g，党参 30g，生黄芪 40g。水煎服。连服两剂，咳嗽减轻，并能平卧，浮肿渐消。以原方再进 3 剂，症状缓解。

【按】辨证要点：少阴病兼寒饮，即恶寒无汗脉沉者。方中麻黄解表散寒，附子温经助阳，二药合用，扶正祛邪。细辛既能助麻黄解表，又能助附子温经散寒。三药相配，共奏温经助阳、解表散寒之效。本方常用于阳虚体质之感冒、阳虚或衰弱小儿之麻疹，流行性感冒、支气管炎、病态窦房结综合征、风湿性关节炎、过敏性鼻炎、暴盲、暴喑、喉痹、皮肤瘙痒等属阳虚感寒者。

参考文献

［1］冯绍斌，柯尊斌，伦小川．麻黄细辛附子汤治疗变应性鼻炎的临床效果［J］．中国当代医药，2018，25（28）：158－160.

［2］王延超．麻黄细辛附子汤加味治疗冷空气过敏性咳嗽疗效观察［J］．实用中医药杂志，2017，33（5）：468－469.

［3］何宛芸，卢云．麻黄细辛附子汤加味治疗上气道咳嗽综合征的临床观察［J］．中国民族民间医药，2017，26（1）：103－106.

［4］江静萍．麻黄附子细辛汤加味治疗心动过缓［J］．中医杂志，1988（3）：37.

［5］邓启源．经方拯危治难的临床运用［J］．浙江中医学院学报，1987（2）：30.

十、葛根汤

【组成】葛根四两，麻黄三两（去节），桂枝二两（去皮），生姜三两（切），甘草二两（炙），芍药二两，大枣十二枚（掰）。

【用法】上七味，以水一斗，先煮麻黄、葛根，减二升，去白沫，内诸药，煮取三升，去滓，温服一升。覆取微似汗。余如桂枝法将息及禁忌，诸汤皆仿此。

【功用】发汗解表，升津舒经。

【主治】外感风寒表实，项背强，无汗恶风，或自下利，或血衄；痉病，气上冲胸，口噤不语，无汗，小便少，或卒倒僵仆。

【原文】太阳病，项背强几几，无汗，恶风，葛根汤主之。（《伤寒论》第31条）

太阳与阳明合病者，必自下利，葛根汤主之。（《伤寒论》第32条）

太阳病，无汗而小便反少，气上冲胸，口噤不得语，欲作刚痉，葛根汤主之。（《金匮要略·痉湿暍病脉证治第二》）

【运用】

1. 上呼吸道感染　潘磊[1]运用葛根汤治疗上呼吸道感染。选取 92 例上呼吸道感染患者，根据随机数表法分为对照组和观察组，每组 46 例。对照组采用复方盐酸伪麻黄碱缓释胶囊治疗，观察组用葛根汤加减治疗，对比两组体温变化，降温时间，外周 T 淋巴细胞亚群水平及安全性。结果表明，葛根汤加减治疗可有效降低上呼吸道感染患者体温，增强机体免疫功能，缩短降温时间，且安全性高。

2. **小儿风寒感冒** 崔静[2]等运用葛根汤治疗小儿风寒感冒。选取风寒感冒患儿 196 例，将其随机分为对照组与观察组，各 98 例。观察组选用葛根汤颗粒加以治疗，对照组采用口服利巴韦林颗粒的方式加以治疗，对两组患儿的疗效加以观察。结果：观察组患儿的总有效率明显高于对照组患儿，葛根汤颗粒在对风寒感冒患儿的治疗中效果理想。

3. **眩晕** 张法运[3]运用葛根汤治疗眩晕。李某，女，38 岁。症见头晕目眩，耳鸣项强，舌淡红，苔薄白，脉缓。证属邪阻经络，清窍失养。治宜舒筋通络，升津濡窍。处方：葛根 18g，丝瓜络 15g，麻黄、桂枝、甘草各 6g，赤芍、白芍各 9g，生姜 4 片，大枣 4 枚。煎服 1 剂，得微汗，项强缓，眩晕减。守方续进 2 剂病愈。

4. **慢性过敏性鼻炎** 虞成英[4]运用葛根汤治疗慢性过敏性鼻炎。余某，男，22 岁，症见头眩头胀，鼻干塞，嗅觉不灵，苔薄根稍黄，脉滑。处方葛根汤：葛根 15g，麻黄 6g，白芍 10g，桂枝 6g，生姜 10g，甘草 10g，大枣 12 枚。水煎，连服 25 剂，诸恙消失。观察半年，未见复发。

5. **痤疮** 胡学曾[5]运用葛根汤治疗痤疮。冯某，男，21 岁。面部痤疮两年，时多时少，多则由两颊波及耳后及颈部，痒痛难忍，抓破则有浓液溢出。诊见面部痤疮，以两颊为多，有已破溃结痂者，有新生红肿者，痒痛难忍，夜卧不宁，口苦，心悸，得厚味痤疮即生，大便干燥，舌质红，苔白而糙，脉滑数。证属风寒外袭，郁而化热，日久成毒。治宜疏解太阳、阳明之邪，佐以凉血通络。处方：葛根 24g，麻黄 4g，桂枝 8g，白芍 8g，生姜 3 片，大枣 5 枚，生石膏 30g，丹参 30g，通草 2g。煎服 4 剂后痤疮已有部分愈合，无新生者。继服 30 余剂，面颊仅留有愈合之瘢痕，余症皆愈。

【按】辨证要点：恶寒发热无汗，项背拘急不舒。方中桂枝汤发汗解肌，调和营卫，麻黄发汗解表，助桂枝汤发表祛邪；葛根升津液，舒经脉。诸药配伍，共奏发汗解表、升津舒经之效。现代常用于治疗感冒、流行性感冒、急性肠炎、细菌性痢疾、流脑、乙脑初起，小儿秋季腹泻及发热、内耳眩晕症、三叉神经痛、腓总神经痛、面神经瘫痪、重症肌无力、肩颈肌痉挛、肩凝症、荨麻疹、过敏性鼻炎、眼睑脓肿、睑腺炎等。素有阴虚火甚，上盛下虚的患者不可用。禁生冷、黏滑、肉、面、五辛、酒酪、臭恶等物。

参考文献

［1］潘磊．葛根汤治疗外寒内热证的临床观察［J］．中国中医药现代远程教育，2019（4）：77－78，81.

［2］崔静，崔琪．葛根汤颗粒治疗小儿风寒感冒疗效观察［J］．中西医结合心血管病电子杂志，2019，7（1）：168.

［3］张法运．葛根汤新用二则［J］．新中医，1986（10）：45.

［4］虞成英．葛根汤治验与体会——学习日本汉方治疗经验举例［J］．河南中医，1986（6）：21.

［5］胡学曾．葛根汤的临床应用［J］．浙江中医学院学报，1986（5）：21.

十一、葛根加半夏汤

【组成】葛根四两，麻黄三两（去节），甘草二两（炙），芍药二两，桂枝二两（去皮）， 姜二两（切），半夏半升（洗），大枣十二枚（掰）。

【用法】上八味，以水一斗，先煮葛根、麻黄，减二升，去白沫，内诸药，煮取三升，去滓。温服一升。覆取微似汗。

【功用】发汗解表，降逆止呕。

【主治】太阳与阳明和病，不下利，但呕。此外还可见恶寒发热，额头作痛，项背强，无汗等，亦可同时兼有下利。

【原文】太阳与阳明合病，不下利，但呕者，葛根加半夏汤主之。（《伤寒论》第33条）

【运用】

1. 头晕 潘芳[1]运用葛根加半夏汤加减治疗头晕。患者，女，34岁，主诉头晕，患者近日因工作繁忙出现头晕，觉天旋地转，恶心欲吐，上肢麻木，又逢月经来潮，腹痛隐隐，经色偏黯，经量可。纳可，睡眠差，大便溏。颈椎病十年余。查其舌暗红苔薄白，脉弦细。考虑其颈项不利，乃太阳经气不利，恶心、欲吐、腹痛、大便溏，乃阳明脾胃受损，故处以葛根加半夏汤加减：葛根15g，麻黄10g，桂枝10g，生姜10g，白芍10g，大枣4枚，炙甘草6g，半夏12g，羌活10g，延胡索10g，当归10g，香附6g。以求营卫和调、气血顺畅、太阳阳明表里双解之功。服7剂后症状明显缓解。

2. 眶上神经痛 王君亭[2]运用葛根加半夏汤加减治疗眶上神经痛。选择眶上神经痛患者18例，应用葛根加半夏汤加减治疗。处方：葛根15g，麻黄9g，炙甘草6g，白芍9g，桂枝9g，半夏6g，生姜9g，大枣10枚。水煎服，日 1 剂，儿童酌减，5 天为 1 个疗程，最长服两个疗程。

【按】辨证要点：葛根汤证兼见呕逆或下利者。葛根汤发汗解表，祛在表之外寒；加半夏以降逆止呕，使表解里和，升降复常，则呕逆自愈。可用于治疗西医临床中的急、慢性肠胃炎，慢性非特异性溃疡性结肠炎，肠胃型感冒，慢性支气管炎等。温热、湿热或无表证虚寒泄泻者忌用。

参考文献

［1］潘芳．浅谈葛根加半夏汤方证与临床应用［A］．北京中医药学会 2013 年学术年会论文汇编［C］．北京中医药学会，2013：2.

［2］王君亭．葛根加半夏汤加减治疗眶上神经痛 18 例［J］．河南中医学院学报，2008（5）：88.

十二、竹叶汤

【组成】竹叶一把，葛根三两，防风、桔梗、桂枝、人参、甘草各一两，附子一枚（炮），　大枣十五枚，生姜五两。

【用法】上十味，以水一斗，煮取二升半，分温三服，温覆使汗出。颈项强，用大附子一枚，破之如豆大，煎药，扬去沫。呕者，加半夏半升（洗）。

【功用】扶正解表。

【主治】产后中风，发热面赤，喘而头痛。

【原文】产后中风，发热，面正赤，喘而头痛，竹叶汤主之。（《金匮要略·妇人产后病脉证治第二十一》）

【运用】

1. **产后发热**　陈锐[1]运用竹叶汤治疗产后发热。患者，女，27 岁。初产分娩，产程过长出血多，中受风邪，恶寒无汗，头痛身痛，发热则目前如见鬼状，呓语战惊，汗出稍安，舌淡苔白，脉浮虚而缓，重按微弱。辨证：产后新感，虚中风邪。方以竹叶汤加减。处方：竹叶 15g，葛根 18g，荆芥穗 12g，黄芪 18g，知母 6g，防风 10g，当归 15g，秦艽 12g，白芍 12g，甘草 10g，生姜 10g，大枣 10 枚。日 1 剂，水煎，分早晚两次温服。服药 2 剂，热退神安，周身轻松，体虚疲倦之感依然；继服 2 剂，病愈安然。

2. **手术后发热**　戴惠芬[2]运用竹叶汤治疗手术后发热。赵某，女，45 岁。近 1 年来月经紊乱，1 月经行数次，量多有块，有时淋漓不尽，持续月余。经西医检查确诊为多发性子宫肌瘤而行子宫全切术，术后第三日自感畏寒、发热，体温 37.8℃，口服退热西药两日，体温增至 38.7℃，全身酸痛，动则有汗，虚烦不眠，上肢酸痛兼有麻胀感。又输液 3 日，发热持续。诊见面黄兼青，口唇亦青，头额有汗，舌胖嫩，苔白腻，脉紧。用竹叶汤加减：附子 6g，党参 20g，淡竹叶 10g，葛根 10g，防风 6g，桔梗 10g，桂枝 10g，生甘草 6g，生姜 10g，大枣 15g。煎服 1 剂体温降至 37.2℃，两剂热退汗出，唯觉身体酸困，疲乏无力，苔腻已减六七，脉转沉迟。此乃表邪已解，营卫不和。用新加汤加味以调和营卫、益气化湿。处方：太子参 30g，桂枝 10g，杭芍 15g，白蔻仁 6g，生姜 10 片，甘草 6g，大枣 15g，麦芽 10g。煎服 3 剂，身痛消失，体力增强，饮食正常，病遂痊愈。

3. 人工流产后发热 戴惠芬[2]运用竹叶汤治疗人工流产后发热。陈某，女，32 岁。人工流产后第 4 天，出血已止，因换洗衣服，午后感全身酸痛，微恶风寒，兼咳嗽痰清。诊见面色晦滞，时有汗出，周身疼痛，舌质淡，苔白腻，脉浮虚。证系里虚，外受风邪，用竹叶汤治之：附子 6g，党参 20g，淡竹叶 10g，桔梗 10g，粉葛根 10g，防风 5g，桂枝 10g，生甘草 6g，生姜 10g，大枣 10g。煎服两剂后热退咳止，表邪已解，但阴道仍有出血。此系冲任空虚，用经验方愈风散加味，以养血滋肝祛风。处方：当归 15g，黑豆 10g，炒荆芥 10g，独活 6g，荷叶 10g。煎服 3 剂后出血止，诸症告愈。

【按】 辨证要点：产后中风，发热面赤，喘而头痛。方中附子、人参、甘草温阳补气，配以桂枝、防风，助阳发汗，扶正祛邪；重用葛根解肌发汗，与人参相伍，益气生津；竹叶、桔梗宣肺利气；生姜、大枣调和营卫。诸药相配，共奏扶正解表之效。

参考文献

［1］陈锐．竹叶汤临床新用［J］．中国社区医师，2011，27（48）：14.

［2］戴惠芬．竹叶汤治验［J］．国医论坛，1987（4）：32.

第二章　清热经方

一、栀子豉汤

【组成】栀子十四个（掰），香豉四合（绵裹）。

【用法】上二味，以水四升，先煮栀子，得二升半，内豉，煮取一升半，去滓。分为二服，温进一服。得吐者，止后服。

【功用】清热除烦。

【主治】①发汗后，水药不得入口为逆，若更发汗，必吐下不止。发汗吐下后，虚烦不得眠，若剧者，必反复颠倒，心中懊憹。②发汗若下之而烦热，胸中窒者。③伤寒五六日，大下之后，身热不去，心中结痛者。④阳明病，下之，其外有热，手足温，不结胸，心中懊憹，饥不能食，但头汗出者。⑤下利后更烦，按之心下濡者，为虚烦也。⑥身热懊憹，虚烦不眠，胸脘痞满，按之软而不硬，嘈杂似饥不欲食，舌红苔微黄者。

【原文】发汗后，水药不得入口为逆。若更发汗，必吐下不止。发汗吐下后，虚烦不得眠，若剧者，必反复颠倒，心中懊憹，栀子豉汤主之。（《伤寒论》第76条）

发汗，若下之，而烦热、胸中窒者，栀子豉汤主之。（《伤寒论》第77条）

伤寒五六日，大下之后，身热不去，心中结痛者，未欲解也，栀子豉汤主之。（《伤寒论》第78条）

凡用栀子汤，病人旧微溏者，不可与服之。（《伤寒论》第81条）

阳明病，脉浮而紧，咽燥口苦，腹满而喘，发热汗出，不恶寒反恶热，身重。若发汗则躁，心愦愦，反谵语。若加温针，必怵惕，烦躁不得眠。若下之，则胃中空虚，客气动膈，心中懊憹，舌上胎者，栀子豉汤主之。（《伤寒论》第221条）

阳明病下之，其外有热，手足温，不结胸，心中懊憹，饥不能食，但头汗出者，栀子豉汤主之。（《伤寒论》第228条）

下利后，更烦，按之心下濡者，为虚烦也，宜栀子豉汤。（《伤寒论》第

375 条;《金匮要略·呕吐哕下利病脉证治第十七》)

【运用】

1. **病毒性心肌炎** 魏蓬春[1]运用栀子豉汤治疗病毒性心肌炎。陈某，男，13 岁。1 周前感冒发热，服药后好转。数日后发热又起，且心烦，心悸，寐差。某医院诊为病毒性心肌炎。诊见发热，心悸心烦，寐差纳呆，恶心呕吐，舌苔薄黄，脉数。证属邪热羁留，内扰心胸。治宜清宣邪热，宁心除烦。处方：山栀子 10g，淡豆豉 15g，生姜 3 片，姜竹茹 6g。水煎服。3 剂后心烦心悸、恶心呕吐均减。守方加鸡内金 6g，山药 15g。又服药两剂，心烦心悸、恶心呕吐已除，饮食渐增，再用薯蓣调理善后。

2. **神经官能症** 魏蓬春[1]运用栀子豉汤治疗神经官能症。朱某，女，36 岁。13 年前起头皮痛，心烦似有物在胸中捣，经治疗无效。次年疼痛加剧，不能梳头洗发，颈项屈伸艰难。近年除上述症状外，又觉全身肌肤疼痛，稍触摸则痛不忍，生活不能自理，夜间失眠，经某院诊断为神经官能症。症见头面、四肢污垢瘀积，体臭难闻，饮食尚可，舌红，苔微黄腻，脉数有力。此系热扰胸膈，兼腑气不通。治宜清宣郁热，兼通腑实。处方：栀子、淡豆豉各 12g，生大黄、厚朴、枳实各 10g。水煎服。服药两剂，全身疼痛减轻，腑气已通。原方去生大黄、厚朴、枳实，继进 3 剂，夜寐转安，抽搐已除，但仍心烦、食欲减少。上方加山药 15g，鸡内金 6g，进药共 58 剂，诸症消失。半年后随访，未再发作，且能做日常家务及农活。

3. **鼻衄** 魏蓬春[1]运用栀子豉汤治疗鼻衄。余某，女，73 岁。近 10 天，每日上午 10~11 时自觉心烦，胸中如有物塞，随即鼻出鲜血淋漓，约半小时心烦退，胸闷减，鼻血止。诊见鼻血鲜红，舌质红，苔薄黄，脉弦稍数。用炒栀子、淡豆豉各 15g，白茅根 10g，服药 2 剂血止而愈。

4. **浅表性胃窦炎** 魏蓬春[1]运用栀子豉汤治疗浅表性胃窦炎。陆某，男，51 岁。胃脘痛半年，时时欲呕，呃逆，苔黄脉数。在某部队医院胃镜检查诊断为浅表性胃窦炎。治宜清热解郁，除烦止痛。处方：栀子、淡豆豉各 12g，竹茹、郁金、延胡索各 10g，生姜 3 片。水煎服。服药 2 剂，痛止病安。

5. **精神失常** 乔保钧[2]运用栀子豉汤治疗过喜后精神失常。侯某，女，27 岁，患者因生一男婴，欣喜过度而彻夜不眠，渐见喃喃独语，喜怒无常，某精神病院诊为感染性精神病。患者两手震颤，表情痴呆，精神抑郁，言语不清，口角流涎，溲黄便溏，舌质红，苔薄黄腻，六脉弦数。此为肝郁气滞，心经郁热，痰浊内阻，神明被蒙。治以清心疏肝，化痰开窍。处方：栀子

10g，淡豆豉 20g，枳实 9g，胆南星 9g，菖蒲 9g，郁金 15g，远志 10g，炒枣仁 20g，麦冬 13g，琥珀 5g，甘草 6g，橘红 15g，竹茹 3g。煎服 14 剂后，精神复常。

乔保钧[2]运用栀子豉汤治疗精神分裂症。孙某，男，27 岁。因与家人生气而致精神失常，狂言奔走，在某精神病院诊断为精神分裂症。症见狂言乱语，奔走呼号，怒骂不休，不避亲疏，口干喜饮，溲黄便干，舌红苔黄，脉滑数。证属肝火暴张，痰蒙心窍，腑气不通，神明逆乱。治以清心涤痰，宣散郁热，镇肝畅气，通腑泻火。处方：淡豆豉 15g，栀子 10g，枳实 10g，胆南星 9g，郁金 15g，珍珠母 30g，龙骨 30g，毛橘红 15g，大黄 13g，厚朴 10g，竹茹 3g，生甘草 20g。水煎服。服药 3 剂，便泄如风沫，臭秽异常，狂躁随之减轻。宗上方加麦冬 15g，继进 3 剂。药后精神状态明显好转，已能安然入睡。以上方稍事出入，再服 10 余剂，情绪安定，神态和顺，言语有序，眠食复常，病告痊愈。1 年后随访，未复发。

6. 抑郁症　王宝仙[3]等运用加味栀子豉汤治疗抑郁症。将 60 例患者分为常规组和中药组，每组 30 例。常规组采用盐酸氟西汀治疗，中药组采用盐酸氟西汀和加味栀子豉汤治疗，结果显示，中药组的总有效率明显高于常规组，表明加味栀子豉汤治疗抑郁症疗效显著。

【按】辨证要点：胸中窒塞而烦闷者。栀子豉汤为"虚烦"火郁证而设，病机为火热邪气蕴郁，而使胸膈气机阻塞不利。本方以栀子为君，苦寒泻火，清热除烦；香豉为臣，轻浮升散，透达表热。二药为伍，共奏清热除烦之功。本方寓宣散于清降之中，清轻宣泄，善解胸膈之郁热。栀子与香豉苦辛相济，旨在透泻郁热；苦甘相济，旨在泻不伤正。方中栀子生用，服后易作吐，炒用无此弊。脾胃虚寒、大便溏者不宜服用。

参考文献

［1］魏蓬春. 栀子豉汤的临床运用［J］. 新中医，1985（3）：46.

［2］乔保钧. 栀子豉汤加味治疗精神病［J］. 河南中医，1986（5）：8.

［3］王宝仙，张艳，贾锡莲. 加味栀子豉汤治疗抑郁症临床研究［J］. 内蒙古中医药，2017，36（15）：38.

二、麻杏甘石汤

【组成】麻黄四两（去节），杏仁五十个（去皮尖），甘草二两（炙），石膏半斤（碎，绵裹）。

【用法】上四味，以水七升，煮麻黄，减二升，去上沫，内诸药，煮取二升，去滓，温服一升。

【功用】清热宣肺，降气平喘。

【主治】外感风邪。身热不解，咳逆气急，鼻扇，口渴，有汗或无汗，舌苔薄白或黄，脉滑而数者。

【原文】发汗后，不可更行桂枝汤。汗出而喘，无大热者，可与麻黄杏仁甘草石膏汤。(《伤寒论》第63条)

下后，不可更行桂枝汤，若汗出而喘，无大热者，可与麻黄杏子甘草石膏汤。(《伤寒论》第162条)

【运用】

1. **痤疮** 姜义彬[1]运用麻黄杏仁甘草石膏汤加味治疗肺经风热型痤疮。选择36例患者，口服加味麻黄杏仁甘草石膏汤（麻黄10g，杏仁10g，甘草10g，石膏30g，黄芩10g，丹参10g），每日1剂，水煎，分2次服，连服15天。结果治愈11例，好转22例，无效3例，总有效率为91.67%。结论：麻黄杏仁甘草石膏汤加味治疗肺经风热型痤疮疗效好。

2. **肺炎** 赵炯恒[2]运用麻黄杏仁甘草石膏汤加味治疗肺炎。谢某，女，31岁。恶寒、发热3天，咳喘，左胸痛，口渴，喉中痰鸣，咳出不爽，舌质红，苔薄黄，脉浮数。体温39.6℃，血白细胞26.1×10^9/L，X线胸透诊断为左下肺炎。证属温邪夹痰蕴肺，肺失宣降。治宜辛凉宣肺，泄热化痰。处方：生麻黄6g，杏仁10g，生石膏50g（先煎），甘草3g，金银花20g，连翘15g，炒黄芩10g，薄荷3g（后下），炒姜皮15g。水煎服，日服两剂。两日后身热胸痛均减，舌质红，脉滑数。前方生麻黄改炙麻黄，去薄荷加象贝母。3剂热退胸痛止，喘平，咳嗽痰鸣亦减，但仍口渴。上方去金银花、连翘、黄芩，加芦根、北沙参。又进3剂。X线胸透示左肺炎性病变已完全吸收，病愈。

3. **小儿外感发热** 王平安[3]运用麻杏甘石汤加味治疗小儿外感发热。共治疗40例，有效率达97.5%。热毒甚者，加金银花10g，连翘10g，黄芩10g；咳嗽，加桔梗10g；腹泻者，加黄连6g。

4. **急惊风** 乔保钧[4]运用麻黄杏仁甘草石膏汤加味治疗急惊风。徐某，男，3岁。1周前因外感引起发热、咳嗽、鼻流清涕，经用抗生素及止咳平喘药，咳嗽流涕有所缓解，但热势日增，并见呼吸困难，鼻翼翕动，烦躁不安，时而抽搐，昏睡，小溲色黄，颜面潮红，口唇发紫，头面微汗，舌质红，有齿印，苔薄黄，脉弦数，体温39.4℃，白细胞28.4×10^9/L，中性88%，淋巴 11%，单核 1%。证属风热犯肺。治宜辛凉清透，宣肺平喘。处方：麻黄5g，杏仁 6g，生石膏 30g，连翘 9g，金银花 9g，苇根 15g，炙甘草 3g，生姜 2片。两剂。水煎昼夜连服。外用酒精、姜汁定时交替擦身。服上药后，至夜半周身微汗，体温 37.2℃，舌边尖红，苔薄黄略干，脉细数。改投以生石膏15g，生山药 10g，麦冬 9g，生地黄 9g，淡竹叶 3g，炙甘草 3g。煎服 3 剂而愈。

5. 肺性脑病 泰昌国[5]运用麻黄杏仁甘草石膏汤加味治疗肺性脑病。徐某，女，58 岁。患者咳喘间断发作 20 年，此次发病已半月余，因昏昏欲睡而住院治疗。诊见神识欠清，呼之能应，烦躁不安，咳吐白色泡沫黏痰，息高气促，喉间痰鸣，不能平卧，口渴少饮，小便黄赤，舌暗红，苔黄腻，脉弦滑。查体：颈静脉充盈，桶状胸，两肺呼吸音减弱，右下肺有湿性啰音，心率 92 次/分，律齐无杂音，肝在右肋下 2cm，质中等，双下肢轻度浮肿。心电图示肺心病诊断。中医辨证为痰热内闭，蒙蔽心窍。治宜清热宣肺，豁痰开窍。方以麻杏石甘汤、小陷胸汤合皂荚丸加减：炙麻黄 8g，杏仁 10g，生石膏35g，黄连 5g，法半夏 10g，瓜蒌皮 15g，石菖蒲 8g，白参 9g（兑服），大枣10g，甘草 3g，皂荚 3g（炙末冲服）。煎服 1 剂，咳出浊痰约 200mL，喘咳改善，神识仍欠清。将皂荚减半再服 2 剂，神识恢复正常，咳痰消除，唯短气乏力，精神不振，遂以人参蛤蚧散加减调理而愈。

【按】辨证要点：若有汗或无汗，身无大热而喘。方中麻黄解表宣肺为君。配辛甘大寒之石膏，清泻肺热为臣。且石膏用量倍于麻黄，使宣肺而不助热，清肺而不留邪。杏仁苦降，宣肺下气定喘；甘草调和诸药，配杏仁以止嗽，共为佐使药。合之有清热宣肺定喘之功。无汗而喘、身恶寒，主要用麻黄汤，以辛温散之；有汗而喘、身大热，主要用白虎汤，辛寒来清之；若有汗或无汗，身无大热而喘，则宜用麻杏甘石汤凉解。

参考文献

[1] 姜义彬. 麻黄杏仁甘草石膏汤加味治疗肺经风热型痤疮 36 例 [J]. 广西中医药，2016，39（3）：56-57.

[2] 赵炯恒. 用仲景方治疗肺炎 4 例 [J]. 中医杂志，1985（5）：26.

[3] 王平安. 麻杏石甘汤治疗小儿外感发热 40 例 [J]. 湖北中医杂志，1987（1）：15.

[4] 乔保钧. 运用经方治疗急重病验案选录 [J]. 河南中医，1985（1）：9.

[5] 泰昌国. 运用仲景方治疗危重急症举隅 [J]. 湖南中医杂志，1988（5）：16.

三、大黄黄连泻心汤

【组成】大黄二两，黄连一两。

【用法】上二味，以麻沸汤二升渍之，须臾绞去滓，分温再服。

【功效】清热泄痞，泻火凉血。

【主治】心下痞，按之濡，其脉关上浮等。

【原文】心下痞，按之濡，其脉关上浮者，大黄黄连泻心汤主之。(《伤寒论》第154条)

伤寒大下后，复发汗，心下痞，恶寒者，表未解也，不可攻痞，当先解表，表解乃可攻痞。解表宜桂枝汤，攻痞宜大黄黄连泻心汤。(《伤寒论》第164条)

【运用】

1. **自汗** 张洁吉[1]等运用大黄黄连泻心汤治疗自汗。胡某，女，20岁。家中独女，父母甚钟爱之，自幼偏嗜，喜肥美，弃果蔬。近年来汗多，溅溅然而无时，静则稍可，稍动辄涌而湿衣。大便偏难，数日一行，或中脘作胀。多处求医皆云体虚，予参、枣之类，每每食用而未建寸功。观其形体肥胖，头面、肢体汗出较多，动则出汗，面色樱红，舌质红、苔薄黄腻，脉细滑偏数。仿喻嘉言治杨季登长女汗多闭经案意，投以苦寒之剂：川黄连、黄芩各10g，大黄、木通各6g，淡竹叶5g。5剂后，汗得大减，心胸旷达，大便得通。复诊加生地黄30g，玄参10g，又服7剂，二诊告愈。

2. **上消化道出血** 杜怀棠[2]运用大黄黄连泻心汤治疗上消化道出血。以大黄、黄连、黄芩、白芍、陈皮炭为基本方。恶心、呕吐者，加竹茹、旋覆花；心烦、急躁易怒者，加丹皮、栀子；头晕、汗出、心悸者，加党参、麦冬、五味子，治疗上消化道出血12例，其中，9例5天内止血，2例7天内止血，1例出血不止改用其他方法。

3. **目赤肿痛** 谢兆丰[3]运用大黄黄连泻心汤治疗目赤肿痛。唐某，女，27岁。3天前右眼突然畏光红肿，流泪刺痒。检查：右眼球结膜充血，眼睑肿甚，有黄白色分泌物，伴有头痛、口渴、尿赤、便秘，舌红苔黄，脉弦数。予以泻心汤加味：大黄10g(后下)，黄连5g，黄芩、龙胆草各6g，夏枯草、菊花各10g，生地黄、生石决明各20g。水煎服，两剂后泻稀粪数次，眼睑肿消，结膜充血好转，头痛亦解。原方继进3剂，诸症悉除。

4. **耳疖** 谢兆丰[3]运用大黄黄连泻心汤治疗耳疖。谢某，男，50岁。3

天来，左侧耳窍烘热瘙痒，用火柴棒挖耳解痒，旋即暴肿，起黄豆大疮肿，疼痛昼夜不宁，肿势延及耳根，说话疼痛加剧，伴头痛、发热（体温38℃）、口苦、口渴、食减、溲赤、便秘，舌红苔黄，脉弦有力。治以清热泻火，解毒消肿。处方：黄连5g，大黄12g（后下），黄芩10g，龙胆草、山栀子各8g，柴胡、木通各6g，蒲公英15g。7剂，水煎服。药后肿痛显减，大便泄泻3次。原方继进3剂，药后耳内肿痛全消。

5. **小儿急性口疮**　李细春[4]运用大黄黄连泻心汤治疗小儿急性口疮。处方：大黄、黄连、竹叶各3g，五倍子5g，黄芩、大青叶各6g。水煎服。应用本方加味治疗小儿口疮33例，全部治愈。

6. **下痢**　殷明贵[5]运用大黄黄连泻心汤治疗下痢。胡某，女，29岁。下痢赤白脓胨，日十数次，腹痛，里急后重，心烦口渴，食少纳呆，小便短黄，舌红，苔黄燥，脉滑数。治以清热燥湿，解毒导滞。泻心汤加味：黄连、大黄、木香各10g，黄芩、地榆各15g，马齿苋20g。水煎服。两剂后诸症大减。原方大黄减至5g，继服3剂，痢止病愈。

【按】辨证要点：心烦、心下痞者。大黄黄连泻心汤不以水煎，而以开水（麻沸汤）泡服，目的在于只取其气，不取其味，能清热泄痞。按：麻沸汤，及沸水。汪苓友曰；"麻沸汤者，熟汤也，汤将熟时，其面沸泡如麻，故云麻也。"《古方选注》："痞有不因下而成者，君火亢盛，不得下交于阴而为痞，按之虚者，非有形之痞，独用苦寒，便可泄却。如大黄泻营分之热，黄连泄气分之热，且大黄有攻坚破结之能，其泄痞之功即寓于泄热之内，故以大黄名其汤。以麻沸汤渍其须臾，去滓，取其气，不取其味，治虚痞不伤正气也。"《伤寒论》林亿按："大黄黄连泻心汤诸本皆二味，又后附子泻心汤，用大黄、黄连、黄芩、附子，恐是前方中亦有黄芩，后但加附子一味也。"《活人书》本方有黄芩。

参考文献

[1] 张洁吉，赵国仁．大黄黄连泻心汤治验三则［J］．浙江中医杂志，2019，54（1）：64．

[2] 杜怀棠．应用《金匮》方治疗上消化道出血21例［J］．上海中医药杂志，1982（9）：21．

[3] 谢兆丰．《金匮》泻心汤在眼耳鼻喉科的应用［J］．吉林中医药，1987（2）：22．

[4] 李细春．大黄黄连泻心汤治疗小儿急性口疮33例［J］．湖南中医杂志，1988（4）：44．

[5] 殷明贵. 泻心汤异病同治验案四则 [J]. 吉林中医药, 1986 (1): 31.

四、白虎汤

【组成】知母六两，石膏一斤（碎），甘草二两（炙），粳米六合。

【用法】上四味，以水一斗，煮米熟，汤成去滓。温服一升，日三服。

【功用】清热生津。

【主治】气分热盛证，壮热面赤，烦渴引饮，汗出恶热，脉洪大有力。

【原文】伤寒，脉浮滑，此以表有热，里有寒（桂林本作"里有热，表无寒"），白虎汤主之。（《伤寒论》第176条）

三阳合病，腹满身重，难以转侧，口不仁，面垢，谵语，遗尿。发汗则谵语，下之则额上生汗，手足逆冷。若自汗出者，白虎汤主之。（《伤寒论》第219条）

伤寒脉滑而厥者，里有热，白虎汤主之。（《伤寒论》第350条）

【运用】

1. **脓毒症急性肾损伤** 黄封黎[1]等运用白虎汤合银翘散加减联合西药治疗毒热内盛型脓毒症急性肾损伤。将78例患者随机分为对照组和观察组，每组39例。对照组给予抗菌、防治休克、脏器功能保护、免疫调节、营养支持等常规治疗，观察组在此基础上联合白虎汤合银翘散加减治疗，观察两组的临床疗效及生化指标变化情况。结论：白虎汤合银翘散加减联合西药治疗脓毒症急性肾损伤毒热内盛证疗效显著。

2. **脑出血急性期中枢性高热** 王凌立[2]等运用白虎汤加味治疗脑出血急性期中枢性高热。将90例患者随机分为治疗组和对照组。对照组采用常规西医治疗，治疗组在此基础上加用白虎汤加味治疗，比较两组疗效。结果：治疗组的总有效率显著高于对照组，死亡率显著低于对照组；治疗7天、14天后，两组的体温、头痛、意识障碍、肢体活动障碍、语言障碍症状积分均显著低于治疗前，但治疗组明显低于对照组。表明白虎汤加味治疗脑出血急性期合并中枢性高热，能够有效改善患者症状和体征，改善其脑功能，促进意识及肢体功能康复，效果显著。

3. **接触性过敏性皮炎** 冯海瑕[3]等运用白虎汤加味联合地氯雷他定及地塞米松治疗接触性过敏性皮炎。将92例患者分为对照组和观察组，每组46例。对照组采用地氯雷他定联合地塞米松治疗，观察组采用白虎汤加味联合地氯雷他定及地塞米松治疗，比较两组的治疗效果、视觉模拟评分和EBV抗体水平，以及不良反应发生情况（头晕、嗜睡、口干、腹泻）。结果显示，白虎汤加味联合地氯雷他定及地塞米松治疗接触性过敏性皮炎具有良好的临床效果。

4. 流行性感冒 谢兆丰[4]运用白虎汤治疗流行性感冒。李某，女，24岁。发热3天，周身骨节烦痛，头痛鼻塞，汗出恶风，口渴气粗，溲黄，舌红苔燥，脉洪大而数，体温39.3℃。证属疫邪袭表，化热入里，里热炽盛。治以解表清里。处方：生石膏30g（先煎），知母、连翘各10g，甘草、羌活、薄荷各5g。水煎服。1剂后头身疼痛减轻，高热渐退。原方继进2剂而愈。

5. 流行性出血热 谢兆丰[4]运用白虎汤治疗流行性出血热。孔某，女，50岁。西医诊为流行性出血热（发热期），给予青霉素、路丁、辅酶A及输液等处理，疗效不显，故邀中医会诊。症见高热头痛，面红目赤，恶心呕吐，脘闷烦躁，口渴多饮，小溲短赤，口腔及腋下肌肤有瘀点，舌质红。苔黄腻无津，脉数大。证属温邪热毒入于气分，燔灼血络。治宜清热解毒，生津止渴。白虎汤加味：生石膏40g（先煎），知母、山栀子各10g，金银花、连翘、大青叶各15g，白茅根30g。煎服3剂后，热退恙减，但渴饮未解，大便秘结。原方加大黄10g（后下），以清腑通下，又进6剂，渴饮解除，大便通畅，尿量增多，后以益气补肾法调治而愈。

6. 流行性乙型脑炎 谢兆丰[4]运用白虎汤治疗流行性乙型脑炎。单某，女，2岁，西医诊为乙型脑炎，请中医科会诊。诊见高热头痛，颈项强直，烦躁不安，神志不清，四肢抽动，呼吸气粗，舌质红，苔黄燥，脉数大。辨证乃气营两燔，肝风内动。治以清热解毒，息风止痉。处方：生石膏40g（先煎），知母10g，金银花10g，连翘10g，钩藤10g（后下），生石决明（先煎）15g，大青叶15g，菊花15g，生地黄15g，甘草3g，水牛角30g（先煎）。煎服4剂，热退神清，抽动止。守方加减，又服6剂，病愈出院。

【按】 辨证要点：阳明病，自汗出，脉滑数者。本方原为阳明经证的主方，后为治疗气分热盛的代表方。本方以石膏为君，取其辛甘大寒，以制阳明炽盛之热；知母苦寒质润为臣，一以助石膏清肺胃之热，又以质润而滋阴；甘草、粳米既能益胃护津，又可防止苦寒伤中之弊，共为佐使。四药合用，具有清热生津之功。临床常用于治疗感染性疾病，如大叶性肺炎、流行性乙型脑炎、流行性出血热、牙龈炎以及小儿夏季热、牙龈炎等属气分热盛者。表证未解的无汗发热、口不渴者；脉见浮细或沉者；血虚发热、脉洪不胜重按者；真寒假热的阴盛格阳证等均不可误用。

参考文献

[1] 黄封黎，张斌，化荣. 白虎汤合银翘散加减联合西药治疗脓毒症急性肾损伤毒热

経方鈎玄

内盛证 39 例临床观察 [J]. 国医论坛, 2019, 34 (1): 35-36.

[2] 王凌立, 王振国, 宋虎杰. 白虎汤加味治疗脑出血急性期中枢性高热 45 例 [J]. 现代中医药, 2018, 38 (3): 20-22.

[3] 冯海瑕, 付宏伟. 白虎汤加味联合地氯雷他定及地塞米松治疗接触性过敏性皮炎临床研究 [J]. 陕西中医, 2019, 40 (2): 220-222.

[4] 谢兆丰. 白虎汤在急性热病中的运用 [J]. 河南中医, 1984 (4): 21-23.

五、白虎加桂枝汤

【组成】知母六两, 甘草二两 (炙), 石膏一斤, 粳米二合, 桂枝三两 (去皮)。

【用法】上锉, 每五钱, 水一盏半, 煎至八分, 去滓, 温服, 汗出愈。

【功用】清热生津, 解表止痛。

【主治】温疟, 其脉如平, 身无寒但热, 骨节疼烦, 时呕。

【原文】温疟者, 其脉如平, 身无寒但热, 骨节疼烦, 时呕, 白虎加桂枝汤主之。(《金匮要略·疟病脉证并治第四》)

【运用】

1. 痛风性关节炎 罗树梅[1]运用白虎加桂枝汤治疗痛风性关节炎急性发作。将 90 例患者分为治疗组 46 例, 对照组 44 例。患者多见跖趾关节、踝关节、膝关节、腕关节等部位红、肿、热、痛, 可见痛风石、血尿酸增高、X 线检查痛风性关节炎样改变。两组均予秋水仙碱口服, 首次 1 mg, 之后每 2 小时服 0.5mg, 直至出现恶心、呕吐、腹泻等胃肠道症状或症状缓解时即停用, 一般 4~6mg/d, 症状缓解后改为 0.5mg/d。两组疗程均为 7~10 天。治疗组在此基础上加服中药白虎加桂枝汤加减: 知母 10g, 生石膏 30g, 粳米 (用怀山药 20g 代替) 甘草 6g, 桂枝 10g。热甚, 加忍冬藤 15g, 连翘 10g, 黄柏 10g; 关节肿痛甚, 加海桐皮 10g, 姜黄 10g, 威灵仙 10g, 防己 10g, 桑枝 15g。日 1 剂, 水煎取汁, 分两次温服。两组治疗期间停服一切药物, 予低脂低嘌呤饮食, 服西药期间多饮水。结果显示, 治疗组临床治愈 30 例, 好转 12 例, 有效率 91.30%; 对照组临床治愈 25 例, 好转 10 例, 总有效率 79.54%。提示白虎加桂枝汤可以治疗痛风性关节炎急性发作。苏峥[2]运用白虎加桂枝汤化裁为主治疗痛风性急性关节炎 46 例, 傅平[3]等运用白虎加桂枝汤配方颗粒炼膏外敷治疗手足痛风性关节炎 30 例, 取得了很好疗效。

2. 风湿热 程珍祥[4]等运用白虎加桂枝汤治疗风湿热。共治疗 11 例, 采用白虎加桂枝汤为主, 部分配合耳针治疗。基本方: 桂枝 10g, 知母 10g,

32

苍术 10g，石膏 30g，粳米 30g，甘草 3g，金银花 12g，连翘 12g，桑枝 15g。上肢痛重加姜黄，下肢痛重加牛膝、威灵仙，气虚加黄芪，血虚加当归，血瘀加赤芍、地龙。水煎服，日 1 剂，皆用中药治疗。其中 6 例配合耳针止痛。仅 1 例因合并心肌炎，心衰，用过毒毛花苷 K、地高辛等药控制心衰。治疗结果，11 例出院时，关节肿痛完全消失，平均 10.7 天，其中 7 例 10 天以内消失；11 例体温升高者完全恢复正常，平均退热时间为 7 天，最短者 3 天，最长者 13 天；10 例血沉升高者，出院时有 5 例降至正常，3 例复查虽有所下降，但因时间关系未降至正常，2 例未复查。

3. 外感病 周汉清[5]运用白虎加桂枝汤治疗外感病。刘某，女，70 岁。发热恶寒、头痛、骨节烦疼、自汗、口渴欲饮水已 3 天，曾用百尔定等治疗无效，遂请中医诊治。诊见恶寒倦卧，覆被两床，怀中且抱一手炉，面赤气粗，烦渴引饮，体若燔炭（体温 40℃），舌质红，苔黄少津，脉洪大而数。时值当地流行感冒。辨为外感病，阳明热盛，表邪未解。拟清气泄热，兼解表邪。投白虎加桂枝汤加羌活治疗。处方：生石膏、知母各 20g，粳米 15g（大米代），桂枝 6g，羌活、炙甘草各 10g。煎服 1 剂后，身微微有汗，热退，头身疼痛及口渴大减。守前方去羌活，加黄芪 10g。翌日患者体温如常，口不渴，头身疼痛均消失，能进少量饮食，但形寒肤冷，舌淡少津，脉细无力。照上方去羌活、黄芪，加麦冬 20g，附子 10g。1 剂后诸症消失，病告痊愈。白虎加桂枝汤为清泄里热、兼解表寒之剂，故凡外感风寒，邪热入里，里热炽盛，化燥伤津，而表邪未尽，热多寒少，症见发热恶寒、头身疼痛、自汗出、口渴引饮、舌红少津、脉洪数者，均可用本方加减治疗。

【按】辨证要点：桂枝甘草汤证又见白虎汤证者。方中石膏解肌清热生津，为主药；辅以知母，养阴清热。二药相配，以加强清热除烦之功。甘草、粳米和胃养阴，并可防石膏、知母寒凉伤胃。加桂枝解表止疼，以治骨节烦疼。因又伏寒在筋节，故用桂枝以逐之。本方可治疗风湿热。风湿热属中医学之"热痹"范畴，亦称"湿热痹"。本病病机是热为风寒湿郁，湿聚热蒸，壅于经络肌表及阳明气分，以致气血流行不畅所致。故治以疏风利湿、清热解毒、宣通阳明为法。方用白虎加桂枝汤。

参考文献

[1] 罗树梅．白虎加桂枝汤治疗痛风性关节炎急性发作临床观察［J］．光明中医，2010，25（7）：1173－1173.

[2] 苏峥．白虎加桂枝汤化裁为主治疗痛风性急性关节炎 46 例［J］．广西中医药，

1999, 22 (3)：22.

[3] 傅平, 胡涛, 杨明杰, 等. 白虎加桂枝汤配方颗粒炼膏外敷治疗手足痛风性关节炎 30 例 [J]. 中医外治杂志, 2016, 25 (1)：11－12.

[4] 程珍祥, 王俊华. 白虎加桂枝汤治疗风湿热的体会 [J]. 湖北中医杂志, 1981 (2)：28.

[5] 周汉清. 白虎加桂枝汤在外感病中的应用 [J]. 新中医, 1984 (9)：48.

六、竹叶石膏汤

【组成】竹叶二把, 石膏一斤, 半夏半升 (洗), 麦门冬一升 (去心), 人参二两, 甘草二两 (炙), 粳米半升。

【用法】上七味, 以水一斗, 煮取六升, 去滓, 内粳米, 煮米熟, 汤成去米。温服一升, 日三服。

【功用】清热生津, 益气和胃。

【主治】伤寒、温病、暑病余热未清, 气津两伤证。身热多汗, 心胸烦热, 气逆欲呕, 口干喜饮, 气短神疲, 或虚烦不寐, 舌红少苔, 脉虚数。

【原文】伤寒解后, 虚羸少气, 气逆欲吐, 竹叶石膏汤主之。(《伤寒论》第 397 条)

【运用】

1. 胆系手术后呕吐　毛晓农[1]等用竹叶石膏汤治疗胆道术后频繁呕吐。共治疗 7 例, 其中 4 例胆囊切除加胆总管引流, 2 例胆囊切除, 1 例胆总管引流。结果：5 例服 1 剂吐止, 两例服两剂吐止。姚某, 女, 26 岁。因急性化脓性胆囊炎, 行胆囊切除加胆总管引流术。术后 4 天进流质饮食即频繁呕吐, 呕吐物为胃内容物, 1 日十余次。用西药常规治疗两日, 症状不减。查体：体温 38.5℃, 形瘦神疲, 少气懒言, 口渴欲饮, 饮入即吐, 虚烦不眠, 舌红苔少而干, 脉虚数。证属热病伤津, 余热未尽, 胃气上逆。拟以清热生津、和胃降逆之竹叶石膏汤。处方：竹叶、法半夏、甘草各 10g, 石膏 30g, 麦冬、党参各 15g, 粳米 50g。煎服 1 剂呕吐即止, 体温降至 37.8℃。续进 2 剂后, 诸症消失, 饮食恢复, 精神较佳。急性胆道感染性疾患, 多为热性病证。热可伤津灼液, 手术又伤人正气, 加之余热未清, 致胃气不和, 气逆而呕。以竹叶石膏汤清热生津、益气和胃, 疗效卓著。

2. 神经性呕吐　徐炳琅[2]运用竹叶石膏汤治疗神经性呕吐。张某, 女, 24 岁。呕吐 1 年, 产后旬日出现饭后即吐, 月余后症较剧, 曾赴多处医院诊治, 诊为神经性呕吐, 服药效微。诊见形体羸瘦, 倦怠少气, 烦热不安, 口

34

渴，尿黄便干，舌红少津，脉细数。处方：淡竹叶、半夏各 10g，麦冬 30g，党参 20g，炙甘草 6g，生石膏、粳米各 50g，竹茹 15g。煎服 5 剂后呕吐减半，口渴减轻，原方再进 5 剂，呕吐已止，烦热口渴，基本消失，仅神疲少气，再以滋脾养胃法调理而安。

3. 胃脘痛 徐炳琅[2]运用竹叶石膏汤治疗胃脘痛。胡某，女，43 岁。胃脘痛月余，胃腔灼痛，似有火燎。大渴引饮，昼夜饮水达 4 暖瓶之多，烦躁易怒，纳呆，时干呕，便干尿多，形体消瘦，舌红干，脉虚数。病属暑热伤津，胃失濡养，木火内动。治宜清热生津，养阴止痛，佐以泻肝。拟竹叶石膏汤加味：石膏 150g，党参、麦冬各 20g，竹叶、半夏、川楝子、丹皮各 10g，炙甘草 6g，粳米 50g，花粉 15g，白芍 30g。煎服 3 剂后，胃脘灼痛、烦渴减轻，干呕止，能进糜粥半碗。照前方减半夏，继服 10 剂，诸症若失。嘱饮食调理，随访至今，体健无恙。

4. 膈肌痉挛 徐炳琅[2]运用竹叶石膏汤治疗膈肌痉挛。陈某，男，26 岁。呃逆月余，两月前热病失治，二旬后热退，遂生呃逆。初服阿托品类药物可暂缓解，后渐无效。诊见呃声低沉急促，频频连作，低热心烦，渴喜冷饮，嘈杂不食，语言无力，气短难续，倦怠嗜卧，呵欠连作，形羸内脱，面唇俱红，舌赤无苔、中有裂纹、乏津，脉数无力。证属热病后期，津伤气损，胃失濡润，气失和降。拟竹叶石膏汤加味：竹叶 6g，生石膏 100g，红参、法半夏、柿蒂、炙甘草各 10g，麦冬、鲜石斛各 20g，粳米 50g，玉竹 15g。煎服 5 剂后呃逆、口渴、短气减轻，知饥思食。上方继进 5 剂，呃逆大减，低热退，口渴甚微，体力增进，能进食。上方减石膏为 60g，以防寒凉太过，再服 5 剂，呃逆平息，神爽，舌有津液，裂纹消失。

5. 糖尿病 唐祖宣[3]等运用竹叶石膏汤治疗糖尿病。卢某，女，54 岁。患糖尿病近 3 年，尿糖经常持续在（＋＋＋＋～＋＋＋＋），善饥多食，头晕心悸，大渴引饮，每日饮水 5000mL 以上，常服降血糖药物，病情时轻时重。诊见形体消瘦，面色青黑，善饥多食，大渴引饮，心悸心烦，口苦失眠，低热绵绵，小便多带白，舌质红，苔黄燥，脉细数。证属胃热亢盛，伤津耗气。治宜清热养胃，益气生津。处方：竹叶、粳米各 12g，半夏 10g，石膏、黄精、麦冬各 30g，黄芩 20g。煎服 6 剂后，低热渐退，善饥多食、烦渴等症较前为轻，饮水量减。守前方继服 26 剂，面色由青转红润，烦渴已除，食量稳定，化验尿糖（＋）。遂以金匮肾气汤加减善其后，现已上班工作。糖尿病凡证属胃热炽盛、气阴不足者，用本方加减治疗每多取效。但用时应去甘草之甜，黄芩、麦冬用量需达 20~30g，以增强清热生津之功。

【按】辨证要点：虚热上炎，身热多汗，气短神疲，气逆欲吐，烦渴者。竹叶石膏汤为清热剂，具有清气分热、清热生津、益气和胃之功效，主治伤寒、温病、暑病余热未清，气津两伤证。本方以竹叶、石膏清热除烦为君，人参益气、麦冬养阴生津为臣，半夏降逆和胃止呕为佐，甘草、粳米和中养胃为使。诸药合用，共奏清热生津、益气和胃之功。临床常用于治疗流脑后期、夏季热、中暑等余热未清、气津两伤者。本方清凉质润，如内有痰湿，或阳虚发热均应忌用。

参考文献

[1] 毛晓农，周勇. 竹叶石膏汤治疗胆道术后呕吐 [J]. 新中医，1985（6）：47.

[2] 徐炳琅. 竹叶石膏汤治验 [J]. 新中医，1987（10）：47.

[3] 唐祖宣，李华安；许保华. 竹叶石膏汤的临床辨证运用 [J]. 河南中医，1981（2）：34.

七、薏苡附子败酱散

【组成】薏苡仁十分，附子二分，败酱五分。

【用法】上三味，杵为末，取方寸匕，以水二升，煎减半，顿服，小便当下。

【功用】排脓消肿，温阳散结。

【主治】肠痈内已成脓，身无热，肌肤甲错，腹皮急，如肿状，按之软，脉数。现多用于急性阑尾炎脓肿已成，或慢性阑尾炎急性发作，腹部柔软，压痛不明显，并见面色苍白，脉弱等阳虚证候者。

【原文】肠痈之为病，其身甲错，腹皮急，按之濡，如肿状，腹无积聚，身无热，脉数，此为肠内有痈脓，薏苡附子败酱散主之。（《金匮要略·疮痈肠痈浸淫病脉证并治第十八》）

【运用】

1. 阑尾炎 唐祖宣[1]等运用薏苡附子败酱散治疗阑尾炎。运用本方治疗肠痈25例。处方：薏苡仁100g，炮附子30g，败酱草30g。以水1000mL，先煎附子30分钟，再下薏苡仁、败酱草，煎约500mL，过滤；再加水500mL，煎至300mL，过滤；三煎加水500mL，煎至200mL，过滤3次药液兑入混匀，每次服200mL，间歇两小时服1次。若脉数便干，加大黄15g（后下）；外有发热者，加金银花30g（后下）；腹痛甚者，加白芍3g。其中治愈21例，显效 2 例，总有效率为 92%。

薛战国[2]运用薏苡附子败酱散联合大黄牡丹汤治疗急性阑尾炎疗效显著。将 100 例患者随机分为对照组和观察组，每组 50 例。对照组予以薏苡附子败酱散治疗，观察组予以薏苡附子败酱散联合大黄牡丹汤治疗。观察两组的临床疗效、临床症状（腹痛、压痛/反跳痛、发热）消失时间及不良反应发生情况。结果显示，观察组的总有效率高于对照组，表明薏苡附子败酱散联合大黄牡丹汤治疗急性阑尾炎的临床疗效显著，可改善患者临床症状，且不良反应少。

2. 阑尾脓肿 李盛甫[3]运用薏苡附子败酱散治疗阑尾脓肿。徐某，男，60 岁。患右下腹疼痛已两年多，某医院诊为阑尾脓肿。8 天前右下腹突然疼痛加剧，伴发热，恶心呕吐，脉沉弦有力。证属血气郁滞。治以温清散结，化瘀通下。处方：薏苡仁 30g，败酱草、冬瓜仁各 15g，附子、大黄、甘草各 6g，防风、当归、赤芍、桃仁、丹皮各 12g。水煎服。并忌食油腻生冷之物。服药 3 剂，痛减大半，泻下黑漆样黏稠便。继服 6 剂，腹痛除，诸症消失，至今 6 年余未再复发。

3. 肺脓疡 胡贵全[4]运用薏苡附子败酱散治疗肺脓疡。黄某，男，18 岁。始起恶寒发热，汗出不解，咳嗽，咽喉作痒，痰少难咳出，胸闷隐隐作痛，某医院诊断为肺脓疡。曾用抗生素治疗无效。来诊时，恶寒已罢，热尚未解，咳嗽频作，胸闷气促，痰色黄白相兼、量多而腥臭，口渴不欲多饮，便结 7 日未行。舌边紫暗，苔白腻而中心黄，脉滑数。证属热毒瘀肺，蓄积化腐成脓。治以清热活血，散结排脓。处方：薏苡仁 20g，附子 5g，败酱草 30g，瓜蒌 20g，桔梗、杏仁各 12g，生大黄 15g，桃仁、川贝、甘草各 10g。水煎服，药后 1 小时开始腹泻，连续排便 5～6 次，先出 8～9 枚羊屎状燥屎，继之每 20 分钟脓大便 1 次，为稀水样物，恶臭难闻。后又吐出大量黏稠痰，黄白相兼，伴少量粉红色痰沫，腥臭不堪，吐后胸闷顿减，咳嗽渐稀。原方去附子，易生大黄为熟大黄，加半夏、葶苈子各 10g。煎服 10 剂后，诸症悉除。孙娜娜[5]等运用薏苡附子败酱散治疗肺痈也取得了很好的疗效。

4. 溃疡性结肠炎 邱庐山[6]等运用薏苡附子败酱散保留灌肠治疗溃疡性结肠炎。将 70 例患者分为观察组和对照组，每组 35 例。对照组接受常规治疗，观察组在此基础上实行薏苡附子败酱散保留灌肠治疗，比较两组的临床效果。结果显示，观察组的总有效率明显高于对照组，腹痛、脓血便和腹泻消失时间均明显短于对照组，表明薏苡附子败酱散保留灌肠治疗溃疡性结肠炎的临床效果显著。

5. 慢性前列腺炎 马军[7]等运用加味薏苡附子败酱散治疗寒湿血瘀型慢性前列腺炎。将72例患者随机分为治疗组和对照组，对照组口服阿奇霉素治疗，治疗组用薏苡附子败酱散加味治疗。结果显示，薏苡附子败酱散加味对寒湿血瘀型慢性前列腺炎有较好抗炎、消肿止痛、解除排尿障碍的功效，效果优于单纯西医治疗。

【按】辨证要点：肠痈腹痛、皮肤甲错或肿痒流黄水者。本方是治疗肠痈内脓已成，或慢性反复发作者。方中薏苡仁清利湿热，消肿排脓为君；败酱草清热解毒，破血排脓为臣，附子辛热散结，振奋阳气为佐。诸药合用，能消肿排脓，温阳散结，为肠痈脓成之有效方剂。现用于急性阑尾炎脓肿已成，或慢性阑尾炎急性发作，腹部柔软，压痛不明显，并见面色苍白，脉弱等阳虚证候者。《金匮要略心典》："薏苡破毒肿，利肠胃为君；败酱一名苦菜，治暴热火疮，排脓破血为臣；附子则假其辛热以行郁滞之气。"

参考文献

［1］唐祖宣．薏苡附子败酱散治疗肠痈25例［J］．北京中医杂志，1987（5）：32.

［2］薛战国．薏苡附子败酱散联合大黄牡丹汤治疗急性阑尾炎的临床疗效［J］．临床合理用药杂志，2016，9（3）：121－122.

［3］李盛甫．阑尾脓肿治验［J］．四川中医杂志，1987（1）：41.

［4］胡贵全．薏苡附子败酱散临床应用［J］．湖南中医学院学报，1987（2）：46.

［5］孙娜娜，刘祖发．薏苡附子败酱散治疗肺痈验案一例［J］．实用医技杂志，2017，24（11）：1273－1274.

［6］邱庐山，张双喜，王维琼，等．薏苡附子败酱散保留灌肠治疗溃疡性结肠炎临床效果观察［J］．内蒙古中医药，2018，37（12）：27－28.

［7］马军，郑月萍，严兴海，等．加味薏苡附子败酱散治疗寒湿血瘀型慢性前列腺炎38例临床研究［J］．西部中医药，2012，25（12）：7－9.

八、大黄牡丹皮汤

【组成】大黄四两，牡丹一两，桃仁五十个，瓜子半升，芒硝三合。

【用法】上五味，以水六升，煮取一升，去滓，内芒硝，再煎沸，顿服之，有脓当下；如无脓，当下血。

【功用】泄热破瘀，散结消肿。

【主治】肠痈初起，湿热瘀滞证。症见右下腹肿痞，疼痛拒按，按之痛如淋，小便自调，时时发热，自汗恶寒，或右足屈而不伸，苔黄腻，脉滑数。

【原文】肠痈者，少腹肿痞，按之即痛如淋，小便自调，时时发热，自汗出，复恶寒。其脉迟紧者，脓未成，可下之，当有血。脉洪数者，脓已成，不可下也。大黄牡丹汤主之。（《金匮要略·疮痈肠痈浸淫病脉证并治》）

【运用】

1. 急性阑尾炎　丁建新[1]等运用大黄牡丹汤加味治疗阑尾炎。选择20例患者，以大黄牡丹汤加味组方，并根据病情进行加减。处方：大黄9g（后入），牡丹皮20g，桃仁9g，冬瓜子30g，芒硝9g（冲服），炮山甲12g（先煎），蜈蚣1条，薏苡仁30g，败酱草30g，白芷9g。水煎，日1剂。结果显示，20例服药7～10剂，全部治愈。

刘佳瑞[2]运用大黄牡丹汤加减治疗急性阑尾炎。将100例患者随机分为对照组和治疗组，每组50例。对照组接受常规治疗，输液，抗感染治疗，浓度为0.9%、250mL的氯化钠注射液与250mL的甲硝唑静脉滴注；同时给予退热、维持液体酸碱平衡、补液治疗。治疗组在此基础上接受大黄牡丹汤加减治疗。处方：大黄9g，木香9g，金银花15g，牡丹皮9g，延胡索9g，川楝子15g，桃仁9g。水煎服，每天1剂，分两次服，结果显示，治疗组的总有效率明显高于对照组。梅德祥[3]、刘云红[4]、王伟[5]、吕堂稳[6]等、黄建国[7]等、李建超[8]、周红林[9]等运用大黄牡丹汤加减治疗急性化脓性阑尾炎也取得很好疗效。

2. 慢性前列腺炎　任豪[10]运用加味大黄牡丹汤治疗慢性前列腺炎，选择34例慢性前列腺炎患者，症状为会阴、下腹、睾丸部位胀痛不适，轻度尿频、尿急、尿后或大便时从尿道滴出乳白色混浊液，常伴有阳痿、早泄、遗精、性欲减退等症。直肠指诊：前列腺腺体略增大或稍缩小，质地软，压痛，表面欠光滑。前列腺液镜检每高倍镜视野白细胞大于10个以上或成堆，卵磷脂小体显著减少。治疗方法，加味大黄牡丹汤。处方：大黄5g，丹皮12g，桃仁12g，苍术12g，芒硝15g，冬瓜子15g，薏苡仁25g，夏枯草10g，荔枝核12g，甘草3g。每日1剂，水煎，分3次口服，第4煎每晚坐浴1次，坐浴时间15分钟，30天为1个疗程。气虚者，加党参20g、黄芪15g；阴虚者，加麦冬10g、黄精15g；血虚者加党参10g、当归10g；阳气虚者，加熟附子10g，仙茅10g；夹瘀者，加川芎10g，三棱10g；湿热内蕴者，加黄柏10g。结果显示，服药后1周左右症状开始改善；1个疗程后，痊愈21例，显效6例，有效4例，总有效率91.17%。

3. 盆腔炎　付淑秀[11]运用大黄牡丹汤加味治疗盆腔炎。经期、产后突然发热，少腹疼痛剧烈，经血或恶露排泄不畅，大便秘结，属于瘀热互结胞中之证。处方：大黄6g，牡丹皮10g，桃仁12g，冬瓜子30g，金银花30g，枳实10g，山楂10g，炙乳香9g，炙没药9g，皂角刺9g。每日1剂，水煎分两次服，亦可日服两剂，以其泄热破瘀，排脓止痛，疗效显著。黄缨[12]运用大黄牡丹汤加减治疗盆腔炎。李某，30岁，人工流产后患慢性盆腔炎近3年。初起发热，小腹疼痛胀满，腰骶酸痛，月经量少、色紫黯、质黏稠、有腥臭味。舌质紫黯、边有瘀点，苔薄腻，脉沉涩。实验室检查，白细胞增高。曾予抗生素治疗，转为低热。前来求诊。妇检：子宫稍增大，压痛明显，双侧附件增厚，与子宫体粘连，活动度差，宫颈举痛；阴道B超检查：子宫体偏大，回声偏低，宫体边界规则，但模糊欠清，后壁伴有少许液性暗区，两侧卵巢偏大。诊断为慢性盆腔炎急性发作，证属邪毒留著，血瘀气滞，予以大黄牡丹汤，加乳香、没药各10g，生黄芪20g，生甘草5g，每天1剂，服药1个月后，病情有所好转。续服药两个月，症状消除，妇检、妇科B超基本恢复正常。此外，朱燕春[13]、高仙维[14]、陈焱[15]等、严宇仙[16]等运用大黄牡丹汤加减治疗盆腔炎取得了很好疗效。

4. **急性胰腺炎** 乔洪利[17]等运用大黄牡丹汤灌肠治疗急性胰腺炎，将58例急性胰腺炎住院患者随机分为两组，治疗组35例，对照组23例。对照组予以禁食、水，胃肠减压等西医常规治疗。治疗组在此基础上加用大黄牡丹汤灌肠，每日两次。结果显示，治疗组疗效显著优于对照组。任义[18]运用大黄牡丹汤加减联合西药治疗急性胰腺炎。选取急性胰腺炎患者80例，以随机数字法将其分为研究组与对照组，研究组采用"西药＋大黄牡丹汤加减方"方案，对照组采用单纯西药方案进行治疗，比较两组治疗效果。结果显示，研究组药物能够有效抑制炎性反应，优于单纯西药治疗效果。

5. **下肢血栓性静脉炎** 徐新玉[19]等运用大黄牡丹汤加味治疗下肢血栓性静脉炎44例。药物组成：大黄12g，牡丹皮12g，桃仁12g，冬瓜仁15g，芒硝10g，水蛭10g。每日1剂，煎液约400mL，分两次服，连续服用14天，疗效颇佳。

6. **痔疮** 赵学金[20]运用大黄牡丹汤治疗嵌顿性内痔。将256例患者分为服药组136例和对照组120例。服药组选用大黄牡丹汤加减。药物组成：大黄30g，牡丹皮15g，桃仁10g，薏苡仁10g，冬瓜仁30g，芒硝10g，蒲公英30g，红花10g，地榆15g，枳实15g。上药加水2000mL，煎沸30分钟，以缓大黄峻性，防止发生水泻。倒出头煎药液再1次，两次煎出液合并约300mL，分两次口服，日1剂。服药后6~8小时始排便，便前部分患者出现小腹痛，便后自行缓解，无需处理。为减轻或不发腹痛，可配伍白芍30g，甘草10g同煎。熏洗方：大黄30g，川椒15g，加水煎沸3分钟。大便后熏洗肛门并坐浴，早晚各1次。对照组口服加替沙星，每次0.2g，每日两次。其熏洗方药、剂量、用法同服药组。结果表明，大黄牡丹汤治疗嵌顿性内痔疗效很好。

孙平良[21]运用大黄牡丹汤加减防治环状混合痔术后并发症，将200例患者随机分为3组，观察组100例，服用大黄牡丹汤加减汤剂；对照1组50例，口服痔疮片；对照2组50例，口服地奥司明片。结果显示，观察组在改善术后肛缘水肿方面疗效与对照1组比较无明显差异，但优于对照2组；在改善肛门疼痛、坠胀、便血、排便情况等方面明显优于两个对照组。

【按】辨证要点：右腹痛拒按、里实者。本方为泻下剂，寒下，具有泄热破结，散结消肿之功效。本方以大黄泻瘀热、解热毒，丹皮清热凉血，芒硝软坚散结，桃仁破血散瘀，冬瓜仁清热利湿、排脓消痈。诸药合用，共奏泄热破瘀、散结消肿之效。本方常用于急性单纯性阑尾炎、肠梗阻、急性胆道感染、胆道蛔虫、胰腺炎、急性盆腔炎等湿热瘀结证。凡肠痈溃后以及老人、孕妇、产妇或者体质过于虚弱者均应慎用或忌用。

参考文献

［1］丁建新，王珍．大黄牡丹汤加味治疗阑尾炎20例［J］．福建中医药，2008，39（6）：44-45．

［2］刘佳瑞．大黄牡丹汤加减治疗急性阑尾炎临床疗效分析［J］．养生保健指南，2018（6）：42．

［3］梅德祥．大黄牡丹汤加减治疗急性化脓性阑尾炎58例分析［J］．山西职工医学院学报，2007，17（3）：45．

［4］刘云红．大黄牡丹汤加味治疗急性阑尾炎40例［J］．云南中医中药杂志，2010，31（4）：85-86．

［5］王伟．大黄牡丹汤治疗肠痈32例［J］．中国中医药现代远程教育，2014（12）：50-51．

［6］吕堂稳，章征文．超声引导下穿刺及大黄牡丹汤内服联合抗生素治疗阑尾周围脓肿［J］．健康必读（下旬刊），2012（5）：32~32．

［7］黄建国，王敏．大黄牡丹皮汤治疗急性阑尾炎疗效分析［J］．中国误诊学杂志，2008，8（33）：8153-8154．

［8］李建超．大黄牡丹汤内服加芒硝外敷治疗慢性阑尾炎32例［J］．现代中医药，2014，34（5）：32-33．

［9］周红林，邱小春．大黄牡丹汤加减治疗急性阑尾炎临床疗效观察［J］．中外健康

文摘，2012，9（23）：418-419.

[10] 任豪. 加味大黄牡丹汤治疗慢性前列腺炎 34 例 [J]. 实用中西医结合临床，2003，3（5）：47-48.

[11] 付淑秀. 大黄牡丹汤加味治疗盆腔炎体会 [J]. 现代中西医结合杂志，2009，18（14）：1648-1649.

[12] 黄缨. 大黄牡丹汤加减治疗盆腔炎 23 例 [J]. 湖北中医学院学报，2004，6（3）：44-44.

[13] 朱燕春. 大黄牡丹汤治疗急性盆腔炎 [J]. 中国中医急症，2001，10（4）：189.

[14] 高仙维. 大黄牡丹汤加减灌肠配合针灸治疗湿热瘀结型慢性盆腔炎的临床体会 [J]. 实用妇科内分泌电子杂志，2017，4（34）：16，18.

[15] 陈焱，赵仁霞. 大黄牡丹汤加味治疗急性盆腔炎临床观察 [J]. 天津中医药，2009，26（5）：372-372.

[16] 严宇仙，王谦信，沈宏雯，何晓燕. 大黄牡丹汤灌肠治疗慢性盆腔炎疗效观察 [J]. 现代中西医结合杂志，2008，17（1）：56-56.

[17] 乔洪利，连永红. 大黄牡丹汤灌肠治疗急性胰腺炎临床观察 [J]. 中国中医急症，2003，12（4）：326-326.

[18] 任义. 大黄牡丹汤加减联合西药治疗急性胰腺炎的临床观察 [J]. 光明中医，2018，33（8）：1178-1180.

[19] 徐新玉，吐苏娜依，袁丽. 大黄牡丹汤加味治疗下肢血栓性静脉炎 44 例 [J]. 中国中医急症，2014，23（8）：1541-1542.

[20] 赵学金. 大黄牡丹汤治疗嵌顿性内痔疗效观察 [J]. 心理医生（下半月版），2012（5）：356-356.

[21] 孙平良. 大黄牡丹汤加减防治环状混合痔术后并发症的疗效观察 [C]. 中华中医药学会肛肠分会第五届理事会换届会议暨全国肛肠学术交流大会论文集. 2011：606-608.

九、竹皮大丸

【组成】生竹茹二分，石膏二分，桂枝一分，甘草七分，白薇一分。

【用法】上五味，末之，枣肉和丸弹子大，以饮服一丸，日三夜二服。有热者，倍白薇；烦喘者，加柏实一分。

【功用】清热安中，益气止呕。

【主治】妇人产后虚热，心烦不安，恶心呕吐。

【原文】妇人乳中虚，烦乱呕逆。安中益气，竹皮大丸主之。（《金匮要略·妇人产后病脉证治第二十一》）。

【运用】

1. **呕吐** 陈晖[1]等运用竹皮大丸治疗呕吐。将 65 例患者分为治疗组 35 例，对照组 30 例。治疗组服用中药竹皮大丸。处方：鲜竹茹 15g，生石膏 20g，桂枝 6g，白薇 10g，生甘草 10g，大枣 6 枚。将中药煎成 200mL，早晚各服 100mL。对照组采用甲氧氯普胺 10mg，肌肉注射，1 日 2 次。治疗两天后观察疗效。结果显示，治疗组完全缓解 23 例，部分缓解 8 例，轻度缓解 3 例，无效 1 例，总有效率 88.57%；对照组完全缓解 14 例，部分缓解 9 例，轻度缓解 5 例，无效 2 例，总有效率 76.67%。

2. **失眠** 孙匡时[2]运用竹皮大丸治疗失眠。李某，女，24 岁。近 1 个月来夜不能寐，精神不佳，面色少华，心悸，心中懊侬，头晕，腰腿疼痛，舌淡苔白，脉沉数无力。患者素体血虚，病前又受精神刺激，以致阴虚火旺，肝逆气滞，神不守舍，经络郁滞。用竹皮大丸：竹茹 20g，白薇 20g，生石膏 50g，桂枝 10g，甘草 5g，大枣 2 枚，水煎服 5 剂，病即减半。再服 3 剂而告愈。

3. **癔症** 孙匡时[2]运用竹皮大丸治疗癔症。孙某，女，40 岁。两年前因受惊恐后出现精神恍惚，时悲时喜，同时伴有默默不欲饮食，心烦喜呕，喜居暗处，失眠多梦。诊见面色青，舌质略红，苔薄白，脉弦数。此属肝火灼阴，神明被扰。治以清热疏肝，调和胃气。服竹皮大丸：竹茹 20g，白薇 20g，生石膏 50g，桂枝 10g，甘草 5g，大枣 2 枚，水煎服。3 剂病愈。随访 4 年余，未见复发。

3. **阳痿** 孙匡时[2]运用竹皮大丸治疗阳痿。吴某，男，28 岁。患阳痿 3~4 年，逐渐加重。头晕、身热，小溲黄赤，大便燥结，梦多，舌质红，苔黄，脉弦数有力。连服竹皮大丸 120 余剂，病愈。

4. **男性不育** 孙匡时[2]运用竹皮大丸治疗男性不育。郭某，男，26 岁。婚后两年无子，经某医院检查精子成活率为 30%~40%。诊见身体健壮，性生活正常，唯自觉时有发热头晕，舌质淡红，苔略黄，脉滑数。治用竹皮大丸，连服 9 剂，其妻怀孕。

【按】辨证要点：虚热，心烦不安，恶心呕吐。本方以甘草为君，又以枣肉和丸，旨在益气安中。臣以竹茹、石膏，清热除烦止呕，白薇清虚热；佐以少量桂枝，降逆止呕，并可减缓石膏寒凉之性。诸药相伍，共奏清热安中、益气止呕之效。

参考文献

[1] 陈晖，赵星海，高履冰. 竹皮大丸治疗呕吐 35 例临床观察 [J]. 江苏中医药，

2012, 44 (2): 33 - 33.

[2] 那素梅, 董克伟. 孙匡时运用竹皮大丸的经验 [J]. 中医杂志, 1986 (6): 13.

十、白头翁汤

【组成】白头翁二两, 黄柏三两, 黄连三两, 秦皮三两。

【用法】上四味, 以水七升, 煮取二升, 去滓。温服一升, 不愈, 更服一升。

【功用】清热解毒, 凉血止痢。

【主治】热毒痢疾。腹痛, 里急后重, 肛门灼热, 下痢脓血, 赤多白少, 渴欲饮水, 舌红苔黄, 脉弦数。

【原文】热利下重者, 白头翁汤主之。(《伤寒论》第 371 条;《金匮要略·呕吐哕下利病脉证治第十七》)

下利欲饮水者, 以有热故也。白头翁汤主之。(《伤寒论》第 373 条)

【运用】

1. 细菌性痢疾 余日霞[1]运用白头翁汤治疗细菌性痢疾, 选择患者 35 例, 应用白头翁汤治疗治疗。以白头翁 15g、秦皮 9g、黄连 9g、黄柏 9g 为主方, 根据症状适当加入消导健脾、行气理气、凉血止血药物。凡大肠热毒盛、湿热盛者均可使用本方, 每日 1 剂, 5 天为 1 个疗程, 一般服 1~2 个疗程。结果治愈 29 例, 好转 6 例, 总有效率 100%。

2. 溃疡性结肠炎 张学毅[2]运用白头翁汤加减灌肠治疗慢性非特异性溃疡性结肠炎。选择 20 例患者, 方用白头翁汤治疗。白头翁 50g, 地榆 25g, 黄连 25g, 苦参 50g, 白芍 25g, 大黄 15g, 甘草 15g。诸药用热水泡两小时, 再煎取 100mL, 药渣加水再煎取 100mL, 将 200mL 药液混煎取 100mL, 纱布过滤备用。使用时先清洁灌肠, 侧卧床上, 以灌肠器 (100mL 注射器接上导尿管) 吸入药液 (液温同患者体温为宜), 涂润滑剂后插入肛管 (深度依病灶位置而定), 缓慢注入。每日 1 次或 2 次, 每次注入 100mL (日两次者每次注入 50mL), 15 天为 1 个疗程。结果治愈 16 例, 好转 3 例, 并发阑尾炎中断治疗者 1 例。龙海波[3]运用白头翁汤加味治疗溃疡性结肠炎 30 例, 郭莉杰[4]运用白头翁汤加味治疗溃疡性结肠炎 30 例, 张炳群[5]运用白头翁汤联合针灸治疗溃疡性结肠炎 29 例, 均取得了良好效果。

3. 放射性直肠炎 方嘉华[6]运用保留灌肠和白头翁汤联用治疗宫颈癌放疗所致放射性直肠炎。共观察了 23 例, 均为子宫颈癌放射治疗结束后半年至两年，两例为放射治疗后 3 年，因大便次数增多，血性黏液状大便，里急后重、腹痛而就诊。方法：常规采用解痉、止痛、止血及止泻药物，以及对症、支持、抗贫血治疗。但症状难以控制，病情反反复复，故采用药物保留灌肠，以生理盐水 50mL ＋ 锡类散 6g ＋ 小檗碱 0.3g ＋ 云南白药 1g，血便较严重者，生理盐水 50mL ＋ 凝血酶 400U ＋ 锡类散 6g ＋ 十六角蒙脱石 1 袋；肛门坠胀剧烈者，加利多卡因 20mL ＋ 地塞米松 5 ～ 10mg，药物配制后用橡皮导尿管插入肛门内 10 ～ 15cm 处，用 50mL 注射器缓慢注入，每日 1 次，尽可能保留较长时间。保留灌肠的同时，配用白头翁汤加减：白头翁 15g，秦皮 9g，黄连 3g，黄柏 6g，生地黄 12g，丹皮 6g，赤芍 9g，炒槐花 12g，地榆 12g，地绵草 15g，荠菜花炭 12g。腹痛加白芍 9g，延胡索 6g；腹胀加广木香 3g，枳壳 4.5g；里急后重、肛门坠胀加槟榔 9g；大便次数增多加诃子肉 9g，荷蒂炭 4.5g。每日 1 剂，每日煎服 2 次，5 ～ 7 天为 1 个疗程。如病情不愈，可重复 2 ～ 3 个疗程。结果显效 16 例，好转 4 例，无效 3 例，有效率为 91%。叶海滨[7]等运用白头翁汤防治放射性直肠炎 43 例，也取得很好疗效。

【按】辨证要点：热痢下重、腹痛者。白头翁汤为清热剂，具有清热解毒、凉血止痢之功效，主治热毒痢疾。方中白头翁清热解毒，凉血止痢，为主药；黄连、黄柏清热燥湿，泻火解毒，为辅药；秦皮凉血解毒，又能收涩止痢，为佐药。四药合用，共奏清热解毒、凉血止痢之效。临床常用于治疗阿米巴痢疾，细菌性痢疾等病毒偏盛者。若外有表邪，恶寒发热者，加葛根、连翘、金银花以透表解热；里急后重较甚，加木香、槟榔、枳壳以调气；脓血多者，加赤芍、丹皮、地榆以凉血和血；夹有食滞者，加焦山楂、枳实以消食导滞；用于阿米巴痢疾，配合吞服鸦胆子（桂圆肉包裹），疗效更佳。

参考文献

［1］余日霞. 白头翁汤治疗细菌性痢疾的观察与护理［J］. 长春中医药大学学报，2009，25（2）：285.

［2］张学毅. 加减白头翁汤灌肠治疗慢性非特异性溃疡性结肠炎 20 例［J］. 吉林中医药，1983（2）：25.

［3］龙海波. 加味白头翁汤治疗溃疡性结肠炎 30 例临床观察［D］. 重庆医科大学，2017：1 – 38.

［4］郭莉杰. 白头翁汤加味治疗溃疡性结肠炎 30 例疗效观察［J］. 心理医生，2018，24（8）：102 – 103.

［5］张炳群. 白头翁汤联合针灸治疗溃疡性结肠炎 29 例观察［J］. 实用中医药杂志，2015，31（2）：92 – 93.

［6］方嘉华. 保留灌肠和白头翁汤联用治疗宫颈癌放疗所致放射性直肠炎［J］. 安徽医学，2006，27（4）：316.

［7］叶海滨，汪德文. 白头翁汤防治放射性直肠炎43例［J］. 河南中医，2007，27（1）：55.

第三章 表里双解经方

一、乌头桂枝汤

【组成】乌头。

【用法】上一味，以蜜二斤，煎减半，去滓，以桂枝汤五合解之，令得一升后，初服二合；不知，即服三合；又不知，复加至五合。其知者，如醉状，得吐者为中病。桂枝汤方：桂枝三两（去皮），芍药三两，甘草二两（炙），生姜三两，大枣十二枚。上五味，锉，以水七升，微火煮取三升，去滓。

【功用】破阴逐寒，调合营卫。

【主治】寒疝，腹中痛，逆冷，手足不仁，身疼痛。

【原文】寒疝，腹中痛，逆冷，手足不仁，若身疼痛，灸刺诸药不能治，抵当乌头桂枝汤主之。（《金匮要略·腹满寒疝宿食病脉证治第十》）

【运用】

1. 慢性结肠炎　张辉[1]运用乌头桂枝汤加味治疗慢性结肠炎。选择 56 例患者为研究对象。药物组成：制川乌 15g，桂枝 10g，白芍 10g，炙甘草 6g 大枣 5 枚，白术 12g，茯苓 15g，木香 6g，公丁香 6g，干姜 6g，葛根 10g。脓血便明显者，加白头翁、蒲公英；湿热盛者，加黄芩、黄连；水泻不止者，桂枝改肉桂，再加炒肉蔻。最后以香砂六君子汤善后调理。用开水 800mL 先煎制川乌 1.5 小时，再入余药煎煮半小时，煎成 200mL，分两次温服，日 1 剂，10 天为 1 疗程。结果治愈 37 例，好转 17 例，总有效率 96.43%。

2. 类风湿关节炎　周丽娜[2]运用乌头桂枝汤治疗类风湿关节炎。选择 109 例患者为研究对象，随机分为治疗组 79 例，对照组 30 例。对照组采用常规西药治疗。口服萘普生 0.25 ~ 0.5g，每日两次。治疗组口服乌头桂枝汤，每日 1 剂，分早晚两次服。乌头桂枝汤组成：制川乌 9g、桂枝 12g，白芍 12g，炙甘草 6g，红枣 10g，生姜 6g，水煎服。1 个月为 1 个疗程，两组治疗后各项指标均趋于正常。孙晨[3]应用乌头桂枝汤加减治疗类风湿关节炎也取得了很好疗效。

3. 嵌顿痔　邓艳霞[4]运用乌头桂枝汤熏洗治疗嵌顿痔。选择嵌顿痔患者

47

43 例。方药组成：川乌 25g，桂枝 45g，白芍 45g，甘草 30g，生姜 30g，大枣 7 枚（掰开），蜂蜜 30g。上七味加水 4000mL，微火煮沸 30 分钟，不去渣，备用。上药乘热熏蒸肛门，温时坐浴或蘸取药液洗敷患处，同时轻轻向上托按痔核，以患者能耐受为度。每次 30 分钟，2～4 小时 1 次。每日 1 剂，再用时再加温。治疗结果，以患者主观症状疼痛、肿胀、下坠消失，痔核回复或基本回复为治愈标准。43 例全部治愈。

【按】辨证要点：睾丸冷痛，腹中痛，逆冷，手足不仁，身疼痛。又名抵当乌头桂枝汤、桂枝汤加乌头汤、乌头汤、桂枝乌头汤、大乌头桂枝汤。乌头桂枝汤适于寒疝兼表证。方中乌头破阴回阳，温经散寒；桂枝汤调和营卫，温内攘外；重用蜂蜜以缓乌头之毒性。诸药合之，共奏破阴逐寒、调和营卫之功。《医略六书》：寒邪外束，营血不能统运于经府之间，故身腹疼痛，寒疝厥冷不仁焉。乌头祛风逐冷，治疝除痹；白蜜润燥益虚，缓中止痛；加入桂枝、白芍以调和内外。务使寒邪外解则营气内和，而阳得敷于肢体，何思逆冷不仁，身腹疼痛之不除哉。

参考文献

[1] 张辉. 乌头桂枝汤加味治疗慢性结肠炎 56 例 [C]. 全国第三届继承老中医经验研讨会第四届全国中青年中医学术研讨会论文集. 北京：中国中医药学会，1999：142 – 143.

[2] 周丽娜. 乌头桂枝汤对类风湿关节炎镇痛机制的研究 [J]. 中国药业，2000，9 (6)：11 – 12.

[3] 孙晨. 应用乌头桂枝汤加减治疗痛痹 50 例 [J]. 中国保健营养（上旬刊），2013 (11)：6766 – 6766.

[4] 邓艳霞. 乌头桂枝汤熏洗治疗嵌顿痔 43 例 [J]. 中医外治杂志，2008，17 (3)：20 – 21.

二、大青龙汤

【组成】麻黄六两（去节），桂枝二两（去皮），甘草二两（炙），杏仁四十枚（去皮尖），生姜三两（切），大枣十枚（掰），石膏如鸡子大（碎）。

【用法】上七味，以水九升，先煮麻黄，减二升，去上沫，内诸药，煮取三升，去滓，温服一升，取微似汗。汗出多者，温粉粉之。一服汗者，停后服。若复服，汗多亡阳，遂虚，恶风烦躁，不得眠也。

【功用】发汗解表，清热除烦。

【主治】外感风寒，兼有里热，恶寒发热，身疼痛，无汗烦躁，脉浮紧。

亦治溢饮，见上述症状而兼喘咳面浮者。

【原文】太阳中风，脉浮紧，发热恶寒，身疼痛，不汗出而烦躁者，大青龙汤主之。若脉微弱，汗出恶风者，不可服之。服之则厥逆，筋惕肉瞤，此为逆也。（《伤寒论》第38条）

伤寒，脉浮缓，身不疼，但重，乍有轻时，无少阴证者，大青龙汤发之。（《伤寒论》第39条）

病溢饮者，当发其汗，大青龙汤主之；小青龙汤亦主之。（《金匮要略·痰饮咳嗽病脉证并治第十二》）

【运用】

1. 流感发热 许健[1]应用大青龙汤治疗流感发热。选择52例患者，随机分为治疗组32例，对照组20例。治疗组应用大青龙汤，炙麻黄10g，桂枝10g，石膏30g，杏仁12g，炙甘草6g，生姜3片，大枣10枚。石膏打碎先煎10分钟，然后纳诸药武火煎5分钟，取汁约400mL，分早晚两次温服，每日1剂。对照组应用速效伤风胶囊、吗啉胍治疗。结果显示，大青龙汤治疗流感发热疗效显著，优于西药。杨雅敬[2]应用大青龙汤治疗小儿外寒内热型感冒，选取56例外寒内热型感冒的小儿，在感冒初期单纯服用大青龙汤。结果90%以上外寒内热型感冒的小儿感冒均痊愈，表明大青龙汤口服对治疗小儿外寒内热型感冒有准确可靠的疗效，能够在早期有效的治疗感冒，并提高患者免疫力。其方法简便，可以广泛应用于临床。郑晓娟[3]运用大青龙汤加减治疗小儿外感高热，选择100例患儿为研究对象，随机分为两组。对照组口服小儿氨酚黄那敏颗粒，观察组给予大青龙汤加减治疗，结果观察组总有效率为98%，对照组为84%，提示大青龙汤加减治疗小儿外感高热安全高效，退热快。

2. 哮喘 程斌[4]等运用大青龙汤加味治疗哮喘。将90例患者随机分为治疗组60例，对照组30例。治疗组口服大青龙汤加味，每次200mL，每日3次。对照组服用喘克宁片，每次4片，每日4次，两组疗程均为7天。服药期间不使用其他治疗药物及糖皮质激素，可吸氧和酌情补液。结果治疗组在中医证候、喘息症状、哮鸣音方面与对照组比较无显著性差异，表明大青龙汤治疗支气管哮喘疗效确切，未发现不良反应。周莲红[5]运用大青龙汤治疗小儿哮喘，将70例患儿随机分为治疗组和对照组，每组35例。治疗组口服大青龙汤治疗，药物组成：麻黄12g，桂枝6g，炙甘草6g，苦杏仁6g，生姜9g，大枣10枚，石膏20g。水煎服，日1剂，分早、中、晚3次服。根据患儿年龄，每次 1/4～1/3 剂。咳嗽、发热严重者，加金银花 2g，连翘 3g，枇杷叶 5g；咳痰较多，加葶苈子 6g，苏子 25g。对照组雾化吸入万托林和普米克治疗，疗程结束后，比较两组的临床效果和住院天数。结果显示，治疗组的总有效率为 88.57%，显著高于对照组的 54.29%，且住院天数明显缩短。

钟章炼[6]等运用大青龙汤加西药治疗支气管哮喘急性发作也取得了很好疗效。

3. 空调病 张洪林[7]等应用大青龙汤治疗空调病。王某，男，20 岁，周身酸痛，无汗半个月。半月前在烈日下踢足球后汗出，回家即在空调环境中休息，当晚出现恶寒发热，无汗，体温高达 39℃，于当地诊所静滴抗生素等，体温降至正常。此后，无论天气怎样炎热及活动均无汗出，但觉周身酸痛，烦热，体温正常。舌质红，苔薄黄，脉浮紧稍滑。辨证为风寒束表，阳郁烦躁。方选大青龙汤。麻黄 12g，杏仁、生姜各 10g，生石膏 30g，桂枝、炙甘草各 6g，大枣 10 枚。日 1 剂，水煎，分早晚两次温服。二诊：两剂后汗出，周身顿觉清爽。遂后止服。

4. 寒冷性荨麻疹 茅国荣[8]运用大青龙汤治疗寒冷性荨麻疹。选择 64 例患者为研究对象，就诊前 4 周内均未使用过糖皮质激素。采用大青龙汤化裁：麻黄 18g，桂枝、炙甘草各 6g，杏仁 12g，生姜 9g，大枣 10g，石膏 60g。红斑为主，加丹皮、槐米各 10g；水肿明显，加苍术、桑白皮各 10g；痒甚，加蝉衣、防风各 10g；气虚，加生黄芪、白术各 10g；血虚，加当归 10g；血瘀，加赤芍 10g。日 1 剂，水煎，分早晚两次口服，两周为 1 个疗程，连服两个疗程。1 个疗程后，治愈 38 例，好转 20 例，总有效率 90.06%。

孙治安[9]等、杜明雪[10]运用大青龙汤治疗荨麻疹也取得了很好疗效。

5. 痤疮 武进赟[11]运用大青龙汤配合必麦森外用治疗痤疮。选择痤疮患者 168 例，均具有典型皮损，皮损数目多少不一，主要分布在面部和前额部。就诊前两周内患者未接受过任何治疗。随机分为联合治疗组 90 例，对照组 78 例。治疗组采用大青龙汤：麻黄 20g，桂枝、杏仁、甘草、生姜各 10g，大枣 30g，生石膏 50g。每天 1 剂，水煎，分两次服。2 剂后，汗出较多，改用桂枝茯苓丸原方：桂枝、茯苓、丹皮、白芍、桃仁各 20g。每天 1 剂，连服 4 周。同时局部外用必麦森凝胶，每日早晚各 1 次，涂前先用带有硫黄的热肥皂水彻底清洗皮肤，待干后将少许药物涂于患处。对照组只涂用必麦森凝胶，方法同上。4 周治疗期间，两组均不采用其他药物。分别记录治疗前及治疗第 4 周末面部和前额部各型皮损，评价两组疗效。平均治疗 4 个月后，联合治疗组痊愈 40 例，显效 39 例，有效 7 例，总有效率 87.8%；对照组痊愈 33 例，显效 26 例，有效 12 例，总有效率 75.6%。

【按】辨证要点：桂枝扬证、越婢汤证并见者。本方即麻黄汤重用麻黄，加石膏、生姜、大枣而成。方中麻黄汤重用麻黄加生姜，辛温发汗，以散风寒；石膏辛寒，以清里热；大枣和中，以资汗源。药后以汗出邪解取效，犹如龙升雨降，郁热顿除，故仲景喻以大青龙而命方名。主治外感风寒，兼有里热，恶寒发热，身疼痛，无汗烦躁，脉浮紧；亦治溢饮，见上述症状而兼喘咳面浮者。临床常用于流感、暑热、急性肾炎、瘾疹、小儿夏季外感高热。

参考文献

[1] 许健. 大青龙汤治疗流感发热临床观察 [J]. 长春中医学院学报，2001，17 (2)：29 – 30.

[2] 杨雅敬. 大青龙汤对小儿外寒内热型感冒的临床疗效观察 [J]. 健康前沿，2018，27 (5)：174.

[3] 郑晓娟. 大青龙汤加减治疗小儿外感高热的疗效分析 [J]. 首都食品与医药，2018，25 (18)：173.

[4] 程斌，李朝敏. 大青龙汤加味治疗支气管哮喘的临床观察 [J]. 内蒙古中医药，2009，28 (7)：2 – 3.

[5] 周莲红. 中药治疗小儿哮喘临床研究 [J]. 亚太传统医药，2015，11 (8)：83 – 84.

[6] 钟章炼，梁锐记. 中西医结合治疗支气管哮喘急性发作 60 例临床观察 [J]. 中国民族民间医药，2018，27 (7)：75 – 76.

[7] 张洪林，胡宸韶. 大青龙汤治疗空调病 1 则 [J]. 山西中医，2011，27 (12)：56.

[8] 茅国荣. 从溢饮论治寒冷性荨麻疹 64 例 [J]. 江西中医药，2013，44 (1)：33 – 34.

[9] 孙治安，李相中. 经方治疗荨麻疹浅见 [J]. 中医学报，2013，28 (1)：35 – 36.

[10] 杜明雪，李忻红.《金匮要略》中经方在荨麻疹治疗上的应用 [J]. 云南中医中药杂志，2016，37 (5)：92 – 93.

[11] 武进赟. 中药内服配合必麦森外用治疗痤疮 90 例 [J]. 陕西中医，2002，23 (12)：1065.

三、小青龙汤

【组成】麻黄（去节），芍药、细辛、干姜、甘草（炙）、桂枝（去皮）

各三两，五味子半升，半夏半升（洗）。

【用法】上八味，以水一斗，先煮麻黄减二升，去上沫，内诸药，煮取三升，去滓，温服一升。

【功用】解表蠲饮，止咳平喘。

【主治】外寒里饮证。恶寒发热，头身疼痛，无汗，喘咳，痰涎清稀而量多，胸痞，或干呕，或痰饮喘咳，不得平卧，或身体疼重，头面四肢浮肿，舌苔白滑，脉浮。

【原文】伤寒表不解，心下有水气，干呕，发热而咳，或渴，或利，或噎，或小便不利、少腹满，或喘者，小青龙汤主之。（《伤寒论》第40条）

伤寒，心下有水气，咳而微喘，发热不渴。服汤已，渴者，此寒去欲解也。小青龙汤主之。（《伤寒论》第41条）

病溢饮者，当发其汗，大青龙汤主之，小青龙汤亦主之。（《金匮要略·痰饮咳嗽病脉证并治第十二》）

咳逆倚息不得卧，小青龙汤主之。（《金匮要略·痰饮咳嗽病脉证并治第十二》）

妇人吐涎沫，医反下之，心下即痞，当先治其吐涎沫，小青龙汤主之。（《金匮要略·妇人杂病脉证并治第二十二》）

【运用】

1. **支气管哮喘**　徐开妍[1]运用小青龙汤治疗支气管哮喘发作期，将患者分为观察组和对照组。对照组采取沙美特罗氟替卡松粉吸剂治疗，观察组则采取沙美特罗氟替卡松粉吸剂联合小青龙汤治疗。比较两组疗效，随访哮喘发作次数，治疗前后患者外周血嗜酸粒细胞计数、血清白三烯、肺功能 PEF 以及 FEV1，不良反应。结果观察组疗效较高，观察组随访哮喘发作次数减少，治疗前两组外周血嗜酸粒细胞计数、血清白三烯、肺功能 PEF 及 FEV_1 接近，治疗后观察组外周血嗜酸粒细胞计数、血清白三烯、肺功能 PEF 及 FEV_1 改善的程度更明显。表明沙美特罗氟替卡松粉吸剂联合小青龙汤治疗支气管哮喘发作期的疗效好，可有效改善外周血嗜酸粒细胞计数、血清白三烯、肺功能 PEF 及 FEV_1。

蒙凤贞[2]等运用小青龙汤治疗支气管哮喘也取得很好疗效。

2. **感染后咳嗽**　李彬彬[3]运用小青龙汤加减治疗感染后咳嗽。选择84例感染后咳嗽患者，随机分为研究组（42例）和对照组（42例）。对照组采用常规西药治疗，研究组给予小青龙汤加减治疗，比较两组治疗疗效。结果研究组总有效率为92.86%，高于对照组；研究组咳嗽、胸闷、咳痰、喘息、咽痒、咽干明显好转，不良反应发生率低于对照组，复发率也明显低于对照组。表明小青龙汤加减治疗感染后咳嗽疗效确切，可有效提升治疗效果，改善患者临床症状，且不良反应少，复发率低。

3. 肺胀（慢阻肺） 毕春和[4]等运用小青龙汤加减治疗肺胀（慢阻肺），将慢阻肺肺气虚寒证66例患者随机分为对照组和治疗组。对照组采用西医规范治疗，治疗组在西医规范治疗的基础上加服小青龙汤合三子养亲汤加减治疗，观察治疗前后临床疗效与肺功能改善情况，并进行组间比较。结果显示，小青龙汤合三子养亲汤加减治疗能迅速缓解临床症状，缩短疗程，改善肺功能，提高慢阻肺缓解率。

4. 幽门不全性梗阻 王新昌[5]运用小青龙汤治疗幽门不全性梗阻。赵某，男，48岁。半年来常饭后2～3小时呕吐稀涎，夹杂食物残渣，遇寒加重，时发时止，伴脘腹闷胀、嗳气纳呆、消瘦乏力、头晕心悸，舌质淡红，苔白稍腻，脉沉细。经X线钡透，诊为幽门不全性梗阻。证属寒饮互结，阻于中焦。治宜温阳化饮。处方：桂枝9g，白芍12g，甘草6g，干姜8g，麻黄6g，细辛3g，半夏15g，五味子9g，枳壳12g，厚朴12g。水煎服。3剂后呕吐基本消失，但腹胀明显，上方加莱菔子30g，砂仁6g，莲子3g。水煎服。6剂后诸症尽愈，随访1年，未再复发。

5. 慢性肥厚性胃炎 王新昌[5]运用小青龙汤治疗慢性肥厚性胃炎。李某，男，28岁。脘腹胀满，夜间尤甚1周，伴嗳气乏力、四肢困重，舌质淡红，苔白滑，脉濡缓。胃镜检查未发现出血、溃疡及占位性病变。诊为慢性肥厚性胃炎。证属湿阻中阳，脾失健运。治当温阳健脾，除湿宽中。处方：小青龙汤加大腹皮、厚朴各9g，炒莱菔子15g，苏梗、枳壳各10g。水煎服。服3g剂后腹胀减轻。守方再进6剂，诸症悉平，经X线胃肠钡餐透视，未见异常。

【按】 辨证要点：外邪里饮而致咳喘者。方中麻黄、桂枝发汗解表，宣肺平喘；芍药配桂枝调和营卫；干姜、细辛温肺化饮；五味子酸甘敛肺；半夏化痰降逆；甘草和中。八药相配，共奏解表蠲饮、止咳平喘之效。临床用于治疗慢性阻塞性肺疾病、支气管哮喘、急性支气管炎、肺炎、百日咳、过敏性鼻炎、卡他性眼炎、卡他性中耳炎等属于外寒里饮证者。因本方多温燥之品，故阴虚干咳无痰或痰热证者，不宜使用。

参考文献

[1] 徐开妍. 小青龙汤治疗支气管哮喘发作期的临床疗效和安全性分析［J］. 世界最

新医学信息文摘，2019（21）：142－143.

［2］蒙凤贞，戴晖，吴梓春．小青龙汤治疗支气管哮喘的效果观察［J］．临床合理用药杂志，2019，12（7）：55－56.

［3］李彬彬．小青龙汤加减治疗感染后咳嗽临床观察［J］．光明中医，2019，34（3）：403－405.

［4］毕春和，康有周．小青龙汤合三子养亲汤加减治疗肺胀（慢阻肺）56例疗效观察［J］．内蒙古中医药，2019，38（01）：11－12.

［5］王新昌．小青龙汤临床举验［J］．河南中医，1987（5）：45.

四、越婢汤

【组成】麻黄六两，石膏半斤，生姜三两，甘草二两，大枣十五枚。

【用法】上五味，以水六升，先煮麻黄，去上沫，内诸药，煮取三升，分温三服。恶风者，加附子一枚（炮）。风水，加术四两。

【功用】宣肺散水，清泄郁热。

【主治】风水证。症见发热、恶风寒、一身悉肿、口微渴、骨节疼痛；或身体反重而酸、汗自出；或目窠上微拥即眼睑水肿，如蚕新卧起伏，其颈脉动，按手足肿上陷而不起，脉浮或寸口脉沉滑。

【原文】风水恶风，一身悉肿，脉浮不渴，续自汗出，无大热，越婢汤主之。（《金匮要略·水气病脉证并治第十四》）

【运用】

1. **类风湿关节炎** 李晶晶[1]等运用越婢汤加减治疗类风湿关节炎。选择40例符合寒热错杂证患者，治疗组20例，以甲氨蝶呤片＋双氯芬酸钠＋越婢汤加减治疗；对照组20例，以甲氨蝶呤片＋双氯芬酸钠治疗，疗程均为两个月。结果治疗组总有效率为95%，高于对照组的75%。结论：中药越婢汤加减结合西药治疗类风湿关节炎寒热错杂证较单纯西药治疗在改善症状等方面效过更明显，在控制疾病活动的炎性指标方面亦有确切疗效，没有明显毒副作用。

2. **急性肾小球肾炎** 王明五[2]等运用越婢汤加减治疗急性肾小球肾炎。史某，男，8岁。1个月前，继感冒高热数日后，全身出现浮肿。某医院诊为急性肾小球肾炎。服西药治疗半月余不效。诊见头面四肢高度浮肿，眼睑肿势尤甚，形如卧蚕，发热汗出，恶风口渴，咳嗽气短，心烦溲赤，舌质红，苔薄黄，脉浮数。体温39.5℃。证属风水泛滥，壅遏肌肤。治宜宣肺解表，通调水道。方用越婢汤加味。处方：麻黄10g，生石膏20g，炙甘草6g，生姜

4 片，大枣 4 枚，杏仁 10g。煎服 1 剂后浮肿见消，咳嗽大减，仍汗出恶风，体温 38.5℃，尿蛋白（＋＋），未见红细胞及管型，舌苔转白，脉象浮缓。原方加苍术 8g，3 剂后热退肿消，诸症悉除，尿检查正常，遂停药。追访年余，未复发。

3. **阴痒糜烂症** 吕延亭[3]运用越婢汤加减治疗阴痒糜烂症。殷某，女，37 岁。两月来晨起面目浮肿，白带量多，阴痒灼痛。妇科检查：两侧阴唇内充血糜烂，周围有搔痕，宫颈光滑，白带量多，诊断为阴痒糜烂症。诊其脉浮大有力，舌质红，苔薄白，并兼身热微咳，自汗出，小便不利。证属风寒外束，迫热内炽，热毒内攻下注。处方：麻黄、山药、甘草、桑白皮各 10g，石膏、生黄芪各 30g，萆薢、赤芍各 12g，白鲜皮 15g，生姜 3 片，大枣 5 枚水煎。服 12 剂后，诸症消失，随访年余未复发。

4. **慢性支气管炎** 吕延亭[3]运用越婢汤加减治疗慢性支气管炎。张某，男，58 岁。5 年前感寒后患咳喘，至今不愈，每因天气严寒或劳累咳喘加重。近日气温骤降，受寒复发，昼夜咳喘，气急抬肩，不能平卧，喉中痰鸣，形寒恶风，手足欠温，面色㿠白，体瘦纳呆，舌苔白腻，脉浮。证属外寒束表，脾肺两虚，痰饮停滞。治宜温阳健脾，宣肺化饮。处方：麻黄 10g，石膏 20g，甘草、桂枝、白术、苏子、白芥子、紫苏、桔梗、桑白皮各 10g，生姜 3 片、大枣 2 枚为引。煎服 6 剂后咳喘减轻。续用上方加减服 24 剂，诸症渐消。后以六君子汤加减合补中益气丸调治 3 月余，随访数月未复发。

5. **癃闭** 吕延亭[3]运用越婢汤加减治疗癃闭。石某，男，71 岁。5 天前小便滴沥不畅，尿细如线，时感少腹胀满隐痛，诊为老年性前列腺炎，用抗生素及利尿药未瘥。诊其脉弦紧有力，舌尖红苔白，证属肺失宣降，水道不利。治宜宣通肺气，通利水道。处方：麻黄、桂枝、桑皮、杏仁各 10g，甘草 5g，石膏 50g，生姜 3 片，大枣 7 枚。水煎服，3 剂尽，小便通利。续进 3 剂，诸症皆除。

【按】辨证要点：周身浮肿、脉浮、恶风者有汗。风水相搏，为风邪外袭，肺卫失宣，水湿泛溢肌肤，以突起头面浮肿及卫表症状为主要表现的证候。常见于水肿。风为阳邪，上先受之，风水相搏，故水肿起于眼睑头面，继而遍及全身。方中麻黄发汗宣肺利水，用为主药。配石膏清泄郁热；配生姜宣散水气，配甘草、大枣补脾安中。风水而有郁热之证，用之适宜。若水湿过盛，再加白术健脾渗湿；若汗多伤阳，恶风不止，可加附子温经复阳止汗。现代临床常用于治疗急性肾炎、流行性出血热（发作期）、肾炎初期、慢性肾炎急性发作、不明原因之水肿、过敏性皮肤病等属肺胃郁热类疾病。

参考文献

［1］李晶晶，高忠恩．越婢汤加减治疗类风湿关节炎寒热错杂证临床研究［J］．辽宁中医杂志，2013，40（6）：1143－1145.

［2］王明五，张永刚．经方治疗风水［J］．北京中医杂志，1985（5）：20.

［3］吕延亭．越婢汤临床应用举隅［J］．陕西中医，1987（12）：552.

五、越婢加术汤

【组成】麻黄六两，石膏半斤，生姜二两，甘草二两，白术四两，大枣十五枚。

【用法】上六味，以水六升，先煮麻黄，去上沫，内诸药，煮取三升，分温三服。恶风加附子一枚，炮。

【功用】发越水气，健脾利湿。

【主治】水肿之皮水。症见一身面目悉肿，发热恶风，小便不利，苔白，脉沉者。

【原文】治肉极热，则身体津脱，腠理开，汗大泄，厉风气，下焦脚弱。（《金匮要略·中风历节病脉证并治第五》）

里水者，一身面目黄肿，其脉沉，小便不利，故令病水。假如小便自利，此亡津液，故令渴也。越婢加术汤主之。（《金匮要略·水气病脉证并治第十四》）

里水，越婢加术汤主之；甘草麻黄汤亦主之。（《金匮要略·水气病脉证并治第十四》）

【运用】

1. **慢性阻塞性肺疾病** 龚年金[1]等运用越婢加术汤加减治疗急性加重期慢性阻塞性肺疾病。将70例患者随机分为观察组和对照组，每组35例。对照组予以常规治疗，观察组在此基础上加以越婢加术汤治疗。比较两组的肺功能、血气分析及炎性因子水平等，以及临床疗效和并发症。结果观察组的有效率为91.43%，高于对照组的71.43%。

2. **风湿热痹** 佟国莲[2]等运用越婢加术汤治疗风湿热痹。选取52例患者采用越婢加术汤治疗，分析其治疗效果。结果总有效率为94.23%。结论：越婢加术汤用于风湿热痹治疗临床效果显著。钱大霖[3]等运用越婢加术汤治疗热痹，选择36例患者，在常规西医治疗的基础上应用越婢加术汤治疗。结果发热症状消退和消失者 34 例，有效率 94%；肌肉酸胀、关节红肿痛症状消退和明显好转 30 例，有效率 83%；苔黄、脉数及其他热痹征象好转 30 例，有效率 83%。结论：越婢加术汤疏风泄热，健脾除湿，发汗利水作用明显，是治疗热痹的有效良方。

3. 急性肾小球肾炎 王晓杰[4]运用越婢加术汤治疗急性肾小球肾炎。选择 56 例患者为研究对象。方药：麻黄 10g，徐长卿 15g，玉米须 35g（鲜品），生石膏 20g，生姜 15g，大枣 15g，炙甘草 6g，白术 15g。每日 1 剂，小儿剂量酌减。7 天为 1 个疗程，至少 2～3 个疗程。结果临床治愈 38 例，好转 14 例，总有效率 92.86%。

唐桂军[5]等运用越婢加术汤合防己黄芪汤治疗急性肾小球肾炎，选择 40 例患者为研究对象，结果临床痊愈 10 例，显效 19 例，有效 8 例。

杨光成[6]运用越婢加术汤治疗小儿急性肾炎 65 例也取得了很好疗效。

4. 眼睑水肿 梁金波[7]等运用越婢加术汤治疗眼睑水肿。李某，男，49 岁。双眼睑水肿 10 余日。现双眼睑水肿，咽略干，无口渴。查体，咽部轻度充血，双下肢不肿，舌红，苔薄黄，脉浮数。尿常规（－），心电图正常。辨证为风热外袭，水津外溢。予以越婢加术汤加减。药物组成：生麻黄 7g，生石膏 20g（先煎），炒白术 12g，连翘 20g，竹叶 8g，泽泻 6g，茯苓 10g，桔梗 10g，防风 7g，炙甘草 6g，生姜 5 片，大枣 5 枚（掰）。日 1 剂，水煎取汁 300mL，早、中、晚饭后分服。两剂服完，眼睑水肿消退，嘱其再服两剂以巩固，患者自觉好转，未再服药。3 日后眼睑水肿再发，又以前方续进 3 剂而愈，随访 1 年未再发作。

【按】辨证要点：越婢加术汤用于越婢汤方症见小便不利或湿痹痛者。方中麻黄配生姜宣散水湿，配石膏清肺胃郁热，甘草、大枣补中益气，加白术健脾除湿，表里同治。诸药相配，共奏发越水气、健脾利湿之功。本方乃越婢汤加白术而成。白术乃脾家正药，健脾化湿是其专长，与麻黄相伍，能外散内利，祛一身皮里之水。方以越婢汤发散其表，白术治其里，使风邪从皮毛而散，水湿从小便而利。

参考文献

[1] 龚年金，梁欢. 越婢加术汤加减治疗急性加重期慢性阻塞性肺疾病临床研究 [J]. 中医学报，2017，32（9）：1609-1612.

[2] 佟国莲，赵虹. 越婢加术汤治疗风湿热痹的疗效观察 [J]. 临床医药文献电子杂志，2017，4（9）：1721.

[3] 钱大霖，陈正平. 越婢加术汤治疗热痹的临床体会 [J]. 中医药信息，2014，31

（4）：158．

［4］王晓杰．越婢加术汤加味治疗急性肾小球肾炎临床分析［J］．中外医疗，2010，29（26）：120．

［5］唐桂军，郭泉滢，余学庆．越婢加术汤和防己茯苓汤加减治疗急性肾小球肾炎40例［J］．河南中医，2000（4）：23－24．

［6］杨光成．越婢加术汤治疗小儿急性肾炎65例［J］．福建中医药，2001（4）：53．

［7］梁金波，胡连军．越婢加术汤加减治疗眼睑水肿体会［J］．河北中医，2006（10）：764．

六、麻黄连轺赤小豆汤

【组成】麻黄二两（去节），连轺二两（连翘根），杏仁四十个（去皮尖），赤小豆一升，大枣十二枚（掰），生梓白皮一升（切），生姜二两（切），甘草二两（炙）。

【用法】上八味，以潦水一斗，先煮麻黄再沸，去上沫，内诸药，煮取三升，去滓。分温三服，半日服尽。

【功用】解表散邪，清利湿热。

【主治】阳黄兼表证。发热恶寒，无汗身痒，周身黄染如橘色，脉浮滑。

【原文】伤寒，瘀热在里，身必黄，麻黄连轺赤小豆汤主之。（《伤寒论》第262条）

【运用】

1. 顽固性银屑病 张晓忠[1]等运用麻黄连轺赤小豆汤治疗顽固性银屑病。患者，男，57岁，全身散在红斑，上覆白屑30余年，皮肤干燥。症见全身散在红斑，上覆银屑，舌质红，苔黄，脉滑数，薄膜现象（＋），筛状出血点（＋）。西医诊断银屑病。中医诊断：白疕（瘀热证）。治则：清热解毒凉血，以麻黄连轺赤小豆汤加减。处方：生麻黄5g，连翘15g，赤小豆15g，苦杏仁15g，生姜15g，大枣5枚，甘草片20g，青黛15g（包煎），黄芩片15g，蒲公英15g，水煎服。治疗4月余，患者皮肤红斑、银屑、色素脱失斑消失，皮肤恢复正常。

2. 水痘 钱松林[2]运用麻黄连轺赤小豆汤加减治疗水痘。采用《伤寒论》方加减治疗23例。麻黄1.5g，甘草1.5g，连翘4.5g，紫草4.5g，生桑白4.5g，杏仁3g，银花藤10g，赤小豆9g。每日1剂，水煎，分早、晚各1次服。治疗期间停用其他药物。结果表明，麻黄连轺赤小豆汤治疗水痘疗效显著。

3. **黄疸伴皮疹** 魏千里[3] 运用麻黄连轺赤小豆汤治疗黄疸伴皮疹。张某，女，16 岁。初起全身乏力，右胁胀闷时痛，继而出现目黄，小便黄赤。诊见患者额及胸部皮疹色红，高出皮肤，压之退色，舌红苔腻，两脉俱弦。用麻黄连翘赤小豆汤加大黄、赤芍、丹皮、龙胆草、土茯苓。连进 10 余剂，目黄尽退，苔腻化薄，皮疹消失。遂改用泻肝调肝兼清余邪，选药如丹参、鸡血藤、黄精、当归、白芍、石斛、郁金、龙胆草、薏苡仁、焦山楂等，前后调理 40 余日，肝功恢复正常。

4. **肝肾综合征** 邓以林[4] 运用麻黄连轺赤小豆汤治疗肝肾综合征。邵某，女，42 岁。发热，巩膜及皮肤黄染，头面浮肿，当地作急性黄疸型肝炎治疗 7 天不效。邀中医会诊。诊见发热（体温 40.5℃），微恶寒，无汗，目黄身黄，形体浮肿，按之深陷，脘腹胀满，纳食甚少，疲倦，嗜睡，小便短黄，尿量 320mL/24h，舌苔白滑，脉象沉濡。证系寒邪外束，脾胃湿热，熏蒸肝胆所致。治宜宣通表里，清利湿热。用麻黄连翘赤小豆汤加减：麻黄、大枣各 9g，连翘 15g，杏仁、桑白皮各 12g，茯苓皮、赤小豆、茵陈各 30g，生姜 6g，甘草 3g。水煎服。停服西药及利尿药。两剂后，身热渐退。原方麻黄加至 12g，继进 9 剂，诸症均减，周身微微汗出，小便淡黄，尿量 1880mL/24h。继服 15 剂，黄疸、水肿、发热悉蠲，复查肝功能、尿常规、非蛋白氮均已正常。后用调理脾胃之剂巩固疗效。9 年后随访，身体健康。

【**按**】辨证要点：表实无汗或身黄、目黄或身痒者。本方是为湿热郁蒸发黄兼有表邪者而设。方中麻黄、杏仁宣肺气以散外邪；连轺、赤小豆、梓白皮清热利湿；姜、枣、草辛甘相合，调和脾胃，合之有宣散表邪、清利湿热之功。临床用于以皮肤瘙痒、水疱、糜烂、渗出等为特征的皮肤科疾病，如荨麻疹、急性湿疹、红皮病、脂溢性皮炎、寻常性痤疮、水痘、玫瑰糠疹、病毒性疱疹、过敏性皮炎、汗腺闭塞证、皮肤瘙痒症、狐臭等，也可用于以发热、水肿为表现的泌尿系疾病，如急慢性肾小球肾炎、肾盂肾炎、尿毒症、非淋球菌性尿道炎、淋病、膀胱炎等，还可用于急性传染性黄疸型肝炎、重型病毒性肝炎、肝硬化腹水、术后黄疸、胰头癌、妊娠期黄疸等。

参考文献

［1］张晓忠，刘姝．麻黄连轺赤小豆汤治疗顽固性银屑病 1 例［J］．中国民间疗法，2018，26（11）：65.

［2］钱松林．麻黄连轺赤小豆汤加减治疗水痘 23 例［J］．广西中医药，1992（1）：9 - 10.

［3］魏千里．麻黄连轺赤小豆汤应用举隅［J］．辽宁中医杂志，1987（5）：30.

[4] 邓以林. 麻黄连轺赤小豆汤治疗肝肾综合征 [J]. 中医杂志, 1983 (9): 27.

七、葛根黄芩黄连汤

【组成】葛根半斤，甘草二两（炙），黄芩三两，黄连三两。

【用法】上四味，以水八升，先煮葛根，减一升，内诸药，煮取二升，去滓。分温再服。

【功用】表里两解，清热止利。

【主治】外感表证未解，热邪入里，身热，下利臭秽，肛门有灼热感，心下痞，胸脘烦热，喘而汗出，口干而渴，苔黄，脉数。

【原文】太阳病，桂枝证，医反下之，利遂不止。脉促者，表未解也。喘而汗出者，葛根黄芩黄连汤主之。（《伤寒论》第34条）

【运用】

1. 感冒后急性泄泻 程志安[1]等运用葛根黄芩黄连汤治疗感冒后急性泄泻。柳某，女，30岁，因腹泻3天就诊。农忙时节淋雨后感寒，发热，恶寒，身体困重乏力，腹痛，泄泻稀水样便。在村医务所就诊，予以速效伤风胶囊等感冒药以及土霉素等治疗，药后发热、泄泻稀水样便等症状好转。次日下地干活，晚上吃剩饭后再次出现腹痛，多次泄泻，恶寒，服用土霉素等药后症状好转不明显。第3天腹痛腹胀，恶寒，无明显发热，泄泻，排泄物量少，肛门灼热，里急后重感明显，但无明显黏液，嗳气口臭，纳呆，口干口苦，少气乏力，口唇干燥，舌质红、苔黄而厚，脉细数。此乃劳作汗出后淋雨，外感风寒，最易伤卫阳，导致卫阳被郁，因而发热恶寒，身体困重乏力。外感寒湿之邪，侵袭肠胃，导致胃肠升降失常，清浊不分，传导失司，导致腹痛，泄泻稀水样便。予西药后感冒与泄泻症状好转，但此时正气尚未恢复，继续下地劳作，进一步耗伤正气，又加之饮食不洁，导致寒湿入里化热，湿热下注则泄泻，腹痛，里急后重，肛门灼热。湿热阻于中焦，脾胃运化失常，气机升降失司，则脘腹胀满，嗳气口臭，口苦。感冒发汗，反复多次泄泻，耗气伤津，因此少气乏力，口干唇燥。舌质红为热，苔黄而厚为湿热，脉细为气津耗伤，数则为热。中医诊断为泄泻，病机为里热夹表。治以解表清热化湿，方用葛根黄芩黄连汤加减。处方：葛根60g，黄芩15g，黄连9g，甘草6g，因病值暑期，因此加鲜荷叶150g清暑化湿。3剂后患者症状基本好转，但仍然少气纳呆，予以六君子汤加焦三仙（炒麦芽30g，炒谷芽30g，炒六神曲10g）4剂，益气健脾化湿，患者康复。

2. 小儿病毒性肠炎 李恒[2]等运用葛根黄芩黄连汤治疗小儿病毒性肠

炎。选择88例患儿，分为对照组和观察组，每组44例。对照组采用利巴韦林治疗，观察组以葛根黄芩黄连汤治疗，比较两组治疗效果与不良反应。结果表明，葛根黄芩黄连汤治疗小儿病毒性肠炎效果好，且安全。

3. **脂溢性皮炎** 任盈盈[3]运用葛根黄芩黄连汤治疗脂溢性皮炎。将68例患者随机分为对照组和观察组，每组36例。两组均给予联苯苄唑乳膏外涂及自制酮康唑洗剂外洗。对照组在此基础上给予甘草锌颗粒5g，1天2次；复合维生素B片，1次2片，1天两次，口服。治疗组在外用药基础上给予葛根黄芩黄连汤（葛根、黄芩、黄连、甘草、桑叶、槐花、白术、赤芍）加味。两组均每7天复诊1次，连续治疗4周后判定疗效。结果治疗组治愈21例，好转14例，有效率97.2%；对照组治愈6例，好转20例，有效率81.3%。

4. **低蛋白血症腹泻** 高武强[4]运用葛根黄芩黄连汤治疗低蛋白血症腹泻。师某，男，16岁。患者以肾病综合征入院，诊见面色无华，眼眶凹陷，腹胀如鼓，腹部移动性浊音阳性，下肢呈凹陷性浮肿，大便色黄稀水样日9～10次。大便化验：脓球极少，黏液（＋）。小便化验：蛋白（＋＋＋）。舌淡红，苔薄黄干，脉沉细数。诊断为低蛋白血症腹泻。辨证为湿郁化热，湿热蕴结脾胃。治宜清利湿热。处方：葛根、茯苓、连翘各15g，黄连8g，黄芩、大腹皮、车前子（布包煎）、木通各10g，赤小豆、莱菔子各12g，滑石20g，甘草4g。水煎服。药后症状略减，改方为葛根15g，黄连、黄芩、车前子、厚朴、木通各10g，甘草4g，薏苡仁30g，滑石、马齿苋各20g，枳实、莱菔子各10g。煎服3剂，腹泻止而愈。

5. **食物中毒** 高武强[4]运用葛根黄芩黄连汤加味治疗食物中毒。张某，女，40岁。因食酸腐食物，2小时后，出现恶心发热，体温38.9℃，呕吐，腹痛，下坠，腹泻日11次，呈黄色稀水样便，肛门灼热，微汗出，表情淡漠。大便化验：黏液脓球少许。舌淡红，苔微黄腻，脉滑数。经用西药呋喃唑酮等无效。辨证为毒邪内侵，传导失职。治当解毒和中，清热利湿。处方：葛根、滑石各20g，黄芩、黄连、竹茹各10g，甘草4g，薏苡仁、生山楂各30g，马齿苋15g。水煎服。药后肠鸣甚，两小时后解稀糊状便，1剂药服完后泻止病愈。

【按】辨证要点：下利、汗出、不恶寒、脉浮数者。方中葛根解肌表之邪，升津液，起阴气而治下利；黄芩、黄连善清里热而治利；甘草和胃安中，调和诸药。四药配伍，共成表里双解之剂，适用于里热下利而表未解者。可用于治疗西医临床中的痢疾、小儿夏季腹泻、小儿麻痹症等。下利而不发热，脉沉迟或微弱，病属虚寒者，不宜用。忌猪肉、冷水、海藻、菘菜。

参考文献

［1］程志安，唐有谅，胡广兵，等．葛根黄芩黄连汤治疗感冒后急性泄泻临证体悟［J］．新中医，2018，50（1）：182－183.

［2］李恒，崔圣涛，段晓征．葛根黄芩黄连汤对小儿病毒性肠炎的治疗效果观察［J］．中国医药指南，2017，15（22）：188－189.

［3］任盈盈．葛根黄芩黄连汤内服联合西药外用治疗脂溢性皮炎36例［J］．中医研究，2017，30（5）：27－29.

［4］高武强．葛根芩连汤加味治疗急重症泄泻［J］．陕西中医，1986（11）：504.

第四章 治风经方

一、麻黄杏仁薏苡甘草汤

【组成】麻黄（去节）半两（汤泡），甘草一两（炙），薏苡仁半两，杏仁十个（去皮尖，炒）。

【用法】上锉麻豆大，每服四钱匕，水盏半，煮八分，去滓，温服。有微汗，避风。

【功用】祛风化湿，解表止痛。

【主治】风湿一身尽疼，发热，日晡所剧者。

【原文】病者一身尽疼，发热，日晡所剧者，名风湿。此病伤于汗出当风，或久伤取冷所致也。可与麻黄杏仁薏苡甘草汤。（《金匮要略·痓湿暍病脉证第二》）

【运用】

1. **扁平疣** 曹俊[1]运用麻黄杏仁薏苡甘草汤加味治疗多发性扁平疣。选择80例患者为研究对象，所有患者均中医辨证为风湿郁热证为主，采用麻黄杏仁薏苡甘草汤加味：生麻黄、杏仁、木贼、香附各10g，薏苡仁25g，炙甘草、炮山甲各6g。日1剂，水煎，分两次温服，连服30天。结果治愈20例，好转48例，无效12例，总有效率85%。治疗期间均无明显不良反应。随访3年均未复发。

2. **咳嗽** 孙玉信[2]运用麻黄杏仁薏苡仁甘草汤治疗咳嗽。①风湿咳嗽。刘某，男，30岁。咳嗽咽痒1周。身体胖，平时饮酒，咳吐大量白痰，咽痒不痛，口不渴，纳可，眠可，二便调，舌淡胖，苔薄白，脉浮缓。处方：麻黄10g，杏仁10g，薏苡仁30g，防风10g，白前10g，前胡10g，桔梗10g，甘草6g，浙贝母10g，枇杷叶10g，蝉蜕10g。②寒湿咳嗽。朱某，男，9岁。10天前因感冒引发咳嗽，经多番治疗无效就诊。症见咳嗽发热，微恶寒，头痛，流清鼻涕，口渴，口干咽痛，纳差，眠可，二便调，舌质红，苔薄白，脉浮数。处方：麻黄10g，杏仁10g，薏苡仁30g，荆芥10g，前胡10g，白前10g，桔梗10g，甘草6g，桂枝10g，陈皮1g，苍耳子10g，神曲10g。③痰热咳嗽。王某，男，45 岁。咳嗽 4 天，伴胸闷气短，咳黄痰，不易咳出，舌红，苔黄厚，脉弦数。处方：麻黄 6g，杏仁 10g，薏苡仁 30g，桑白皮 10g，地骨皮 10g，前胡 10g，芦根 30g，浙贝母 10g，桃仁 10g，冬瓜仁 10g，桔梗 10g，黄芩 10g，甘草 6g，蝉蜕 10g。④痰湿咳嗽。陈某，女，50 岁。咳嗽 1 月有余。平素喜食肥甘厚味，咳嗽咽痒，咳痰黏稠白色，易咳出，二便调，眠可，舌淡红，苔白厚腻，脉弦滑。处方：麻黄 10g，杏仁 10g，薏苡仁 30g，桔梗 10g，陈皮 10g，前胡 10g，白前 10g，浙贝母 10g，甘草 6g，茯苓 30g，半夏 10g，干姜 10g。⑤湿热咳嗽。刘某，男，63 岁。咳嗽月余。平素喜饮酒抽烟，咳嗽咽痒，咳黄色黏痰，无恶寒发热，纳眠可，二便调，舌质红，苔黄厚腻，脉弦数。处方：麻黄 6g，杏仁 10g，薏苡仁 30g，黄芩 10g，蝉蜕 10g，芦根 30g，前胡 10g，浙贝母 10g，桔梗 10g，甘草 6g，冬瓜仁 15g，全瓜蒌 15g。⑥风热咳嗽。贾某，女，33 岁。咳嗽 1 周，咳少量白痰，发热，咽痒痛，口干渴，纳眠可，二便调，舌质红，苔薄黄，脉数。处方：麻黄 6g，杏仁 10g，薏苡仁 30g，桑白皮 10g，地骨皮 10g，蝉蜕 10g，黄芩 10g，牛蒡子 10g，芦根 30g，桑叶 15g，前胡 10g，浙贝母 10g，桔梗 10g，甘草 6g。上述诸多证型的咳嗽经治疗均收效良好。

3. 皮痹　曹华勋[3] 运用麻黄杏仁薏苡仁甘草汤治疗皮痹。张某，男，31 岁。1 月前因受凉头痛，周身酸痛如束，皮中有如虫行感，时觉寒栗，双上肢散布瘾疹，微痒，口不渴，苔薄白而润，脉缓。证属风湿内侵，脉络痹阻。治宜祛风除湿，活血通痹。处方：麻黄 15g，杏仁 12g，薏苡仁 30g，甘草 10g，制南星 12g，蝉蜕 6g。煎服 1 剂后遍身微汗，全身觉舒，瘾疹渐散，小便增多，唯双上肢皮肤感觉麻木。上方加防风 12g，当归 12g，川芎 18g，红花 9g。煎服 3 剂后，诸症悉愈。

【按】辨证要点：周身关节痛、发热身重或肿者。此乃风湿并重，阻滞经络，气血运行不利，卫阳不充，失于防御，风湿之邪乘虚而入，或经脉久有劳伤，复感风湿之邪。方中麻黄宣散在表之风湿，杏仁宣肺以助解表，薏苡仁、甘草化湿和中。诸药合用，共奏祛风化湿、解表止痛之效。

参考文献

[1] 曹俊. 麻黄杏仁薏苡甘草汤加味治疗多发性扁平疣 80 例 [J]. 浙江中医杂志，2015，50 (5)：347.

[2] 白冬梅，李前进，孙玉信. 孙玉信运用麻黄杏仁薏苡甘草汤治疗咳嗽 [J]. 河南中医，2014，34 (3)：395 - 396.

[3] 曹华勋. 麻杏苡甘汤治疗皮痹 [J]. 四川中医，1987 (2)：40.

二、防己黄芪汤方

【组成】防己一两，甘草半两（炒），白术七钱半，黄芪一两一分（去芦）。

【用法】上锉麻豆大，每炒五钱匕，生姜四片，大枣一枚，水盏半，煎八分，去滓温服，良久再服。喘者加麻黄半两；胃中不和者，加芍药三分；气上冲者，加桂枝三分；下有陈寒者，加细辛三分。服后当如虫行皮中，从腰下如冰，后坐被上，又以一被绕腰以下，温令微汗，瘥。

【功用】益气实脾，利水除湿。

【主治】表虚不固之风水或风湿证。汗出恶风，身重微肿，或肢节疼痛，小便不利，舌淡苔白，脉浮。

【原文】风湿，脉浮，身重，汗出，恶风者，防己黄芪汤主之。（《金匮要略·痉湿暍病脉证第二》）风水，脉浮，身重，汗出，恶风者，防己黄芪汤主之。腹痛者，加芍药。（《金匮要略·水气病脉证并治第十四》）

【运用】

1. **水肿** 陈连起[1]运用防己黄芪汤治疗功能性水肿。赵某，女，46 岁。半年前出现水肿，经检查肝、肾功能正常，心脏听诊及尿常规检查亦属正常，诊为功能性水肿。曾服西药利尿剂，水肿见消但不能巩固，且出现乏力。诊见下肢浮肿，按之没指，晨轻暮重，乏力肢麻，白带多，大便溏薄，舌苔白薄而腻，脉濡。辨证为脾虚湿阻，水溢为肿。方用防己黄芪汤加味：生黄芪、防己各 15g，生炒白术各 10g，生姜 3 片，大枣 5 枚，赤小豆、玉米须各 30g。煎服 7 剂后肿消，半个月后浮肿又起，仍投上药，再服 7 剂，病即痊愈。随访半年，未复发。

夏滨祥[2]等运用防己黄芪汤治疗特发性水肿，疗效显著。

吴沛田[3]运用防己黄芪汤治疗脚气水肿。方某，男，因长期水田劳动，寒湿水毒伤于下，渐致下肢重着麻木。刻下足肿如脱，周身乏力，步履不稳，小便偏少，舌质暗淡，苔薄白腻。证属脾肾阳虚，水湿不化。以防己黄芪汤重用白术加减：白术 30g，生黄芪 15g，防己 15g，羌独活各 10g，木瓜 15g，川牛膝 15g，薏苡仁 30g，冬瓜皮 12g，猪苓 12g，槟榔 12g，生姜 3 片。水煎服。隔日 1 剂，曾选加藿香、佩兰、砂仁、白芥子等。两个月后，面色转润，浮肿消失，嘱其服参苓白术散、金匮肾气丸善后。

2. **肾炎** 刘巧巧[4]运用加味防己黄芪汤治疗膜性肾病取得很好疗效。

王伯群[5]运用加味防己黄芪汤治疗急性肾小球肾炎。钱某，女，37岁。1个月前患急性化脓性扁桃体炎，经治痊愈后，渐觉面目四肢浮肿，腰酸纳呆。尿检：蛋白（＋＋＋），红细胞（＋＋），白细胞（＋），颗粒管型（＋）。西医诊断为急性肾小球肾炎而住院治疗。病已一月，面黄虚浮，身重体倦，汗出恶风，尿检蛋白一直波动在（＋～＋＋）之间。舌质淡，苔白腻，脉浮缓。证属风水相搏，表虚不固，肾亏于下。治宜祛风行水，益卫固表，并稍佐温肾之品。方取防己黄芪汤加味：防己10g，黄芪12g，白术10g，甘草4g，生姜6g，大枣10g，菟丝子12g，仙灵脾10g。煎服8剂后，尿检蛋白少许，面浮、身重、汗出、恶风俱减，原方续服8剂后，诸症悉除，尿检正常。

3. 关节炎 沈敏南[6]运用加味防己黄芪汤治疗风湿性关节炎。张某，男，35岁。因近期多次冒雨劳动，以致发热、关节酸痛，西医诊断为风湿性关节炎。面色萎黄，头重神疲，倦怠嗜卧，骨节酸楚，重滞难移，肘膝关节尤甚，汗出恶风，胃纳欠佳，舌苔白腻，脉濡涩。此属表虚夹湿之着痹。治以防己黄芪汤加减：黄芪、白术、木瓜各10g，汉防己15g，薏苡仁、徐长卿、茯苓各20g，滑石30g，通草5g。水煎服，服5剂后，诸症均减。连服1个月后，血沉、抗"O"均已正常。

陈桂香[7]运用防己黄芪汤合独活寄生汤加减治疗类风湿关节炎32例，疗效显著。

【按】辨证要点：四肢浮肿、汗出恶风明显者。本方黄芪补气固表为君，防己祛风行水为臣；二药相伍，对表虚而外受风湿者，可收固表不留邪、祛风不伤正之效。佐以白术健脾燥湿，配黄芪可固表，配防己以祛湿。使以甘草培土制水，生姜、大枣调和营卫。诸药相配，共奏益气实脾、利水除湿之效。临床常用于慢性肾小球肾炎、心源性水肿、风湿性关节炎等属风水、风湿而兼表虚证者。若水湿壅盛肿甚者，不宜服用。

参考文献
[1] 陈连起. 防己黄芪汤治疗水肿举隅 [J]. 陕西中医，1987（1）：27.
[2] 夏滨祥，宋艳丽，董玉辉. 防己黄芪汤治疗特发性水肿疗效观察 [J]. 航空航天医学杂志，2011，22（4）：510.
[3] 吴沛田.《金匮》防己黄芪汤运用一得 [J]. 中医药学报，1986（4）：44.
[4] 刘巧巧. 加味防己黄芪汤治疗膜性肾病的临床观察 [C]. 中华中医药学会肾病分会第二十八次学术交流会论文集. 2015：221－222.
[5] 王伯群. 防己黄芪汤的临床应用 [J]. 江苏中医杂志，1984（6）：40.
[6] 沈敏南. 防己黄芪汤的临床运用 [J]. 吉林中医药，1981（2）：18.

[7] 陈桂香. 防己黄芪汤合独活寄生汤加减治疗类风湿关节炎 32 例疗效观察 [J]. 中医药导报, 2012, 18 (4)：58－59.

三、桂枝附子汤

【组成】桂枝四两（去皮），附子三枚（炮，去皮，破八片），生姜三两（切），大枣十二枚（掰），甘草二两（炙）。

【用法】上五味，以水六升，煮取二升，去滓，分温三服。

【功用】温经散寒，祛风胜湿。

【主治】伤寒八九日，风湿相搏，身体疼烦，不能自转侧，不呕不渴，脉浮虚而涩者。

【原文】伤寒八九日，风湿相搏，身体疼烦，不能自转侧，不呕不渴，脉浮虚而涩者，桂枝附子汤主之。若其人大便鞕，小便自利者，去桂加白术汤主之。（《伤寒论》第 174 条）

伤寒八九日，风湿相搏，身体疼烦，不能自转侧，不呕不渴，脉浮虚而涩者，桂枝附子汤主之；若大便坚，小便自利者，去桂加白术汤主之。（《金匮要略·痉湿暍病脉证治第二》）

【运用】

1. 冠心病、心绞痛 张仲雄[1]运用桂枝附子汤治疗冠心病、心绞痛。黄某，男，54 岁。因胸前区疼痛曾在某医院住院治疗，诊为冠心病、心绞痛。出院后因工作劳累、理发洗头受寒后，旧病复发。症见心前区绞痛频作，痛引肩背，心悸气短，冷汗淋漓，四末冰冷，面色苍白，舌淡苔白，脉象沉弦。证系胸阳不振，心脉痹阻。治宜温阳通痹。方拟桂枝加附子汤加味：桂枝10g，炮附子12g（先煎），瓜蒌15g，枳实10g，薤白10g，炙甘草5g，生姜3片，大枣10枚，水煎服，每日1剂。服3剂后，病势减轻，痹痛渐止。继予宣痹通阳、活血化瘀之方治疗半月，诸症悉除，心电图复查基本正常。

国医大师刘尚义[2]"同病异治法"治疗频发室性心律失常临证经验中也运用桂枝附子汤。

2. 哮喘 张仲雄[1]运用桂枝附子汤治疗哮喘。李某，男，45 岁。患哮喘8 年，近半月来感寒后哮喘复作，全身浮肿，症见咳吐白沫痰，心悸气喘，不能平卧，手足厥冷，面色灰滞，全身浮肿，小便量少，舌质淡胖，苔白滑，脉象沉细而濡。中医辨证属脾肾阳虚，水湿浸渍。治宜温肾助阳，健脾行水。拟桂枝附子汤加味：桂枝6g，炮附子10g（先煎），白术10g，茯苓10g，车前子15g（布包），葶苈子10g，炙甘草5g，生姜3片，大枣10枚。煎服上药4

剂后，尿量增多，浮肿渐退，纳增，喘减，能平卧。药已中病，仍守原法，继进5剂，诸症大减。后予金匮肾气丸加减，调治20天，病体康复。

3. 输尿管结石 张仲雄[1]运用桂枝附子汤治疗输尿管结石。冯某，男，48岁。因腰痛反复发作两年，诊为左输尿管结石。刻诊：剧烈腰痛，痛连左侧小腹部，伴恶寒蜷卧，下肢不温，舌淡苔白，脉象沉涩。查体：腹尚软，沿左侧输尿管部位有深压痛，无反跳痛，左肾区叩击痛。尿常规检查：红细胞0~5，白细胞、脓细胞（－）。证属寒凝血瘀，砂石瘀阻。治宜温经散寒，活血通淋。方用桂枝附子汤加味：桂枝12g，炮附子10g（先煎），川牛膝15g，琥珀3g（冲服），金钱草50g，海金砂20g（布包煎），石韦15g，车前子15g（布包煎），生姜3片，大枣5枚。水煎服。服5剂后，于当晚9时突感腰腹剧痛难忍，尿急，小便点滴而出，随即排出一枚结石（约2cm×0.8cm大小），疼痛立止。第3天摄片复查，阴影消头。

4. 风湿性关节炎、类风湿关节炎 张仲雄[1]运用桂枝附子汤治疗寒湿型风湿性关节炎、类风湿关节炎效果良好。基本方：桂枝9g，川乌9g或附子12g（先煎），当归12g，羌活12g（或威灵仙15g），独活15g，川芎9g，川牛膝18g，老鹳草18g，海风藤18g，水煎服。

彭代平[3]进行的桂枝附子汤治疗类风湿关节炎的临床疗效及治疗机理研究、崔永丽[4]等采用桂枝附子汤治疗风湿性关节炎、类风湿关节炎，均表明疗效显著。

【按】辨证要点：表阳已虚，风湿内盛，或阳虚内寒所致身体疼烦、不得转侧，或自汗出，以及虚寒性胸腹痛、喘咳、泄泻等，苔薄白，脉虚浮而涩，可用本方治之。本方以附子温经散寒，兼祛风湿为君；桂枝温经解表，散寒通络为臣；佐以大枣、生姜，调和营卫；使以甘草调和诸药，并制附子之毒烈。诸药合用，共奏温经散寒、祛风胜湿之效。《类证治裁·胸痹篇》云："胸痹胸中阳微不远，久则阴乘阳位为痹结也，其病胸满喘息，短气不利，痛引心背。"本方使胸中阳气旋运，阴寒得以清散，痹结宣通，用于治疗胸痹、心痛。《景岳全书》云："凡水肿等证，乃肺脾肾相干之病……今肺虚则气不化精而化水，脾虚则土不能制水而反克，肾虚则水无主而妄行。""夫所谓气化者，即肾中之气也，即阴中之火也，阴中无阳，则气不能化，所以水道不通，溢而为肿。"本方具温肾助阳、化气行水之功，用于治疗哮喘。《医学心悟》谓："然淋有六种，一曰石林，下如砂石……六曰冷淋，寒气坚闭，水道不通，其症四肢厥冷，口鼻气冷，喜饮热汤是也。"本方以桂枝附子汤温经散寒，配川牛膝、琥珀活血祛瘀，加金钱草、海金砂、石韦、车前子利水通淋，可以治疗输尿管结石。此外，还可以治疗类风湿关节炎、感冒、汗证、肠炎等。

参考文献

［1］张仲雄．桂枝附子汤治疗内科急症［J］．湖南中医杂志，1988（5）：23．

［2］李兰，吕波，陈立．国医大师刘尚义"同病异治法"治疗频发室性心律失常临证经验［J］．贵阳中医学院学报，2017，39（2）：5－7．

［3］彭代平．桂枝附子汤治疗类风湿关节炎的临床及实验研究［D］．昆明：云南中医学院，2014：1－70．

［4］崔永丽，何庆勇．何庆勇运用桂枝附子汤治疗痹证经验［J］．贵阳中医学院学报，2015，37（2）：61－63．

四、甘草附子汤方

【组成】 甘草二两（炙），附子二枚（炮，去皮，破），白术二两，桂枝四两（去皮）。

【用法】 上四味，以水六升，煮取三升，去滓，温服一升，日三服。初服得微汗则解，能食。汗止复烦者，将服五合，恐一升多者，宜服六七合为妙。

【功用】 温经散寒，祛湿止痛。

【主治】 风湿相搏，骨节疼烦，掣痛不得屈伸，近之则痛剧，汗出短气，小便不利，恶风不欲去衣，或身微肿者。

【原文】 风湿相搏，骨节疼烦，掣痛不得屈伸，近之则痛剧，汗出短气，小便不利，恶风不欲去衣，或身微肿者，甘草附子汤主之。（《伤寒论》第175条；《金匮要略·痉湿暍病脉证治第二》）

【运用】

1. 关节炎 安廷华[1]运用甘草附子汤加味治疗风湿性关节炎证属阳虚风湿者。黄某，男，49 岁。1 年前两小腿及膝关节开始疼痛，逐渐加重，某医院诊为风湿性关节炎，治疗月余，效果不佳。近来疼痛加重，尤以两膝关节为甚，掣痛不能行走，两膝及小腿发冷，每逢阴雨天或天气变化时疼痛加剧。舌苔白腻，脉沉细。此乃久处水湿之地，风湿蓄于关节。处以本方加味：炙甘草 6g，白术 9g，桂枝 9g，炮附子 15g，牛膝 9g。日 1 剂。煎服 3 剂后，双下肢稍感温暖，疼痛减轻。仍宗原方加重药量。处方：炙甘草 9g，白术 24g，桂枝 15g，炮附子 30g，牛膝 15g。继服 3 剂后，两腿有热感，微微汗出；舌苔白，脉和缓，两小腿及关节痛重尽除，并能走 10 里路复诊。为根除风湿，遵原方减量，继进 5 剂以善后，随访至今未复发。

曹江山[2]等运用甘草附子汤治疗类风湿关节炎 34 例，取得很好的临床疗效。

怡悦[3]运用甘草附子汤治疗胶原免疫性关节炎，疗效显著。

叶映月[4]应用甘草附子汤治疗寒湿型踝关节炎 33 例也取得显著疗效。

2. 手指麻木 安廷华[1]运用甘草附子汤加味治疗手指麻木。杨某，女，36 岁。双手麻木 5 年，昼轻夜重，遇冷水及阴雨天更甚，双手发凉至肘，严重时不能扣扣子，舌苔白，脉弦细。此属阳虚寒甚、风湿麻木之证。治以温阳散寒定痛。处方：炙甘草 9g，桂枝 15g，炮附子 15g，白术 15g，当归 15g。煎服 3 剂，双手麻木减轻。仍宗原方，加重药量继进。处方：炙甘草 9g，桂枝 15g，炮附子 24g，白术 24g，当归 24g。煎服 7 剂后，双手麻木疼痛已除，手臂转温如常人。服药期间双手有蚁行感。守原方减量继服 5 剂，以巩固疗效。共服 15 剂，诸症皆除。方中附子宜先煎半小时，再纳余药，三煎兑一起浓煎均匀，分 3 次服。亦可采用先小剂量服用，若无不良反应，再投大剂量，得效后，继用小剂量善后。

3. 类风湿性脊柱炎 李一立[5]应用甘草附子汤治疗类风湿性脊柱炎。虞某，男，30 岁。患类风湿性脊柱炎 1 年，曾服激素等无效。诊见脊柱两侧疼痛，发热，微恶风，体质消瘦，形寒肤冷，遇冷则重，纳食较差，气短无力，舌淡苔白，脉伏。证属虚寒。处方：炙甘草 18g，党参 15g，桂枝、威灵仙各 12g，附子、白芍各 10g，炒白术、穿山甲各 9g。水煎服。共服 45 剂，临床症状消失，摄片复查正常。

4. 慢性肾炎 李一立[5]应用甘草附子汤治疗慢性肾炎。林某，女，42 岁。患肾炎 1 年余，经治未愈。诊见下肢浮肿，按之凹陷，面黄肌瘦，时时怕风，头晕纳呆，肢体疼痛，小便短少，舌淡胖，苔白，脉细而滑。证属正气亏虚，复感寒湿。处方：炙甘草、黄芪各 15g，桂枝、炒白术各 10g，大腹皮 12g，茯苓 20g。煎服 5 剂后浮肿减轻，疼痛消失，小溲通利。原方再进 5 剂，诸症均减，但出现口渴咽干，时作烦躁。上方去桂枝、黄芪，加白芍、麦冬、天花粉，继服 7 剂，诸症消失。随访 8 个月，未见复发。

5. 过敏性鼻炎 李一立[5]应用甘草附子汤治疗过敏性鼻炎。胡某，女，27 岁。病后体虚，复感外邪。头痛、鼻塞、失嗅已半月，今稍感风邪即喷嚏连作，面色萎黄，身体倦怠，饮食大减。查两鼻中、下甲苍白水肿，下鼻道黏液清淡。舌白嫩，苔薄白，脉沉细而数。病属表里俱虚，清阳不升。治宜表里同治。处方：炙甘草、附子、桂枝各 10g，白术、苍耳子各 15g，僵蚕、川芎各 8g。煎服 10 剂后，除嗅觉尚未恢复外，诸症已除。继以原方加黄芪、升麻，再服 5 剂后，嗅觉逐渐恢复。

【按】辨证要点：表虚寒症见关节痛剧，汗出恶风，小便不利者。方中桂枝辛甘温，温经发汗；附子辛热，溢阳散寒；白术甘苦温，健脾燥湿；甘草味甘性缓，调和诸药而补益中阳。诸药合之，共奏温经散寒、祛湿止痛之功。主治表里俱虚、风湿并重证。忌海藻、菘菜、猪肉、生葱、桃、李、雀肉等。

参考文献

[1] 安廷华. 甘草附子汤的临床运用 [J]. 河北中医，1984 (3)：40－41.

[2] 曹江山，庄贺，侯王君，等. 甘草附子汤治疗类风湿关节炎 34 例临床观察 [J]. 中医药导报，2013 (5)：35－36.

[3] 怡悦. 甘草附子汤对胶原免疫性关节炎的抑制作用 [J]. 国际中医中药杂志，2006，28 (1)：44.

[4] 叶映月. 甘草附子汤治疗寒湿型踝关节炎 33 例时效观察 [J]. 中国实验方剂学杂志，2010，16 (12)：231.

[5] 李一立. 甘草附子汤的临床应用 [J]. 吉林中医药，1986 (2)：30.

五、桂枝芍药知母汤

【组成】桂枝四两，芍药三两，甘草二两，麻黄二两，生姜五两，白术五两，知母四两，防风四两，附子（炮）二两。

【用法】上九味，以水七升，煮取二升，温服七合，日三服。

【功用】祛风除湿，通阳宣痹，养阴清热。

【主治】主治诸肢节疼痛、身体尪羸、脚肿如脱、头眩短气、温温欲吐者。

【原文】诸肢节疼痛，身体尪羸，脚肿如脱，头眩短气，温温欲吐，桂枝芍药知母汤主之。（《金匮要略·中风历节病脉证并治第五》）

【运用】

1. **关节炎**　唐祖宣[1]等运用桂枝芍药知母汤临床治疗风湿性关节炎。滕某，男，47 岁。因野外工作，常卧湿地，渐感四肢关节沉重，发凉疼痛，下肢尤甚。某医院诊为风湿性关节炎。经激素合并中药治疗近半年，病情时轻时重，渐至不能行走。诊见精神疲惫，面色青黑，四肢关节疼痛、冷感、重着，屈伸不利，得暖稍缓，遇冷痛甚，膝以下不得汗出，舌质红，苔黄腻，脉滑数，血沉 60mm/h。此寒湿之邪流注经络，郁久化热。治宜祛风散寒，清热化湿。方用桂枝芍药知母汤加减。处方：桂枝、白芍、白术、炮附子、防己各15g，知母、防风各30g，麻黄6g，甘草、生姜各10g，石膏、黄芪各30g。水煎服，4剂后，关节疼痛减轻，能骑自行车来诊。30剂后，血沉6mm/h。获临床治愈。唐祖宣认为，临床上凡属于风寒湿杂至所致之痹症，皆可应用本方。若湿热重者，重用芍药、知母，加石膏、黄柏等以清热利湿；若湿邪盛者，可加薏苡仁、苍术以化湿邪；正虚者，可加黄芪以益气扶正。方中麻黄为发汗峻品，过剂则有汗多亡阳、亡阴之虑。此方用此药，实则能发汗解表，使风寒得除，内湿得散。用量小时则不能起发散风寒湿邪之作用。

谢亮[2]、王消波[3]等运用桂枝芍药知母汤治疗痛风性关节炎取得很好疗效。

2. 肩关节周围炎 唐祖宣[1]等运用桂枝芍药知母汤临床治疗肩关节周围炎。吕某，男，53岁。因睡觉时肩露在外感受风寒，诱发右肩剧烈疼痛，扩散到颈部，医院诊为肩关节周围炎，服中西药及针灸治疗无效。诊见形体稍胖，精神疲惫，面色淡黄，右肩胛疼痛向颈项部放射，麻木酸胀，活动呆滞，肩臂不能上抬，畏冷怕热，夜间疼甚，气候变化加重，舌质紫，边有齿印，苔黄腻，脉滑数。此寒湿所侵，湿热郁蒸。治宜祛风散寒，清化湿热。处方：桂枝、白芍、炮附子、白术各15g，知母、防风各30g，麻黄、甘草各9g，黄芪45g，黄柏12g。煎服5剂后，疼痛减轻，舌苔从黄腻变为薄白，但舌质紫，脉细而涩。上方加桃仁、红花、乳香、没药各9g，煎服12之剂后，临床治愈。

3. 支气管炎 马继松[4]运用桂枝芍药知母汤治疗支气管炎。马某，女，48岁。患慢性支气管炎近10年，每届冬季必发。昨日因外出冒风，晚间又食肥甘较多，入夜遂感咳闷不已，甚则喉间辘辘有声。观其形体胖壮，痰白稠而易出，畏风寒，便溏，舌淡胖，苔白腻，脉濡滑。听诊两肺布满湿性啰音。处以炙麻黄、附子、炙甘草各5g，白术、白芍、桂枝、厚朴、炒莱菔子、杏仁、姜半夏、苏子、白芥子各10g，知母3g。服3剂后，症遂除，改胃苓二陈汤调理。

4. 肺心病心衰 马继松[5]运用桂枝芍药知母汤治疗肺心病心衰。陈某，男，39岁。7岁时因患麻疹后咳喘，以后每年冬春和梅雨季必发，逐渐加重。半年前因气急浮肿，伴心电图改变等入院，按肺心病调治月余缓解出院。此次因过劳而诸症复发。检查：颜面浮肿、口唇发绀、颈静脉充盈明显，杵状指，桶状胸，呼吸30次/分，心率100次/分，心尖区和三尖瓣区均有Ⅱ级收缩期吹风样杂音，心尖冲动在左第五肋间隙乳中线外侧。两下肺可闻水泡音，腹部膨隆静脉怒张。肝肋下四指，剑下三指，肝颈静脉反流征（＋），两下肢中度凹陷性浮肿。X线透视示：心影增大，心尖圆钝，肺动脉隆鼓，右上肺陈旧性结核。心电图检查：肺型P波（右房肥大），电轴右偏，重度顺钟向转位，右心室肥厚，伴劳损。西医诊断为"慢性肺源性心脏病"。根据患者面灰虚浮、纳呆胸闷、腹胀尿少、便溏腿肿、咳吐白泡沫痰、舌淡紫、苔白浊腻、脉沉涩、时见息止等症，证属脾肾阳虚，水湿内盛，上犯凌心。予生麻黄5g，熟附子、桂枝、赤芍、知母、炙甘草各10g，生白术、防己、大腹皮各15g，生黄芪、赤茯苓、葶苈子各25g，生姜皮3g。煎服3剂后，咳喘较平，小便颇畅，浮肿消减。复予3剂，便调纳增，痰吐渐少，唯腹水退而未尽。加桑皮、五加皮各20g，继服7剂，腹水腿肿全消，纳食较好，改服济生肾气丸出院缓调，1月后已能从事轻工作，但肝脏未见明显软缩，心电图无明显改善。

5. 深部组织炎 马继松[4]运用桂枝芍药知母汤治疗深部组织炎。袁某，女，38岁。素体肥壮，喜食肥甘。1周前感右腿弯部酸痛木胀，5日后局部漫肿，皮色如常，按之痛甚，微感寒热，西医诊为深部组织炎。予抗生素治疗两日，寒热虽退，余症同前。诊见漾漾欲恶，身懒肢沉。经色紫黯，白带如涕。舌淡紫、苔白浊腻，脉滑。证系湿瘀与寒痰互阻，客于经络，蕴久酿脓。当急予温通消散：生麻黄、桂枝、赤芍、知母、防风、白术、白芥子、金银花、花粉、当归、姜半夏、茯苓。连服5剂，诸症霍然。

【按】辨证要点：关节痛疼、肢体肿而温温欲吐者。本方以附子为君，温阳逐湿，搜风散寒，通经止痛。臣以白术，燥湿健脾，与附子相伍善止寒湿痹痛；麻黄、桂枝解表散寒，合白术祛湿，合附子搜逐诸经风寒。佐以防风疏风，芍药和营，加生姜助发散，和胃止呕，知母清热养阴，入温燥药中，使祛湿而不伤阴，散寒而不助热，对风湿日久，微有化热，或服祛风湿药较多而化燥者，用之有相辅相成之妙。使以甘草，调和诸药；与芍药相配，尚能缓急舒筋。

参考文献

［1］唐祖宣，许保华，黄永奇，等．桂枝芍药知母汤的临床运用［J］．云南中医杂志，1984（5）：49.

［2］谢亮．桂枝芍药知母汤治疗痛风性关节炎的临床疗效观察［J］．饮食保健，2017，4（25）：118.

［3］王消波，马晶鑫．浅谈桂枝芍药知母汤在治疗痹证中的临床应用［J］．山西中医学院学报，2018，19（1）：37－38.

[4] 马继松. 桂枝芍药知母汤的运用 [J]. 陕西中医, 1982 (3): 15-16.

六、乌头汤

【组成】麻黄、芍药、黄芪各三两，甘草三两（炙），川乌五枚（哎咀，以蜜二升，煎取一升，即出乌头）。

【用法】上五味，哎咀四味，以水三升，煮取一升，去滓，内蜜煎中，更煎之，服七合。不知，尽服之。

【功用】温经散寒，除湿止痛。

【主治】寒湿历节；脚气疼痛，不可屈伸。

【原文】病历节不可屈伸，疼痛，乌头汤主之。乌头汤方：治脚气疼痛，不可屈伸。（《金匮要略·中风历节病脉证并治第五》）

【运用】

1. **关节炎** 朱德操[1]运用乌头汤治疗急性风湿性关节炎。选择78例患者运用乌头汤治疗，结果治愈28例，好转47例，总有效率为96%。唐某，男，51岁。半月前因拉船运煤后双上肢、肩关节剧烈疼痛，右上肢不能抬举，入夜痛甚，血沉58mm/h。前医诊为急性风湿性关节炎，以激素及肩周封闭等法治疗无明显效果。诊见苔白微腻，脉沉紧。此乃病阴沉寒，新感寒湿所致之痛痹。治以温散寒湿，活络止痛。处方：制川乌15g，制草乌12g，黄芪15g，麻黄12g，赤芍15g，桂枝15g，干姜12g，细辛5g，乳香10g，甘草12g，白蜜30g。1剂知，2剂后疼痛大减。继服原方5剂，其病若失。复查血沉15mm/h，后以三乌汤（川乌、草乌、乌梅、金银花、甘草、大青盐），浸酒常服，随访5年未复发。

顾向浩[2]等运用乌头汤联合中药热敷治疗膝骨关节炎阳虚寒凝证，取得良好疗效。

王涛[3]等运用乌头汤治疗寒湿型类风湿关节炎，并进行拆方疗效研究。

罗试计[4]运用乌头汤加味治疗活动性类风湿关节炎疗效显著。

2. **风湿性舞蹈病** 丁明龙[5]运用乌头汤治疗风湿性舞蹈病。加味治疗小儿风湿性舞蹈病13例，痊愈12例，显效1例。傅某，男，14岁，1981年6月20日初诊。1个月前汗后入河水冲洗，如此反复3次，即感左上肢木痛、颤抖抽动，手指握力明显减退，以至不能端碗，伴全身汗多而冷，遇天冷则身起粟疹，渐至右下肢亦同样不由自主地跳动呈舞蹈状，先后到市、县医院诊治，查抗"O"、血沉均无异常，用抗风湿等法治疗无效。诊见患儿发育良好，体形较胖，神识清爽，上下肢肌肉无痿细及变形，扪之冷湿，皮肤弹力差，痛感减退，舌质略淡，苔薄白，脉濡而缓，辨为卫阳虚衰，寒湿客于经络，筋膜失于温煦濡养。处以本方，并加针灸，每日1次，共服16剂告愈。

3. 不安腿综合征 孙琛琛[6]等运用乌头汤加减治疗不安腿综合征。选择20例患者，方药：制草乌、制川乌20g，黄芪、麻黄、白芍各30g，炙甘草20g，蜂蜜20g。制川乌、制草乌先煎两小时再下余药，煮沸再煎30分钟，服药兑蜂蜜，分两次服完。感受风邪者加防风、桂枝等；湿气重者加薏苡仁、牛膝等；体有瘀血者加用桃仁、红花、当归等；夜间难眠者加用龙骨、牡蛎；肝肾亏虚者加用菟丝子、枸杞子。结果治愈8例，好转10例，总有效率90%，疗程最短15天，最长3个月。李某，女，58岁，2012年11月初诊。症见左下肢烦乱不适，间断性发作，活动按揉后缓解，伴烦躁，平时畏寒，健忘，腿部不适影响睡眠，必全身拍打后缓解，活动后方可入睡，纳可，二便调，舌质淡，舌体胖，苔薄白，脉弦紧。辨为寒邪夹湿证，处方用乌头汤加橘红6g，胆南星6g，红藤6g。服药30剂，左下肢烦乱不适明显减轻，但腰部酸软无力，改用乌头汤加桑寄生9g，牛膝6g，杜仲6g，菟丝子6g，服用15剂，上述症状逐渐消失。

【按】辨证要点：脚部疼痛，不可屈伸。方中乌头温经散寒祛湿止痛为君；麻黄祛风散寒，宣通经络为臣；黄芪益气固卫，白芍、甘草缓急止痛，白蜜甘缓既能制乌头之毒又能延长药力为佐药。诸药合用，温经止痛，适用于痹证日久、寒湿偏盛之痛痹。本方主要用于风湿性关节炎、类风湿关节炎、小儿风湿性舞蹈病、坐骨神经炎、椎管狭窄、腰腿痛等属上述证机者。

参考文献

[1] 朱德操. 乌头汤治疗痹证 [J]. 四川中医杂志，1986（1）：43.

[2] 顾向浩，陈鹏. 乌头汤联合中药热敷治疗膝骨关节炎阳虚寒凝证51例疗效观察 [J]. 湖南中医杂志，2015，31（12）：81-83.

[3] 王涛，林静，狄舒男，等. 乌头汤及其拆方对60例寒湿型类风湿关节炎 TNF-α、IL-6的临床疗效观察 [J]. 中医药学报，2016，44（1）：85-87.

[4] 罗试计. 乌头汤加味治疗活动性类风湿关节炎的疗效观察 [J]. 河南中医学院学报，2009，24（4）：71-72.

[5] 丁明龙. 乌头汤加味治疗小儿风湿舞蹈病13例 [J]. 新中医，1984（6）：30.

[6] 孙琛琛，孙西庆. 乌头汤加减治疗不安腿综合征的临床观察 [J]. 健康必读（下旬刊），2013（5）：397-397.

七、侯氏黑散

【组成】菊花十四分，白术十分，细辛三分，茯苓三分，牡蛎三分，桔梗八分，防风十分，人参三分，矾石三分，黄芩五分，当归三分，干姜三分，川芎三分，桂枝三分。

【用法】 上十四味，杵为散，酒服方寸匕，日一服。初服二十日，温酒调服，禁一切鱼肉大蒜，常宜冷食，六十日止，即药积在腹中不下也，热食即下矣，冷食自能助药力。

【功用】 养血补脾，化痰祛风。

【主治】 大风四肢烦重，心中恶寒不足。

【原文】 治大风，四肢烦重，心中恶寒不足者。（《金匮要略·中风历节病脉证并治第五》）

【运用】

1. **中风** 黄泰生[1]运用侯氏黑散加减治疗脑血栓。陈某，男，63岁。患脑血栓左侧肢体偏瘫两年，由家属扶持勉强行走。神志清，语言欠流利，左侧鼻唇沟变浅，左侧上下肢肌张力减弱，呈弛缓型瘫痪。经治疗，病侧上肢略能上举，可拄棍行走，步态不稳，四肢仍觉重着如灌铅，并恶风寒。舌淡红，苔薄白，脉沉细。血压 20/12kPa。方以侯氏黑散加减：牡蛎、丹参各15g，菊花、茯苓各12g，桔梗、防风、地龙各10g，当归、天麻各8g，黄芪20g，桂枝5g，细辛3g。水煎服。连服15剂，上下肢活动接近正常，语言清楚。又服20剂，偏瘫侧肢体活动良好。

王中琳[2]运用侯氏黑散治疗短暂性脑缺血发作，取得了很好疗效。

蔡忠彪[3]等运用侯氏黑散配合西药治疗急性缺血性脑中风45例，疗效显著。

2. **高血压** 陈命新[4]用本方治疗高血压症32例，疗效满意。临床表现：血压升高（150/90mmHg 以上），伴头痛、头晕、眼花、耳鸣、失眠、健忘、心悸、乏力、头重脚轻、腰膝酸软、夜间多尿、脉弦。32例均内服侯氏黑散：菊花40g，白术10g，防风10g，桔梗8g，黄芩5g，当归3g，人参3g，川芎3g，细辛3g，干姜3g，桂枝3g，明矾3g，牡蛎3g，白茯苓3g。病情严重者，每日1剂，水煎服，日2～3次；病情较缓者，为散剂，每服15g，日两次。结果临床治愈13例（血压降至140/90mmHg 以下，临床症状消失，追访1年未发），显效16例（血压较前下降，临床主要症状消失），无效3例。除个别病例有咽喉干燥等症状外，其他未见副作用。陈某，女，47岁。患高血压病4年，血压波动在159～200/99～122mmHg 之间，自觉头痛头昏，头部重胀，眼花，腰膝酸软，食欲不振，舌苔薄白，脉弦。投侯氏黑散汤剂，每日1剂，分两次服。服 6 剂后，血压开始下降。坚持服药 1 月余，血压降至 129/80kPa，临床症状消失。后予散剂每次服 15g，每日 2 次，随访 1 年未复发。本方 14 味药中，菊花用量最大，与诸药配伍，能清热化痰，降浊活血，通瘀散湿，并有扶正之功。本方对病较缓的早期高血压疗效尤佳。

皮后炎[5]运用侯氏黑散加减治疗颈性高血压病，取得了很好的疗效。

3. 腿痛 韩运琪[6]用侯氏黑散治疗腿痛。王某，女，56 岁。半年前曾患脑血栓致右半身不遂、舌蹇语涩，经住院治疗两个月，肢体已能活动，但仍感麻木沉重，语言不清，头晕乏力，视物模糊，近日因外出探亲，回家后即感右腿疼痛，3 天后疼痛渐剧，从腰向大腿后侧、腘窝、小腿外侧放射，痛如刀割，阵阵加剧，活动受限，呻吟不止。检查：右侧环跳穴、委中穴、承山穴按之疼痛酸胀，右腿抬高试验（＋），舌体胖质淡，苔薄白腻润，脉弦滑重按无力。诊为坐骨神经痛。证属素体血虚肝旺，风痰阻络，复受风寒湿邪，痹阻经脉。治当平肝养血化痰，散寒祛风除湿。处方：菊花 20g，生牡蛎 30g，当归 15g，川芎 6g，党参 10g，桂枝 15g，防风 10g，细辛 3g，白术 12g，黄芩 3g，茯苓 12lg，薏苡仁 20g，桃仁 9g。水煎服。3 剂后腿痛锐减，能倚物而行，抬腿可达 75°，但仍感肢节游走窜痛。前方加秦艽 15g，海风藤 15g，连服 32 剂，疼痛消失，活动自如，语清视明。1 年后随访，诸症未发。

【按】 辨证要点：四肢烦重，心中恶寒。侯氏黑散具有养肝、和气、祛风之功效，主治大风。方中当归、川芎养血活血，白术、茯苓、人参、干姜补脾益气，防风、菊花、细辛、桂枝祛风散寒，矾石、桔梗化痰降逆，黄芩、牡蛎清热敛阴。合之有扶正祛邪之效，适用于中风证属气血虚衰、风痰内伏者。《金匮要略》曰忌一切鱼、肉、大蒜；《外台秘要》曰忌桃、李、雀肉、胡荽、青鱼、鲜酢物。孕妇忌服。

参考文献

[1] 黄泰生. 经方治验二则 [J]. 新中医，1986（10）：21.

[2] 姜振远，王中琳. 王中琳运用侯氏黑散治疗短暂性脑缺血发作经验 [J]. 湖南中医杂志，2018，34（5）：19-20.

[3] 蔡忠彪，李应宏. 侯氏黑散配合西药治疗急性缺血性脑中风 45 例 [J]. 中国中医药现代远程教育，2015，13（18）：140-141.

[4] 陈命新. 侯氏黑散治疗高血压病 32 例 [J]. 湖南中医杂志，1988（2）：46.

[5] 皮后炎. 侯氏黑散加减治疗颈性高血压病 53 例 [J]. 实用中医内科杂志，2008，22（5）：26-26.

[6] 韩运琪. 侯氏黑散的临床运用 [J]. 河南中医，1984（6）：31.

第四章　治风经方

八、风引汤

【组成】大黄、干姜、龙骨各四两，桂枝三两，甘草、牡蛎各二两，寒水石、滑石、赤石脂、白石脂、紫石英、石膏各六两。

【用法】上十二味，杵，粗筛，以韦囊盛之，取三指撮，井花水三升，煮三沸，温服一升。

【功用】清热泻火，息风止痉。

【主治】风痫掣引；小儿惊痫瘛疭，日数十发者。

【原文】除热瘫痫。治大人风引，少小惊痫瘛疭，日数十发，医所不疗除热方，巢氏云：脚气宜风引汤。（《金匮要略·中风厉节病脉证并治第五》）

【运用】

1. 多发性抽动症 齐越[1]等运用风引汤治疗多发性抽动症。选取37例患儿为研究对象，采用风引汤化裁加减治疗，依据《耶鲁综合抽动严重程度量表》进行治疗前后评价。结果临床治愈3例，显效12例，有效18例，有效率89.2%。表明风引汤治疗多发性抽动症肝风内动证，可明显改善患儿的抽动症状。

杨蕾[2]等也认为，风引汤加减治疗小儿抽动症疗效满意。

2. 缺血性中风 王冉[3]等运用风引汤加减治疗脑梗死继发性癫痫。选择21例患者运用风引汤治疗。寒水石30g，滑石10g（另包），赤石脂、白石脂、紫石英、石膏、龙骨、牡蛎各30g，干姜、大黄各10g，桂枝15g，甘草10g等。制成水煎液，每50mL含生药40g。首次发病后，每日3次口服或鼻饲汤药50mL。首次发病用安定20～40mg静脉注射，病情控制后用鲁米那0.1g每隔6小时肌注1次，治疗3天。注意保持呼吸道通畅，对脑水肿、感染、水电解质失衡要对症处理，全部患者在控制癫痫发作的同时应用治疗脑梗死的药物；出院后随访1年。与治疗前发作间歇时间比较延长1年以上为显效，共18例；发作时症状较前轻，或间歇时间明显延长为有效，共2例；无效1例（死亡），总有效率95.23%。

徐长江[4]等报道王中琳运用风引汤治疗脑血管疾病也取得了很好的疗效。

3. 癫痫 程广里[5]运用风引汤治疗癫痫。郑某，男，25岁。患癫痫半年，每月发作1～2次，多在夜间发作，并经常头痛，面红耳赤，便秘溲赤，胸中烦热，两胁胀痛，舌质红，苔薄黄而腻，脉弦滑。采用风引汤加减：生龙骨、生牡蛎各30g，寒水石15g（先煎），紫石英20g（先煎），生石膏18g

（先煎），大黄 10g，干姜 3g，滑石 12g（包煎），陈皮 12g，半夏 14g，胆南星 10g，白僵蚕 10g，钩藤 14g（后下），甘草 10g。水煎服。上方加减共服 21 剂，症状未再发作，胸中烦热已除，二便正常，舌淡红，苔薄黄稍腻，脉见滑象。唯睡眠欠佳，胸中略感不适。上方加安神之药，继服。共服药 90 天，诸症皆失，舌脉正常，迄今未发。

刘玉珍[6]等运用风引汤治疗小儿癫痫、王付[7]运用风引汤治疗癫痫、李梦[8]等报道马融教授运用风引汤治疗小儿癫痫等都取得了好的疗效。

4. 风火腰 殷品之[9]运用风引汤治疗风火腰。萧某，男，33 岁。腰脊酸楚，犹如火灼，有时走窜他处，腰背灼痛减轻，舌红鲜艳，脉浮滑而数，病延 13 年。此系络脉空虚，风火为患。治宜养血镇肝清热。拟风引汤加减：生地黄、玄参各 12g，生牡蛎 30g，龙骨、磁石、寒水石、赤白石脂各 15g，紫石英 10g，白芍、全当归、炒黄芩各 9g，生石膏 20g，生甘草 3g。水煎服，3 剂。上方加减共进十数剂，风火已熄，诸症俱消。因腰脊酸楚乃因跌仆所致，以后各诊均以祛瘀通络为主，而获全功。

5. 风湿性关节炎 蒋正文[10]运用风引汤治疗风湿性关节炎、高血压病。赵某，女，57 岁。有高血压及风湿性关节炎病史 4 年余，屡服中西药乏效。现眩晕加剧，肢体烦痛，两目昏花，少眠多梦，且腰膝痿软，肩臂难抬，大便秘结、3～4 日一行。舌体胖大，边有齿痕，舌边尖鲜红无苔，舌根部质暗淡，苔薄黄，脉滑实有力。证属内外风邪相兼。治宜息风蠲痹。宗风引汤：桂枝 9g，干姜 5g，生石膏 18g，生龙骨 6g，生牡蛎 9g，寒水石 12g，滑石 6g，大黄 3g，紫石英 9g，赤石脂 9g，生甘草 3g。水煎服。5 剂后肢痛除，眩晕减，大便通。守方去龙骨、牡蛎，加川芎 3g，蜈蚣 3 条。继服 5 剂，诸症均减。先后服药 30 余剂，血压正常，诸症悉除。

刘理琴[11]运用风引汤加减治疗肝热阳郁型高血压病、陈爱萍[12]运用风引汤治疗风湿性关节炎等都取得了好的疗效。

【按】 辨证要点：癫痫、风瘫。本方系一附方。方中大黄清热凉血，攻积导滞，逐瘀通经为君。石膏、寒水石、滑石清热泻火为臣。佐以紫石英、龙骨、牡蛎镇心安神，息风止痉；赤白石脂温涩，可牵制寒凉质重之品以防泄泻；干姜燥湿化痰，桂枝行气活血，甘草调和诸药为使。诸药合用，共奏清热泻火、息风止痉之功。可用于癫痫、风瘫突然仆卧倒地，筋脉拘急，两目上视，喉中痰鸣，神志不清，舌红苔黄腻，脉滑者。

参考文献

[1] 齐越，魏小维. 风引汤治疗多发性抽动症 37 例 [J]. 河南中医，2013，33（7）：

1030 – 1031.

[2] 杨蕾，任勤．风引汤加减治疗小儿抽动症临证体会 [J]．云南中医中药杂志，2014，35（01）：32.

[3] 王冉，陈霞．风引汤治疗脑梗死继发性癫痫的体会 [J]．辽宁中医杂志，2003，30（6）：464 – 464.

[4] 徐长江，王玮．王中琳临证运用风引汤经验 [J]．湖南中医杂志，2016，32（12）：24 – 26.

[5] 程广里．风引汤的临床应用 [J]．中医杂志，1982（12）：25 – 26.

[6] 刘玉珍，魏小维．风引汤治疗小儿癫痫 50 例 [J]．陕西中医，2007，28（7）：778 – 779.

[7] 王付．风引汤临证应用体会 [J]．中医杂志，2013，54（9）：794 – 795.

[8] 李梦，张喜莲，马融．马融教授治疗小儿癫痫经验简析 [J]．天津中医药，2015（3）：135 – 138.

[9] 殷品之．《金匮》风引汤治验体会 [J]．浙江中医学院学报，1981（5）：50.

[10] 蒋正文．漫谈风引汤之应用 [J]．中医杂志，1985（8）：16.

[11] 刘理琴．加减风引汤治疗肝热阳郁型高血压病 32 例 [J]．光明中医，2014，29（1）：104 – 105.

[12] 陈爱萍．风引汤治疗风湿热痹体会 [J]．北京中医药，2011，30（4）：253.

第五章　泻下经方

一、小承气汤

【组成】大黄四两（酒洗），厚朴二两（炙，去皮），枳实三枚（大者，炙）。

【用法】上三味，以水四升，煮取一升二合，去滓，分温二服。初服汤当更衣，不尔者尽饮之。若更衣者，勿服之。

【功用】轻下热结。

【主治】阳明腑实证，谵语，便硬，潮热，胸腹痞满，舌苔黄，脉滑数，及痢疾初起，腹中痛，或胀闷，里急后重。

【原文】阳明病，脉迟，虽汗出不恶寒者，其身必重，短气，腹满而喘。有潮热者，此外欲解，可攻里也。手足濈然汗出者，此大便已鞭也，大承气汤主之；若汗多，微发热恶寒者，外未解也，其热不潮，未可与承气汤；若腹大满不通者，可与小承气汤，微和胃气，勿令至大泄下。（《伤寒论》第208条）

阳明病，潮热，大便微鞭者，可与大承气汤；不鞭者，不可与之。若不大便六七日，恐有燥屎，欲知之法，少与小承气汤，汤入腹中，转矢气者，此有燥屎也，乃可攻之；若不转矢气者，此但初头鞭，后必溏，不可攻之，攻之必胀满不能食也，欲饮水者，与水则哕。其后发热者，必大便复鞭而少也，以小承气汤和之。不转矢气者，慎不可攻也。（《伤寒论》第209条）

阳明病，其人多汗，以津液外出，胃中燥，大便必鞭，鞭则谵语，小承气汤主之。若一服谵语止者，更莫复服。（《伤寒论》第213条）

阳明病，谵语，发潮热，脉滑而疾者，小承气汤主之。因与承气汤一升，腹中转气者，更服一升；若不转气者，勿更与之。明日又不大便，脉反微涩者，里虚也，为难治，不可更与承气汤也。（《伤寒论》第214条）

太阳病，若吐，若下，若发汗后，微烦，小便数，大便因鞭者，与小承气汤和之愈。（《伤寒论》第250条）

得病二三日，脉弱，无太阳、柴胡证，烦躁，心下鞭，至四五日，虽能食，以小承气汤，少少与，微和之，令小安。至六日，与承气汤一升。若不大便六七日，小便少者，虽不受食，但初头鞕，后必溏，未定成鞕，攻之必溏。须小便利，屎定鞕，乃可攻之，宜大承气汤。（《伤寒论》第251条）

下利谵语者，有燥屎也，宜小承气汤。（《伤寒论》第374条）

【运用】

1. 腹腔手术后粘连性肠梗阻　余晖[1]运用小承气汤加减治疗腹腔手术后粘连性肠梗阻。将50例患者随机分为中医治疗组和西医保守治疗组，每组25例。两组均给予基础治疗，在此基础上中医治疗组采用中医治疗，西医保守治疗组采用西医保守治疗，观察两组的治疗效果和复发等情况。所有患者均于出院后3个月、6个月和1年进行回访，回访成功率100%。无1例因肠梗阻导致死亡，未明显影响生活质量。中医治疗组无1例治疗无效，西医保守治疗组4例治疗无效，最终通过开腹手术治疗成功；中医治疗组腹部立位片改善情况、腹胀腹痛缓解情况均明显优于西医保守治疗组。证明小承气汤加减治疗腹腔手术后粘连性肠梗阻具有良好的效果。

2. 胃癌术后胃肠功能障碍　张玉惠[2]等观察了小承气汤保留灌肠对促进胃癌术后胃肠功能恢复的情况。将58例患者随机分为对照组和观察组，每组29例。对照组采取常规治疗，观察组联用小承气汤保留灌肠。结果显示，观察组的总有效率明显高于对照组，胃癌术后胃肠功能障碍患者采用小承气汤保留灌肠，有利于胃肠功能的恢复。

3. 高热　蔡根兴[3]运用小承气汤治疗高热。邹某，男，5岁。患儿突然高热，抽风两次，体温40.3℃，神志清醒，四肢厥冷，胸腹灼热，两颧红赤，烦渴喜饮，腹部疼痛，按之胀满，大便3日未行，口舌焦干，舌苔厚，脉数。证属燥结阳明，热甚生风。治宜清热通腑，息风止痉。处方：生大黄8g，枳实、厚朴、钩藤、蝉衣、僵蚕、金银花、桔梗各10g，广木香8g。急煎1剂，药后解下结粪数条，抽搐未作，体温降至38℃，精神好转，仍口渴纳差，小便黄，舌质红，苔薄黄。此乃腑气已通，余热未清。上方去生大黄，加建曲、二芽各10g。1剂后又以养阴理脾法调治而愈。

4. 自汗　吴照平[4]等运用小承气汤治疗自汗。郝某，男，12岁。自汗两月余，伴头昏乏力，记忆力减退，睡眠不宁，多次进服参、芪之类，自汗依然。常感身热，头昏目眩，口苦纳差，脘腹胀满，大便7日未行，舌质红，苔黄腻，脉滑数。此乃错投温补，热结胃肠，迫液外溢。治宜清泻阳明。处方：大黄6g，枳实9g，厚朴9g，石膏30g，知母6g，黄连5g，牛膝14g，生地黄 12g，泽泻 9g。水煎服。2 剂后腑通汗减，全身轻爽。继以知柏地黄汤 3 剂而愈。

5. 胃脘痛 吴照平[4]运用小承气汤治疗胃脘痛。宁某，女，32 岁。因感冒后进食油腻，加之与邻人争吵而致胃脘疼痛 3 天，服胃得宁等无效。诊见胃脘胀痛，连及两胁，胸闷，嗳气则舒，纳差，嗳腐吞酸，大便两日未行，舌苔黄厚，脉象弦滑。此乃肝郁犯胃，食滞中焦，气机不畅。治宜疏肝理气，消食通腑。处方：酒大黄 12g，厚朴、枳实、香附各 9g，延胡索 12g，青皮 6g，炒麦芽 15g，焦山楂 12g，赤芍 6g，佛手 9g。2 剂而愈。

【按】辨证要点：阳明病，胃中燥、大便硬而无潮热者。堵在小肠，肚脐以下，可有矢气。方中大黄苦寒，泄热通便，荡涤肠胃，为主药；配枳实、厚朴，行气散结，消病除满，并助大黄排泄积滞，为佐药。三味同煎，共奏轻下热结之功。小承气汤为大承气汤类方。两个承气汤均用大黄以荡涤胃肠积热。大承气汤硝、黄并用，大黄后下，且加枳、朴，故攻下之力颇峻，为"峻下剂"，主治痞、满、燥、实四症俱全之阳明热结重症；小承气汤不用芒硝，且三味同煎，枳、朴用量亦减，故攻下之力较轻，称为"轻下剂"，主治痞、满、实而燥不明显之阳明热结轻症。

参考文献

［1］余晖. 小承气汤加减治疗腹腔手术后粘连性肠梗阻疗效观察［J］. 中国实用医药，2019，14（3）：125-127.

［2］张玉惠，杨彦昌. 观察小承气汤保留灌肠对促进胃癌术后胃肠功能恢复价值［J］. 临床医药文献电子杂志，2018，5（84）：73.

［3］蔡根兴. 承气法在儿科的临床应用［J］. 湖北中医杂志，1983（4）：31-32.

［4］吴照平，王全德. 加味小承气汤临床应用［J］. 陕西中医，1984（9）：26.

二、大承气汤

【组成】大黄四两（酒洗），厚朴半斤（炙，去皮），枳实五枚（炙），芒硝三合。

【用法】上四味，以水一斗，先煮二物，取五升，去滓，内大黄，更煮取二升，去滓，内芒硝，更上微火一两沸。分温再服，得下，余勿服。

【功用】峻下热结。

【主治】阳明腑实证，大便不通，频转矢气，脘腹痞满，腹痛拒按，按之则硬，甚或潮热谵语，手足濈然汗出，舌苔黄燥起刺，或焦黑燥裂，脉沉实；热结旁流证，下利清谷，色纯青，其气臭秽，脐腹疼痛，按之坚硬有块，口舌干燥，脉滑实；里热实证之热厥、痉病或发狂等。

【原文】阳明病，脉迟，虽汗出不恶寒者，其身必重，短气，腹满而喘，有潮热者，此外欲解，可攻里也。手足濈然汗出者，此大便已鞕也，大承气汤主之。（《伤寒论》第 208 条）

阳明病，潮热，大便微鞕者，可与大承气汤；不鞕者，不可与之。若不大便六七日，恐有燥屎，欲知之法，少与小承气汤，汤入腹中，转矢气者，此有燥屎也，乃可攻之；若不转矢气者，此但初头鞕，后必溏，不可攻之，攻之必胀满不能食也。（《伤寒论》第 209 条）

伤寒若吐、若下后不解，不大便五六日，上至十余日，日晡所发潮热，不恶寒，独语如见鬼状。若剧者，发则不识人，循衣摸床，惕而不安，微喘直视，脉弦者生，涩者死。微者，但发热谵语者，大承气汤主之。若一服利，则止后服。（《伤寒论》第 212 条）

阳明病，谵语有潮热，反不能食者，胃中必有燥屎五六枚也。若能食者，但鞕耳。宜大承气汤下之。（《伤寒论》第 215 条）

汗出谵语者，以有燥屎在胃中，此为风也。须下者，过经乃可下之。下之若早，语言必乱，以表虚里实故也。下之愈，宜大承气汤。（《伤寒论》第 217 条）

二阳并病，太阳证罢，但发潮热，手足漐漐汗出，大便难而谵语者，下之则愈，宜大承气汤。（《伤寒论》第 220 条）

阳明病，下之，心中懊憹而烦，胃中有燥屎者，可攻。腹微满，初头鞕，后必溏，不可攻之。若有燥屎者，宜大承气汤。（《伤寒论》第 238 条）

病人烦热，汗出则解，又如疟状，日晡所发热者，属阳明也。脉实者，宜下之；脉浮虚者，宜发汗。下之与大承气汤，发汗宜桂枝汤。（《伤寒论》第 240 条）

大下后，六七日不大便，烦不解，腹满痛者，此有燥屎也。所以然者，本有宿食故也，宜大承气汤。（《伤寒论》第 241 条）

病人小便不利，大便乍难乍易，时有微热，喘冒不能卧者，有燥屎也，宜大承气汤。（《伤寒论》第 242 条）

得病二三日，脉弱，无太阳柴胡证，烦躁，心下鞕，至四五日，虽能食，以小承气汤，少少与，微和之，令小安，至六日，与承气汤一升。若不大便六七日，小便少者，虽不受食，但初头硬，后必溏，未定成鞕，攻之必溏；须小便利，屎定鞕，乃可攻之，宜大承气汤。（《伤寒论》第 251 条）

伤寒六七日，目中不了了，睛不和，无表里证，大便难，身微热者，此为实也。急下之，宜大承气汤。（《伤寒论》第 252 条）

阳明病，发热汗多者，急下之，宜大承气汤。（《伤寒论》第 253 条）

发汗不解，腹满痛者，急下之，宜大承气汤。（《伤寒论》第 254 条）

腹满不减，减不足言，当下之，宜大承气汤。（《伤寒论》第 255 条）

阳明少阳合病，必下利。其脉不负者，为顺也；负者，失也。互相克贼，名为负也。脉滑而数者，有宿食也，当下之，宜大承气汤。（《伤寒论》第 256 条）

少阴病，得之二三日，口燥咽干者，急下之，宜大承气汤。（《伤寒论》第 320 条）

少阴病，自利清水，色纯青，心下必痛，口干燥者，可下之，宜大承气汤。（《伤寒论》第 321 条）

少阴病，六七日，腹胀，不大便者，急下之，宜大承气汤。（《伤寒论》第 322 条）

痉为病，胸满口噤，卧不着席，脚挛急，必齘齿，可与大承气汤。（《金匮要略·痉湿暍病脉证第二》）

腹满不减，减不足言，当须下之，宜大承气汤。（《金匮要略·腹满寒疝宿食病脉证治第十》）

问曰：人病有宿食，何以别之？师曰：寸口脉浮而大，按之反涩，尺中亦微而涩，故知有宿食，大承气汤主之。（《金匮要略·腹满寒疝宿食病脉证治第十》）

脉数而滑者，实也。此有宿食，下之愈，宜大承气汤。（《金匮要略·腹满寒疝宿食病脉证治第十》）

下利不欲食者，有宿食也，当下之，宜大承气汤。（《金匮要略·腹满寒疝宿食病脉证治第十》）

下利，三部脉皆平，按之心下坚者，急下之，宜大承气汤。（《金匮要略·呕吐哕下利病脉证治第十七》）

下利，脉迟而滑者，实也。利未欲止，急下之，宜大承气汤。（《金匮要略·呕吐哕下利病脉证治第十七》）

下利，脉反滑者，当有所去，下乃愈，宜大承气汤。（《金匮要略·呕吐哕下利病脉证治第十七》）

下利已瘥，至其年月日时复发者，以病不尽故也，当下之，宜大承气汤。

（《金匮要略·呕吐哕下利病脉证治第十七》）

病解能食，七八日更发热者，此为胃实，大承气汤主之。（《金匮要略·妇人产后病脉证治第二十一》）

产后七八日，无太阳证，少腹坚痛，此恶露不尽，不大便，烦躁发热，切脉微实，再倍发热，日晡时烦躁者，不食，食则谵语，至夜即愈，宜大承气汤主之。热在里，结在膀胱也。（《金匮要略·妇人产后病脉证治第二十一》）

【运用】

1. **肠梗阻**　程建平[1]运用复方大承气汤治疗粘连性肠梗阻。选用肠梗阻患者90例，随机分为单纯西医治疗组、中西医结合大承气汤治疗组和中西医结合复方大承气汤治疗组三组。单纯西医治疗组在治疗有限的时间内禁止饮水和饮食，通过体内自身储存的能量及静脉补液的方式来维持生命活动；胃肠减压，通过吸出胃肠道内的气体和液体，矫正水、电解质紊乱和酸碱平衡通过静脉输入葡萄糖等渗生理盐水和补钾的方式进行。中西医结合大承气汤治疗组，在常规西药治疗法的基础上，加入大黄、芒硝、厚朴和枳实各15g，组成中西医结合大承气汤治疗方法。中西医结合复方大承气汤治疗组，在中西医结合大承气汤治疗法的基础上，加入桃仁9g，赤芍15g，蒲公英、延胡索、槟榔各10g，组成复方大承气汤复合制剂。治疗结果，三种不同治疗方法的对比，与单纯西医治疗法和中西医结合大承气汤治疗法相比，中西医结合复方大承气汤治疗法在临床症状上有缓解迅速的作用。

龙新生[2]运用大承气汤治疗不完全性机械性肠梗阻、唐子云[3]运用大承气汤治疗粘连性肠梗阻，取得了很好的疗效。

2. **多器官功能障碍综合征**　崔克亮[4]等运用大承气汤防治多器官功能障碍综合征。采用西医常规治疗加安慰剂和中西医结合方法进行防治，选择全身炎症反应综合征患者51例为研究对象，随机分为治疗组25例和对照组26例，原发病包括肺感染、腹部感染、盆腔感染、外伤、药物中毒、心肺复苏后、流行性出血热、冠心病、贲门糜烂。治疗组在西医常规治疗的基础上加用大承气汤颗粒剂，对照组纯西医治疗加用安慰剂。结果治疗组的疗效更为满意。

3. **急性胰腺炎**　姜长贵[5]运用大承气汤治疗急性水肿性胰腺炎（AEP）。治疗组32例，应用大承气汤治疗；对照组20例，应用西药治疗。结果治疗组治愈20例，好转9例，总有效率90.6%；对照组治愈9例，好转9例，总有效率 90%，治疗组在改善临床症状、体征方面明显优于对照组。

陈燕[6]等运用大承气汤早期干预重症急性胰腺炎。治疗组和对照组各 30 例，均给予禁食、持续胃肠减压、补液、营养支持等常规治疗。治疗组加用大承气汤（生大黄 15g、芒硝 10g、枳实 12g、厚朴 10g），水煎取汁，分 4 次经胃管注入，控制大便次数每天 2～3 次。3 天为 1 个疗程，治疗 5 个疗程。对照组给予奥曲肽、头孢呋辛等。结果治疗组的疗效明显优于对照组。

陈宏略[7]运用大承气汤治疗急性胰腺炎取得了很好疗效。

4. 肺心病心衰　杨惠琴[8]运用大承气汤辅助治疗肺心病心衰。选择 32 例为研究对象，临床表现为咳嗽、咳白泡沫痰或黄痰，半卧位，胸闷，气短，心悸动则加剧，尿少，双下肢水肿；均伴有腹胀、便秘；舌紫暗，苔黄，脉数。采用中药大承气汤加减治疗：大黄、厚朴、芒硝（后下）各 15g，枳实、赤芍、桃仁各 10g，连翘 12g，金银花、杏仁各 8g，鱼腥草 30g，麻黄、炙甘草各 6g，茯苓 50g。水煎服。所有患者均给予西药抗炎、利尿、扩管、强心及支持对症处理。结果临床治愈 20 例，好转 11 例，无效 1 例，临床治愈率 62.5%，总有效率 96.8%。

5. 胆囊炎急性发作　黄曼[9]运用大承气汤加减治疗急性胆囊炎急性发作。患者，男，57 岁，胆石症 1 年余。右胁肋部，间断疼痛 1 年。3 天前因饮食失节，过食油腻，引发右上腹疼痛加重，不思饮食，腹部胀满不舒，嗳气，大便秘结，两日无大便，舌质红，舌苔黄腻，脉滑数。B 超示：胆囊内可见多个强光团伴声影，其中最大直径 1.1cm，胆囊壁厚 0.4cm，粗糙。诊为胆囊内多发性结石、胆囊炎。治以通腑泻下，消食导滞。处方：大黄（12g 后下），枳实 15g，芒硝 9g，厚朴 12g，木香、香附、鸡内金、神曲、山楂、莱菔子、砂仁、甘草各 10g，金钱草、蒲公英各 30g，水煎服，3 剂。首剂服药后，当日解大便两次，腹痛大减，续服两剂，并嘱大黄同煎，两天后诸症均除。

【按】辨证要点：本方是治疗阳明脏腑实证的基础方，又是寒下法的代表方。临床以痞、满、燥、实四症及舌红苔黄、脉沉实为辨证要点，堵在大肠，肚脐周围，无矢气。方中大黄苦寒泄热通便，荡涤肠胃为主药。辅以芒硝咸寒泄热，软坚润燥；厚朴、枳实行气散结，消痞除满，助硝、黄加速积滞排泄，共为佐使药。本方常用于急性单纯性肠梗阻、急性胆囊炎、呼吸窘迫综合征、挤压综合征、急性阑尾炎等。本方为泻下峻剂，凡气虚阴亏、燥结不甚，以及年老、体弱等应慎用；孕妇忌用；注意中病即止，以免损耗正气。

参考文献

[1] 程建平. 中西医结合复方大承气汤治疗粘连性肠梗阻的临床研究 [J]. 临床医药文献电子杂志, 2017, 4 (54): 10628 – 10629.

[2] 龙新生. 大承气汤治疗不完全性机械性肠梗阻 [J]. 中国中西医结合急救杂志, 2000, 7 (1): 32.

[3] 唐子云. 大承气汤治疗粘连性肠梗阻 33 例疗效观察 [J]. 中西医结合实用临床急救, 1996 (3): 111.

[4] 崔克亮, 曹书华, 王今达. 大承气汤对多器官功能障碍综合征防治作用的临床研究 [J]. 中国中西医结合急救杂志, 2003, 10 (1): 12 – 15.

[5] 姜长贵. 大承气汤治疗急性胰腺炎 32 例 [J]. 中国危重病急救医学, 2010, 22 (4): 249.

[6] 陈燕, 傅红飞. 大承气汤早期干预重症急性胰腺炎临床观察 [J]. 中国中医急症, 2012, 21 (5): 784.

[7] 陈宏略. 大承气汤治疗急性胰腺炎疗效观察 [J]. 现代中西医结合杂志, 2008, 17 (34): 5282 – 5282.

[8] 杨惠琴. 大承气汤辅助治疗肺心病心衰 32 例 [J]. 湖北中医杂志, 2000, 22 (6): 21.

[9] 黄曼. 大承气汤加减在急性胆囊炎急性发作治疗中的应用 [J]. 光明中医, 2012, 27 (9): 1863 – 1864.

三、厚朴三物汤

【组成】厚朴八两, 大黄四两, 枳实五枚。

【用法】上三味, 以水一斗二升, 先煮二味, 取五升, 内大黄, 煮取三升, 温服一升, 以利为度。

【功效】行气通便。

【主治】痛而闭, 疼痛, 大便不通。

【原文】痛而闭者, 厚朴三物汤主之。(《金匮要略·腹满寒疝宿食病脉证治第十》)

【运用】

1. 肠梗阻 何华廷[1]运用厚朴三物汤治疗肠梗阻。共加味治疗 130 例, 临床治愈 98 例 (排气排便、呕吐停止、腹胀痛消失), 显效 13 例 (排气排便、临床症状基本消失, 但遇其他因素又发), 无效 19 例 (服药 24 小时不能排气排便)。处方: 厚朴 35g, 枳实 30g, 生大黄 20g。肠腑气滞者, 加莱菔子 30g; 气滞血瘀者, 加桃仁 8g, 丹参 15g, 赤芍 10g; 热结阳明者, 加芒硝

30g；寒凝肠腑者，加附子9g，细辛3g；蛔虫梗阻肠道者，加槟榔10g，川楝子12g，花椒3g；食滞胃肠者，加山楂9g，麦芽10g，莱菔子20g。每剂加水500mL，煎成200mL，两次分服。为防止呕吐，1次量在1小时内分次口服，成人日服2~3剂。高位性肠梗阻呕吐频繁者，可置胃管抽空胃内容物，然后将药液由胃管注入。

李保[2]运用厚朴三物汤治疗不完全性肠梗阻、李慎贤[3]等运用加味厚朴三物汤治疗腹部术后麻痹性肠梗阻也取得了很好疗效。

2. **胃脘痛** 向一青[4]运用加味厚朴三物汤治疗气滞型胃脘痛。65例患者采用加味厚朴三物汤治疗。药物组成：厚朴15g。枳实10g，大黄炭10g，木香10g，川楝子10g，赤芍药15g，延胡索10g。水煎取汁300mL，分3次口服，1个月为1个疗程。1个疗程结束后，再复查胃镜。随症加减：嗳气泛酸，加瓦楞子10g；纳少，加佛手6g，白豆蔻6g；出血糜烂型胃炎、胃及十二指肠溃疡加三七粉6g（冲），白芷6g；胃脘灼热，加白芍药15g，柴胡10g。结果痊愈14例，有效44例，总有效率89.2%。王某，女，41岁。胃脘痛8年，服中西草药颇多，病情时而反复。近年来住院两次亦未见好转。近1个月胃脘饱胀作痛，痛连双胁，日夜不休，影响睡眠，嗳气频作。感觉胃脘灼热，饮食少进，形瘦神疲，大便不爽、日1~2次，尿黄，舌红，苔薄黄，脉弦细。胃镜示慢性浅表萎缩性胃炎。中医诊断肝胃气滞型胃脘痛。治宜疏肝理气，清热导浊。予加味厚朴三物汤治疗。药用：厚朴15g，枳实10g，大黄炭15g，木香10g，川楝子10g，延胡索10g，赤芍药15g。水煎服，日1剂。服1个疗程后，胃脘胀痛等症状减轻80%，纳增，精神好转。因久病脾气虚，原方减大黄炭、延胡索、赤芍药，加党参、焦白术、山药、焦三仙以调理之。3个月后复查胃镜示浅表性胃炎。

【按】辨证要点：胸腹胀满而痛、大便闭结者。方中重用厚朴为君，行气除满；枳实破气消痞为臣，以助厚朴行气；佐以大黄泻下通便。三药配合，共奏行气除满、泻下通便之功。本方与《伤寒论》小承气汤药味相同，但药量不同。小承气汤意在荡积攻实，故以大黄为君；本方意在行气泄满，则以厚朴为主。肠梗阻以腑病为特点，腑气不通，诸症作矣。正如赵献可在《医贯》中所说："关者不得出也，格者不得入也"，"不通则痛"。因此，治疗本病时始终都要贯穿一个"通"字。应用《金匮要略》中之厚朴三物汤加减治疗各种不同类型肠梗阻，是取其行气散结、消痛除满、荡涤胃肠之功。张仲景谓："痛而闭者，厚朴三物汤主之。"此即所谓六腑"以通为和""以通为补"之意。证之临床，效果亦佳。

参考文献

[1] 何华廷. 厚朴三物汤治疗肠梗阻 130 例临床观察 [J]. 湖北中医杂志，1984（1）：24.

[2] 李保. 厚朴三物汤治疗不完全性肠梗阻的临床效果分析 [J]. 现代养生（下半月版），2017（6）：137.

[3] 李慎贤，于飞，田忠. 加味厚朴三物汤治疗腹部术后麻痹性肠梗阻 36 例分析 [J]. 中国老年学杂志，2007，27（8）：770－772.

[4] 向一青. 加味厚朴三物汤治疗气滞型胃脘痛 65 例疗效观察 [J]. 河北中医，2004，26（8）：585.

四、大黄甘草汤

【组成】大黄四两，甘草一两。

【用法】上二味，以水三升，煮取一升，分温再服。

【功用】清热通腑，平冲降逆。

【主治】胃肠积热，浊腐之气上逆，食已即吐，吐势急迫，大便秘结不通，苔黄，脉滑实者。

【原文】食已即吐者，大黄甘草汤主之。（《金匮要略·呕吐哕下利病脉证治第十七》）

【运用】

1. **呕吐**　来要良[1]运用大黄甘草汤治疗疑难病伴呕吐。病例 1，患者因情绪波动，出现呕吐不止，诊为神经性呕吐，采用镇静对症治疗，效果不佳。根据中医辨证，考虑胃气上逆，病机为积热在胃，腑气不通，胃热上冲之呕吐。因患者体瘦且多日未进食，故采用大黄甘草等量代茶饮进行治疗，取得良效。病例 2，患者肿瘤行放疗后出现放疗反应，腹痛及呕吐明显，采用对症止吐治疗无效。虽未见阳明胃热腑实之证，但胃气上逆明显，大黄甘草汤具有通降胃气的作用，采用生大黄 10g，炙甘草 3g，急通降胃气，恢复胃肠气机，大便通畅后腹痛呕吐迅速减轻，胃气和则愈。

赵振兴[2]等运用大黄甘草汤治疗呕恶。选择 86 例呕吐患者，予大黄甘草汤加减。处方：大黄 5g，生甘草 3g，竹茹、荷梗各 6g。日 1 剂，水煎，分两次服或频服。气滞肝郁明显，加柴胡、黄芩、苏梗等；胁痛，加郁金、木香；大便不爽，舌苔厚腻，加二丑、榔片；干呕频频，心烦而热，口干，舌苔花剥，加石斛、玉竹、沙参等；胃寒加丁香；暑湿为患，加金银花、藿香等。

结果痊愈 57 例，显效 17 例，有效 9 例，总有效率 96.5%。

叶柏[3]运用大黄甘草汤治疗呕吐，取得了良好疗效。

2. 厌食症 姜宏伟[4]等运用大黄甘草汤治疗小儿厌食症。选择 35 例患者，方用大黄 9g（后下），甘草 5g。每日 1 剂，水煎，分两次服。服药 3~8剂均获效，食欲、食量均明显增加，恶心、呕吐消失。两个月后复查，血色素及皮下脂肪均有不同程度增加。王某，女，2 岁。其母代诉，自 10 月龄断乳后即予奶粉、饼干及麦乳精等喂养，现食欲明显减退。诊见精神不振，烦躁不安，消瘦，青筋显露，舌苔黄腻，指纹红赤。证属胃肠食积，纳运失常。治宜清热导滞。予大黄 6g（后下），甘草 3g，每日 1 剂，水煎，分两次服。3剂后，精神及食欲明显好转。再服 3 剂，食量大增，随访半年无异常。

3. 胃轻瘫 来要良[1]运用大黄甘草汤治疗胃轻瘫。胃轻瘫属西医学的疑难病，目前尚无有效的治疗方法，多采用胃手术或起搏治疗。本例患者消瘦明显，见饭即吐，根据舌脉一派虚象，属胃气上逆，采用大黄甘草汤治疗。减低大黄用量，炙甘草倍大黄，仅为通降胃气而不伤胃气，最终获效。

胡元坤[5]运用加味大黄甘草汤治疗糖尿病胃轻瘫。将 76 例患者随机分为治疗组和对照组，每组 38 例。所有患者除常规降血糖治疗外，治疗组施以中药加味大黄甘草汤：大黄 9g，甘草 6g，沙参 12g，石斛 12g，黄芪 15g，半夏6g，乌梅 15g，枳实 10g，白术 12g，茯苓 12g，砂仁 10g。每日 1 剂，水煎取汁 300mL，于早、晚餐前 30 分钟温服。对照组加用西沙必利 10mg，每日三餐前 30 分钟口服。两组均以 3 周为 1 个疗程。结果治疗组显效 19 例，有效 16例，总有效率 92.11%；对照组显效 9 例，有效 18 例，总有效率 71.05%。

王悦[6]运用大黄甘草汤联合针刺治疗糖尿病胃轻瘫取得了很好疗效。

4. 便秘 邵景贤[7]运用大黄甘草汤治疗抗精神病药物引起的便秘。选择重症精神病住院患者 113 例，患者用奋乃静、氯氮平、氯普噻吨等药时发生便秘，3~10 天大便不通。予生大黄、炙甘草，水煎服，10 天为 1 个疗程。结果 78 例显效，24 例有效，总有效率 90%。除少数轻微腹痛外，无其他不良反应。

5. 中毒 吴继良[8]运用大黄甘草汤抢救有机磷农药中毒。将 35 例患者分为治疗组 20 例，对照组 15 例。两组皆进行常规急救治疗，即洗胃、阿托品等药物治疗。治疗组在常规急救治疗的基础上加用大黄甘草汤治疗，结果治疗组全血胆碱酯酶活力检测指标恢复时间及毒性反跳明显优于对照组，抢救成功率明显提高。

91

邓少玲[9]等运用大黄甘草汤抢救毒鼠强中毒。集体中毒的 68 例患儿均存在恶心、呕吐、头晕、四肢痉挛、持续性抽搐症状。发现中毒症状后 5 分钟内均进行催吐、洗胃，然后将患儿随机分成治疗组和对照组。治疗组给予大黄甘草汤灌肠，对照组给予番泻叶泡取液灌肠，两组同时进行常规西医抢救。结果表明，治疗组大黄甘草汤灌肠的疗效，优于对照组给予番泻叶泡取液灌肠疗效。

【按】辨证要点：阳明病，大便难而急迫者，实证，在胃，食已即吐。本方主治实热壅阻胃肠、腑气不通之证。本方以大黄为君，荡涤胃肠实热；伍以甘草缓急和胃，既可使大黄泻不伤胃，且可令热去而胃气和降。临床应用于治疗小儿因内伤胃肠道疾病而致的高热、呕吐、便秘、口疮、急性五官科疾病如急性喉炎、鼻衄、牙龈炎、急性中耳炎等；急性胃溃疡出血；既可治一时性热结便秘，又可治习惯性热结便秘。单味大黄长期服用可致肝硬化和电解质紊乱，单味甘草大量或长期服用，能引起水肿、血压升高。虚症者不宜应用，注意应用时宜少量多次分服。

参考文献

[1] 来要良. 大黄甘草汤治疗疑难病伴呕吐 3 例 [C]. 中华中医药学会脾胃病分会第二十五届全国脾胃病学术交流会论文集，2013：533 – 534.

[2] 赵振兴，侯绍敏，赵翠巧. 大黄甘草汤治疗呕恶 86 例观察 [J]. 河北中医药学报，2001，16（4）：28 – 28.

[3] 刘乐，叶柏. 叶柏教授用大黄甘草汤治疗呕吐经验 [J]. 四川中医，2014，32（11）：7 – 8.

[4] 姜宏伟，黄勇，于作义. 大黄甘草汤治疗小儿厌食症 [J]. 中国民间疗法，2000，8（2）：38.

[5] 胡元坤. 加味大黄甘草汤治疗糖尿病胃轻瘫 38 例 [J]. 中国中医急症，2007，16（7）：876 – 877.

[6] 王悦. 大黄甘草汤联合针刺治疗糖尿病胃轻瘫临床研究 [J]. 中医学报，2016，31（12）：1893 – 1896.

[7] 邵景贤. 大黄甘草汤治疗抗精神病药物引起的便秘 113 例 [J]. 陕西中医，2001，22（7）：393.

[8] 吴继良. 大黄甘草汤抢救有机磷农药中毒应用体会 [J]. 实用中西医结合临床，2006，6（6）：39 – 40.

[9] 邓少玲，陈文雄. 大黄甘草汤在毒鼠强中毒抢救中的应用 [J]. 中国药房，2002，13（7）：421 – 422.

五、大黄附子汤

【原方】大黄三两，附子三枚（炮），细辛二两

【用法】上三味，以水五升，煮取二升，分温三服。若强人，煮取二升半，分温三服。服后如人行四、五里，进一服。

【功用】温阳散寒，泻下通便。

【主治】阳虚寒结，腹胁疼痛，大便秘结，发热，手足厥冷，舌苔白腻，脉弦紧。

【原文】胁下偏痛，发热，其脉紧弦，此寒也，以温药下之，宜大黄附子汤。（《金匮要略·腹满寒疝宿食病脉证并治第十》）

【运用】

1. **肠梗阻** 靳艳钗[1]等运用大黄附子汤为主治疗肠梗阻。21 例患者均根据比较典型的症状、体征和 X 线腹部检查确诊，均采用保守疗法。采用大黄附子汤加味治疗。处方：大黄 10g，附子 6g，细辛 3g，莱菔子 12g，大腹皮16g。治疗无效者，转手术治疗。结果 21 例患者全部治愈。3 例半年后复发，经复诊治疗全部治愈，随访 1 年以上未再复发，无 1 例死亡。肠梗阻是常见急腹症，多由肠道气血凝滞、气机升降失常所致。大黄附子汤为温下剂，具有温阳散寒、泻结行滞之功，用于肠梗阻治疗疗效可靠。

2. **急性重症胰腺炎** 万毓华[2]等运用大黄附子汤联合西药干预急性重症胰腺炎。将 69 例患者随机分为试验组 36 例和对照组 33 例。对照组采用西医常规治疗。试验组在此基础上配合口服加味大黄附子汤。处方：大黄 12g（后下），附子 9g，细辛 6g，姜半夏 9g，竹茹 12g，川楝子 12g，枳实 15g，广木香 9g，炙甘草 9g。水煎 400mL，经胃管注入 1 次 200mL，1 日两次。结果显示，两组临床疗效比较尚无差异，但在继发感染发生率和患者早期康复率方面，差异均有统计学意义，试验组优于对照组。表明大黄附子汤联合西医常规疗法在减少继发感染的发生率，促进患者早期恢复方面有效。

3. **阳虚性便秘** 史晓菲[3]等运用大黄附子细辛汤治疗阳虚性便秘。将100 例患者随机分为观察组和对照组，每组 50 例。所有患者均经过纤维结肠镜或钡剂灌肠等检查，排除肠道器质性病变，均未合并严重的心、肝、肾、肺部等疾病。观察组给予大黄附子细辛汤，大黄 6g，炮附子 9g，细辛 3g。腹胀者加枳壳、莱菔子，阴虚加桑椹、女贞子，疲倦乏力加白术，舌有瘀点瘀斑加桃仁、口干加葛根、五味子。水煎服，每日 1 剂，分早晚服用，连续治

疗 4 周。对照组给予芬太片口服，1 次 100mg，每天 2 次，连续治疗 4 周。治疗显示，观察组的临床疗效明显高于对照组。

4. 慢性肾衰竭 赵平[4]运用大黄附子汤保留灌肠治疗慢性肾衰竭。选择 70 例为研究对象，所有患者在常规治疗，即低盐、低脂、优质低蛋白饮食，控制血压、血糖，纠正酸中毒，补钙，纠正贫血的基础上给予灌肠治疗。处方：大黄 15g，附子 15g，蒲公英 15g，牡蛎 15g，丹参 15g。浓煎 200mL，加热至 38℃保留灌肠，每日 1 次，保留时间 1 小时。7 天为 1 个疗程，共治疗两个疗程。中药灌肠前后患者生存质量及各维度评分都很好。

张增建[5]运用加味大黄附子汤治疗慢性肾功能不全。选择 53 例患者为研究对象，所有患者在西医基础治疗和对症治疗的基础上，采用加味大黄附子汤治疗。附子 10g，肉桂 6g，虫草粉 6g（冲服），白术 10g，茯苓 10g，益母草 30g，丹参 10g，车前子 10g（包），猪苓 15g，泽兰 10g，泽泻 10g，玉米须 30g，六月雪 30g，白花蛇舌草 15g，大黄（后下，以软便为度调整用量）。结果显效 15 例，有效 27 例，无效 11 例，总有效率 79.25%。

李建丰[6]运用加味大黄附子汤治疗糖尿病肾病。选择 30 例为研究对象，口服加味大黄附子汤。组成：大黄 9g，熟附子 9g，黄芪 30g，竹茹 6g，益母草 60g，车前子 30g，白术 15g，丹参 15g，当归 12g，川芎 12g，巴戟天 15g，肉苁蓉 15g，枸杞子 12g，僵蚕 12g，蝉衣 9g，黄连 15g，山茱萸 12g。结果临床控制 9 例，显效 17 例，有效 2 例，无效 3 例，总有效率 90%。

徐俊业[7]、陈伟平[8]等、曲直[9]等都运用大黄附子汤治疗慢性肾功能衰竭，取得了满意疗效。

5. 急性阑尾炎 王博[10]等运用大黄附子汤加味配合双针法治疗急性阑尾炎。将 66 例患者随机分为治疗组 36 例，对照组 30 例。治疗组加服大黄附子汤：大黄、附子各 6~9g，细辛 3g；积滞较轻者，用制大黄；兼气滞腹胀，加厚朴、木香、莱菔子；体虚，加党参、当归。日 1 剂，水煎，取汁 400mL，分早晚两次饭后温服。服后大便通利，转危为安，停服汤药。如药后大便不通，反增呕吐，仍腹痛阵作，手足厥逆，脉搏变细，应配合手术治疗。结果治疗组治愈 30 例，显效 4 例，有效 2 例，总有效率 100%。对照组治愈 19 例，显效 4 例，有效 5 例，无效 2 例，总有效率 93.3%。

【按】辨证要点：阳虚寒结，腹胁疼痛，大便秘结，发热，手足厥冷，舌苔白腻，脉弦紧。方中大黄泻下通便，附子温阳散寒，细辛散寒止痛。诸药合之，使寒去、便通、痛止。丹波元简云："按此条证，固属寒实，故大黄附子，相合成剂，性味融和，自为温利之用。如附子泻心汤，则其证表寒里热，故别煮附子，而功则各奏。故同是附子大黄并用，而立方之趣，回乎不均。徐氏说未确切。盖温利之剂，实以桂枝加大黄汤及此汤为祖。而温脾等诸汤，皆莫不胚胎于此二方矣。"使用中注意大黄用量一般不超过附子。

参考文献

[1] 靳艳钗，沈鸿宾. 大黄附子汤为主治疗肠梗阻21例 [J]. 河北中医药学报，2001，16（3）：28-28.

[2] 万毓华，李林. 大黄附子汤联合西药干预急性重症胰腺炎36例 [J]. 中国中医药现代远程教育，2013，11（19）：75-76.

[3] 史晓菲，田蓟. 大黄附子细辛汤治疗阳虚性便秘临床观察 [J]. 临床研究，2017，25（2）：71.

[4] 赵平. 大黄附子汤保留灌肠对慢性肾衰竭患者生存质量影响的研究 [J]. 中国中西医结合肾病杂志，2013，14（6）：535-536.

[5] 张增建. 加味大黄附子汤治疗慢性肾功能不全53例 [J]. 中国中医急症，2011，20（6）：988-988.

[6] 李建丰. 加味大黄附子汤治疗糖尿病肾病30例临床报道 [J]. 医药产业资讯，2006，3（18）：109.

[7] 徐俊业. 大黄附子汤治疗慢性肾功能不全46例 [J]. 成都中医药大学学报，1999，22（2）：24-25.

[8] 陈伟平，刘笑云，韦继政，等. 大黄附子汤灌肠治疗慢性肾功能衰竭20例总结 [J]. 湖南中医杂志，2005，21（4）：13-14.

[9] 曲直，周密. 大黄附子汤灌肠治疗慢性肾功能衰竭30例 [J]. 陕西中医，2012，33（6）：693-694.

[10] 王博，程刚，雷芳玉. 双针法配合大黄附子汤加味治疗急性阑尾炎36例 [J]. 陕西中医，2006，27（6）：723-724.

六、麻子仁丸

【组成】麻子仁二升，芍药半斤，枳实半斤（炙），大黄一斤（去皮），厚朴一尺（炙，去皮），杏仁一升（去皮尖，熬，别作脂）。

【用法】上六味，蜜和丸，如梧桐子大，饮服十丸，日三服，渐加，以知为度。

【功用】润肠泄热，行气通便。

【主治】肠胃燥热，脾约便秘证。大便干结，小便频数，苔微黄少津；虚人及老人肠燥便秘、习惯性便秘、产后便秘、痔疮术后便秘等胃肠燥热者。

【原文】趺阳脉浮而涩，浮则胃气强，涩则小便数，浮涩相搏，大便则鞕，其脾为约，麻子仁丸主之。（《伤寒论》第 247 条）

趺阳脉浮而涩，浮则胃气强，涩则小便数，浮涩相搏，大便则坚，其脾为约，麻子仁丸主之。（《金匮要略·五脏风寒积聚病脉证并治第十一》）

【运用】

1. 老年虚性便秘　廉凯楠[1]运用麻子仁丸联合脏腑推拿治疗老年虚性便秘。将 167 例患者随机分为对照组（83 例）和观察组（84 例），对照组采用西药莫沙必利治疗，观察组采用麻子仁丸联合脏腑推拿治疗，比较两组的临床疗效、不良反应发生情况及病愈 3 个月后复发情况。结果显示，观察组的总有效率 95.2%，高于对照组 85.5%；不良反应发生率为 6.0%，显著低于对照组的 15.7%；观察组随访 3 个月后的复发率为 14.3%，低于对照组的 26.7%。提示麻子仁丸联合脏腑推拿用于老年虚性便秘的治疗，具有疗效显著、安全性高、复发率低等优势。

2. 胸腰椎骨折后腹胀便秘　王世华[2]等运用麻子仁丸合复元活血汤加减治疗胸腰椎骨折后腹胀便秘。将 66 例患者随机分为治疗组和对照组，治疗组口服麻子仁丸合复元活血汤，对照组给予对症处理，观察两组临床疗效。结果治疗组口服中药 5~7 天后，大部分腹胀明显好转，10 天后症状消失。结果治愈 18 例，有效 12 例，无效 3 例，有效率 90.9%；对照组肌注甲硫酸新斯的明注射液后腹痛改善明显，便秘外用开塞露后改善，结果治愈 6 例，有效 13 例，无效 14 例，有效率 57.57%。提示麻子仁丸合复元活血汤用于胸腰椎骨折后腹胀便秘效果显著。

3. 糖尿病性便秘　张蕊[3]运用麻子仁丸加减方治疗糖尿病性便秘。将 60 例患者随机分为治疗组和对照组，每组 30 例。两组皆给予适宜降糖方案，对照组另加盐酸伊托必利片促胃肠动力处理，治疗组另加用麻子仁丸加减方治疗，疗程均为 1 个月。结果麻子仁丸加减方治疗糖尿病性便秘疗效显著。

【按】辨证要点：经常便秘而无所苦者。方中火麻仁润肠通便；大黄通便泄热；杏仁降气润肠；白芍养阴和里；枳实、厚朴下气破结，加强降泄通便之力；蜂蜜润燥滑肠。诸药合用，具有润肠泄热、行气通便之效。本方常用于虚人及老人肠燥便秘、习惯性便秘、产后便秘、痔疮术后便秘等胃肠燥热者。本方虽为润肠缓下之剂，但含有攻下破滞之品，津亏血少者不宜常服，孕妇慎用。

参考文献

[1] 廉凯楠. 麻子仁丸联合脏腑推拿治疗老年虚性便秘临床观察 [J]. 光明中医，

2019, 34（1）：15－17.

[2] 王世华，余红超，李嘉. 复元活血汤合麻子仁丸加减治疗胸腰椎骨折后腹胀便秘 33 例 [J]. 现代中医药, 2018, 38（5）：49－50＋57.

[3] 张蕊. 麻子仁丸加减方治疗糖尿病性便秘患者临床观察及对 VIP 和 CCK 的影响 [D]. 安徽中医药大学, 2018.

七、大陷胸汤

【组成】大黄六两（去皮），芒硝一升，甘遂一钱匕。

【用法】上三味，以水六升，先煮大黄，取二升，去滓，内芒硝，煮一两沸，内甘遂末，温服一升，得快利，止后服。

【功用】峻攻水饮，泄热破结。

【主治】水热互结之结胸证。心下疼痛，拒按，按之硬，或从心下至少腹硬满疼痛，手不可近。伴短气烦躁，大便秘结，舌上燥而渴，日晡小有潮热，舌红，苔黄腻或兼水滑，脉沉紧或沉迟有力。

【原文】太阳病，脉浮而动数，浮则为风，数则为热，动则为痛，数则为虚。头痛发热，微盗汗出，而反恶寒者，表未解也。医反下之，动数变迟，膈内剧痛，胃中空虚，客气动膈，短气躁烦，心中懊恼，阳气内陷，心下因鞭，则为结胸，大陷胸汤主之。若不结胸，但头汗出，余处无汗，剂颈而还，小便不利，身必发黄。（《伤寒论》第 134 条）

伤寒六七日，结胸热实，脉沉而紧，心下痛，按之石鞭者，大陷胸汤主之。（《伤寒论》第 135 条）

伤寒十余日，热结在里，复往来寒热者，与大柴胡汤。但结胸无大热者，此为水结在胸胁也，但头微汗出者，大陷胸汤主之。（《伤寒论》第 136 条）

太阳病，重发汗而复下之，不大便五、六日，舌上燥而渴，日晡所小有潮热，从心下至少腹鞭满而痛不可近者，大陷胸汤主之。（《伤寒论》第 137 条）

伤寒五六日，呕而发热者，柴胡汤证具，而以他药下之，柴胡证仍在者，复与柴胡汤。此虽已下之，不为逆，必蒸蒸而振，却发热汗出而解。若心下满而硬痛者，此为结胸也，大陷胸汤主之。但满而不痛者，此为痞，柴胡不中与之，宜半夏泻心汤。（《伤寒论》第 149 条）

【运用】

1. 急性肠梗阻　吴汉民[1]运用大陷胸汤治疗急性肠梗阻。朱某，男，44岁。突然上腹阵发性疼痛，腰不能立。症见腹部胀大如鼓，自剑突下至少腹部痛不可近，肠中雷鸣。白细胞 11×10^9/L，中性 69%，淋巴 31%。腹透见多个气液平，腹满胀急拒按，大便不通，脸色发青，四末发冷，语声低微，不时呻吟，时欲寐，苔黄而腻，脉沉细微，但重按有力。诊为急性肠梗阻，为少阴兼腑实重症，类似结胸。予大陷胸汤加减：甘遂 3g，生大黄 10g，厚朴 10g，枳实 10g，风化硝 10g（化冲），莱菔子 10g（打）。水煎服，服药 1 剂，不到 20 分钟，吐出黄绿水大半痰盂，继之插管行胃肠减压，又从胃中抽出很多液体，呕吐与抽液总量达 3000mL 以上。抽液后继服两煎，约半小时，腹痛肠鸣欲便，泻下 4 次，腹痛即除，安静入睡。查见腹部平坦，疼痛消失，脉弦有力。观察两天，腹痛未作而出院。

2. 急性胰腺炎 陈宛圆[2]等运用大陷胸汤改善急性胰腺炎临床预后。将 60 例患者分为观察组和对照组，每组 30 例，观察大陷胸汤对急性胰腺炎的临床疗效、胃肠减压时间、肠蠕动恢复时间、腹痛缓解时间、血淀粉酶恢复正常时间的影响。对照组采用常规西药治疗，观察组在此基础上给予大陷胸汤治疗。结果观察组的效果明显优于对照组，能显著减少胃肠减压时间、肠蠕动恢复时间和腹痛缓解时间。提示根据急性胰腺炎临床症状及病程进展运用大陷胸汤可显著改善临床预后。

3. 结核性腹膜炎 赵棣华[3]运用大陷胸汤治疗结核性腹膜炎。沈某，女，36 岁。腹痛、午后低热 1 个月，全腹硬满疼痛拒按，加重 1 周，伴盗汗、食少、便秘、溲短微黄，舌嫩红，苔白，脉沉紧。10 年前曾患肺结核。体温 37.6℃，面容消瘦，腹部硬满，有"揉面感"，全腹压痛（＋），移动性浊音（＋）。血沉 40mm/h。腹穿刺液，化验为渗出液。西医诊断为结核性腹膜炎。证属大结胸证。治当攻逐寒水，宽肠散结。处方：大黄 15g，芒硝 5g（冲服），枳实 15g，厚朴 15g。水煎服。服药 1 剂，燥屎即解，胃肠气机通畅，全腹硬满痛均减轻，腹水消失。继续抗痨药治疗。

【按】辨证要点：心下结硬、满痛拒按而烦躁者。泻下剂，寒下，具有泄热逐水功效。主治水热互结之结胸证。方中甘遂苦寒，既能清热，又能峻逐水饮；大黄泄热荡实；芒硝软坚破结。三药合用，共奏峻攻水饮、泄热破结之效。本方常用于急性胰腺炎、急性肠梗阻、肝脓肿、渗出性胸膜炎、胆囊炎等属于水热互结者。凡素体虚弱，或病后不任攻伐者，禁用此方。因本方为泄热逐水峻剂，下利过度，伤及正气；又要利下及时，以防留邪为患。

参考文献

[1] 吴汉民. 仲景方治疗急症举隅 [J]. 江苏中医杂志，1984（3）：38.

　　[2] 陈窕圆, 李健. 大陷胸汤对改善急性胰腺炎的临床预后研究 [J]. 内蒙古中医药, 2016, 35 (10): 3-4.

　　[3] 赵棣华. 陷胸汤证验案 [J]. 吉林中医药 1983 (6): 22.

八、三物白散

【组成】桔梗三分，巴豆一分（去皮心，熬黑，研如脂），贝母三分。

【用法】上三味，为散，纳巴豆，更于臼中杵之，以白饮和服。强人半钱匕，羸者减之。病在膈上必吐，在膈下必利。不利，进热粥一杯；利过不止，进冷粥一杯。

【功用】温寒逐水，涤痰破结。

【主治】寒实结胸，症见胸痛、心烦、不渴、不发热。

【原文】寒实结胸，无热证者……白散亦可服。一云与三物小白散。（《伤寒论》第141条）

【运用】

1. **胃癌**　朱怀平[1]等应用三物白散加味治疗胃癌。选择 60 例进展期胃癌，不能手术的 Ⅱ-Ⅳ 期患者为研究对象，包括经手术探查未切除肿瘤者，或手术复发者，经放疗及化疗结束两个月以上，体力状况比较好，估计能存活 3 个月以上者，随机分为治疗组和对照组，每组 30 例。治疗组三物白散加味方口服，药物为巴豆霜（含 10% 油）、贝母、桔梗、炙甘草、土鳖虫、莪术、麝香、生三七、生薏苡仁、柴胡、木香、全蝎、露蜂房、炒白芍、潞党参等。制成片剂，每片相当于生药 1.76g，每天 4~6 片，早晨、中午分两次口服，另配合使用西医一般支持疗法，如输血、输液、纠正水电解质紊乱、深部静脉营养、抗菌消炎等。对照组采用西医一般支持疗法，内容同上。经 4 周治疗，瘤体稳定率治疗组为 83.33%，对照组 60%；瘤体恶化率治疗组为 16.67%，对照组为 40%。

　　朱莹[2]等应用加味三物白散治疗胃癌。药物组成：巴豆霜（含 10% 油）0.3g，浙贝母 10g，桔梗 15g，炙甘草 5g，土鳖虫 10g，莪术 10g，白及 10g，枳壳 6g，生三七 3g，生薏苡仁 30g，柴胡 10g，木香 6g，当归 10g，炒白芍 10g，生黄芪 30g，潞党参 15g。日 1 剂，水煎，分两次服，连服 6 周为 1 个疗程，取得了很好的疗效。

2. **急性肾功衰竭**　王长有[3]等应用三物白散抢救急性肾功衰竭。5 例患者均有不同程度的少尿和无尿，有恶心、呕吐、嗜睡、谵妄、躁动、惊厥、昏迷等表现。选用三物白散：巴豆、川贝母、桔梗各等份，共研细末，每次口服600mg，温开水送下，以大便通利为度。一般服药0.5～2小时即有大便，服药后4小时未大便者，可服第2次，若大便次数过频予以止泻。服用三物白散后，患者均有较强的导泻作用，其中2例，每日泻便2500～3000mL，随之尿量逐渐增加，尿闭、呕逆、谵妄、惊厥等症缓解，再应用中西药善后调理，相继3人痊愈出院。2例亚急性重型肝炎合并肾衰者，虽起到导泻作用，但因肝脏损害严重，昏迷后死亡。

【按】三物白散又名三物小白散。治疗没有热证的结胸。结胸证是因太阳病误用冷水淋洗、邪热被寒气所阻抑，水寒伤肺，寒气结于胸中所致。方中巴豆泻下冷积，散寒逐水，破结搜邪；贝母散结祛痰；桔梗开提肺气，载药上浮。三药合用，共奏温寒逐水、涤痰破结之效。"不利进热粥一杯"，服药后不泻下者，加服热粥，增加辛热之性，促进吸收；"利不止进冷粥一杯"，服药后反应强烈泄不止，服冷粥可减缓药物作用继续吸收，稀释胃中药物浓度。

参考文献

［1］朱怀平，朱志仑，徐力．三物白散加味方治疗进展期胃癌30例临床研究［J］．南京中医药大学学报（自然科学版），2005，21（5）：284－285.

［2］朱莹，袁伟建，张晓江，等．加味三物白散方治疗进展期胃癌临床研究［J］．中国中医急症，2010，19（4）：578－580.

［3］王长有，黄小林．"三物白散"抢救急性肾功衰竭［J］．陕西中医，2002，23（4）：340－341.

九、十枣汤

【组成】芫花（熬）、甘遂、大戟。

【用法】上三味等份，各别捣为散，以水一升半，先煮大枣肥者十枚，取八合，去滓，内药末，强人服一钱匕，羸人服半钱，温服之，平旦服。若下少，病不除者，明日更服，加半钱，得快下利后，糜粥自养。

【功用】攻逐水饮。

【主治】悬饮，咳唾胸胁引痛，心下痞硬，干呕短气，头痛目眩，胸背掣痛不得息，舌苔白滑，脉沉弦；水肿，一身悉肿，尤以身半以下肿甚，腹胀喘满，二便不利。

【原文】十枣汤主治外感风邪，引动水饮，饮邪结于胁下。亦可治疗悬饮、支饮。

太阳中风，下利呕逆，表解者，乃可攻之。其人漐漐汗出，发作有时，

头痛，心下痞鞭满，引胁下痛，干呕短气，汗出不恶寒者，此表解里未和也，十枣汤主之。(《伤寒论》第152条)

脉沉而弦者，悬饮内痛。病悬饮者，十枣汤主之。(《金匮要略·痰饮咳嗽病脉证并治第十二》)

咳家其脉弦，为有水，十枣汤主之。(《金匮要略·痰饮咳嗽病脉证并治第十二》)

夫有支饮家，咳烦胸中痛者，不卒死，至一百日或一岁，宜十枣汤。(《金匮要略·痰饮咳嗽病脉证并治第十二》)

【运用】

1. **悬饮证** 蔡志敏[1]应用十枣汤治疗悬饮证。选悬饮证患者50例，表现为胸闷、胸痛、咳嗽、气促或气短、心慌、发热、乏力等。清晨空腹用十枣汤，"得快下利后"以稀粥自养，5天1个疗程。服用药后约1小时，先觉上脘不适，有轻度眩晕，或略泛恶，继而腹中鸣响、攻痛，痛势渐向下移，继则大便通畅，初为黄色稀便，后为黄色稀水，一般5~6次泄水自行停止。经2~5个疗程，咳嗽、胸痛等症完全缓解，治愈39例，好转7例，无效4例，总有效率92.0%。

2. **胸腔积液** 马俊[2]应用十枣汤治疗胸腔积液。将68例患者随机分为治疗组38例，对照组30例。治疗组在常规西药治疗的同时给予中药加味十枣汤口服；对照组针对原发病因采用西药治疗。治疗治疗组显效21例，有效14例，无效3例；积液减少量快1天，最慢22天。对照组显效8例，有效12例，无效10例；积液减少最快7天，最慢29天。

3. **结核性胸膜炎** 王玉标[3]应用十枣汤治疗难治性结核性胸膜炎。选择33例患者为研究对象，症状为咳唾引痛，患侧肋间胀满，甚则患侧胸廓隆起。所有病例均使用十枣汤时加化疗，结果均痊愈。结核性胸膜炎单纯使用西药抗结核治疗，效果往往不显著，配合十枣汤攻逐水饮，能加快胸水吸收，提高治愈率。

4. **肝硬化难治性腹水** 严光俊[4]应用十枣汤治疗肝硬化难治性腹水。万某，男，71岁。发热，腹胀，精神不佳，乏力。上腹部CT示：肝硬化、脾大、门脉高压、大量腹水。腹围95cm，尿量300mL/d，示尿量少，给予保肝、抗炎对症治疗，但腹胀改善不明显，遂以芫花、大戟、甘遂各3g研末，大枣10枚煎汤，晨起空腹送服。服后小便量增多，每天可达2200mL，大便次数也增多、稀便，腹围为88cm。后改以芫花、大戟、甘遂各20g，白及20g醋炒研粉，取 10g 粉末以白蜜调膏平铺于纱布上外敷于脐周，以胶布固定，每天 1 次，每次 4~6 小时，尿量每天可达 2000mL，大便日两次、质稀。治疗两周后，腹围 78cm，腹胀感明显减轻。

5. 膝关节滑膜炎 金必成[5]应用十枣汤外用治疗膝关节滑膜炎。将 36 例患者随机分为治疗组和对照组，每组 18 例。治疗组应用十枣汤外敷，即甘遂、大戟、芫花各 3g，用醋半斤，浸泡 3 天。单层纱布浸药汁后包裹患膝关节，外盖塑料薄膜，每小时滴药 1mL，每天两次，每次敷 2~3 小时，5 天为 1 个疗程，观察 3 个疗程。对照组应用西医膝关节内封闭、抽液疗法。结果治疗组治愈 14 例，显效 2 例，有效 1 例，无效 1 例；对照组治愈 6 例，显效 3 例，有效 2 例，无效 7 例。

【**按**】辨证要点：咳而胸闷胁痛、心下痞硬满、脉沉弦者，往往是围绕肋骨一圈疼痛。方中甘遂善行经隧水湿，大戟善泄脏腑水湿，芫花善消胸胁伏饮痰癖。三药合用，逐水饮、除积聚、消肿满之功甚著。大枣甘平，益气护胃，并能缓和诸药之峻下及毒性。诸药相配，共奏攻逐水饮之效。本方常用于渗出性脑膜炎、结核性胸膜炎、肝硬化、慢性肾炎所致的胸水、腹水或全身水肿，以及晚期血吸虫病所致的腹水等属水饮内停里实证者。本方作用峻猛，只可暂用，不宜久服。若精神胃纳俱好，而水饮未尽去者，可再投本方；若泻后精神疲乏，食欲减退，则宜暂停攻逐；若体虚邪实又非攻不可者，可本方与健脾补益剂交替使用，或先攻后补，或先补后攻。使用本方应注意四点：一是三药为散，大枣煎汤送服；二是于清晨空腹服用，从小量开始，以免量大下多伤正，若服后下少，次日加量；三是服药得快利后，宜食糜粥以保养脾胃；四是年老体弱者慎用，孕妇忌服。

参考文献

[1] 蔡志敏. 十枣汤治疗悬饮临床分析 [J]. 中外健康文摘, 2011, 48 (8)：437-437.

[2] 马俊. 十枣汤辨证治疗胸腔积液 38 例 [J]. 中国中医急症, 2007, 16 (8)：1002-1003.

[3] 王玉标. 中西医结合治疗难治性结核性胸膜炎 33 例 [J]. 长春中医药大学学报, 2009, 25 (1)：105.

[4] 刘冲, 严光俊. 严光俊教授应用十枣汤治疗肝硬化难治性腹水的临床经验 [J]. 实用中西医结合临床, 2016, 16 (12)：50-51.

[5] 金必成. 十枣汤外用治疗膝关节滑膜炎 18 例的临床观察 [J]. 贵阳中医学院学报, 2012, 34 (6)：249-251.

十、甘遂半夏汤

【组成】甘遂（大者）三枚，半夏十二枚（以水一升，煮取半升，去滓），芍药五枚，甘草（如指大）一枚（炙）。

【用法】上四味，以水二升，煮取半升，去滓，以蜜半升，和药汁，煎取八合，顿服之。

【功用】逐饮祛痰。

【主治】痰饮，病者脉伏，其人欲自利，利反快，虽利心下续坚满，此为留饮欲去故也。

【原文】病者脉伏，其人欲自利，利反快，虽利，心下续坚满，此为留饮欲去故也，甘遂半夏汤主之。（《金匮要略·痰饮咳嗽病脉证并治第十二》）

【运用】

1. **肝硬化腹水** 马建三[1]运用甘遂半夏汤加减治疗肝硬化腹水。周某，男，57岁。素有肝炎、肺脓肿等病，半年前因精神刺激出现胸腹胀痛，后渐加重。现又下肢浮肿，咳吐痰稠，渴饮汗多，不欲饮食，食则腹胀加重，并视物模糊，大便秘结，小便频、热、黄、少，每日寅卯二时发潮热，心烦欲死，舌质红，苔黄腻，脉濡细。诊断为肝硬化腹水，治疗数月无效。处以甘遂半夏汤加味：甘遂6g，半夏15g，白芍20g，甘草6g，蜂蜜30g，泽泻、茯苓、槟榔各15g。煎服后1小时出现瞑眩症状，两小时后连续下稀便，便后腹满随之大减，四肢犹感轻快。但增腰痛、腿麻、倦怠，故加泡参30g、生地黄10g、茯苓12g，以固气阴。再进4剂，药后下稀水甚多，小便亦增，腹胀明显减轻，但觉四肢无力，脉沉而有力。考虑恐甘遂药猛，攻伐太过，乃改用牵牛子20g代甘遂，继服两剂，腹胀大减；再进两剂，诸症悉平。继以猪苓汤原方加红参、黄芩等调治而安。

2. **血吸虫病肝硬化腹水** 张谷才[2]运用甘遂半夏汤加减治疗血吸虫病肝硬化腹水。李某，女，14岁。患血吸虫病肝硬化腹水两年，面色萎黄，形体消瘦，精神疲倦，腹大如鼓，腹围98cm，脘闷食少，时而恶心欲吐，下肢浮肿，小便不利，大便秘结，舌苔白腻，脉象沉弦。病由水湿内停，气化不利，脾失运化，肝失疏泄所致。治宜健脾逐水。仿甘遂半夏汤意：党参、大戟、车前子（布包）、白术、大腹皮、半夏各10g，茯苓12g，甘草5g，甘遂、桂枝各6g，大枣5枚。水煎服。此方加减，连服20剂，腹水完全消除，腹围74cm，症状大都缓解。后改用疏肝理气、活血化瘀、健脾利湿等法调治。

【按】辨证要点：心下坚满，腹挛急者。留饮指长期滞留不行的水饮，中医学认为系中焦脾胃阳虚、失于运化、津液凝滞所致。《金匮要略·痰饮咳嗽病脉证并治》云："夫心下有留饮，其人背寒冷如掌大。留饮者，胁下痛引缺盆，咳嗽则辄已。胸中有留饮，其人短气而渴。四肢历节痛，脉沉者，有留饮。"本方以甘遂攻逐伏饮为君，使饮从大小便而去。半夏祛痰散结为臣。佐以白芍利小便，与甘遂配伍，既可通利二便以下水饮，又防因逐水而伤阴。使以甘草益气护脾，与甘遂合用，取其相反相成，激发药力，使留饮得以尽去。用蜜同煮者，不但能安中益气，且可缓和甘遂毒烈之性。

参考文献

[1] 马建三.《金匮》甘遂半夏汤加减治愈肝腹水 [J]. 成都中医学院学报，1982 (3)：47.

[2] 张谷才. 从《金匮要略》谈相反的配伍方法 [J]. 安徽中医学院学报，1983 (2)：39-42.

十一、三物备急丸

【组成】大黄一两，干姜一两，巴豆一两（去皮、心，熬，外研如脂）。

【用法】上药各须精新，先捣大黄、干姜为末，研巴豆内中，合治一千杵，用为散，蜜和丸亦佳，密器中贮之，莫令歇。

【功用】攻逐寒积。

【主治】寒实冷积内停，心腹卒暴胀痛，痛如锥刺，气急口噤，大便不通。

【原文】主心腹诸卒暴百病，若中恶客忤，心腹胀满，卒痛如锥刺，气急口噤，停尸卒死者，以暖水若酒，服大豆许三四丸。或不下，捧头起，灌令下咽，须臾当差。如未差，更与三丸，当腹中鸣，即吐下，便差。若口噤，亦须折齿灌之。（《金匮要略·杂疗方第二十三》）

【运用】

1. **肠梗阻** 刘晓东[1]等应用三物备急汤治疗肠梗阻。选择128例患者为研究对象，将大黄、干姜、巴豆三药浓煎取汁，根据不同体质、年龄选择剂量。体质较强者大黄10g，干姜15g，巴豆1~2g，浓煎取汁，每日2次，每次服80mL；小儿、体质较弱者大黄6g，干姜9g，巴豆0.2~1g，浓煎取汁，每日2次，每次服20~60mL。结果治愈116例，好转12例，总有效率100%。李某，男，30岁。中下腹阵发性疼痛伴呕吐、无矢气1天半，加重半天。诊为蛔虫性肠梗阻，给予三物备急汤。大黄15g，干姜10g，巴豆2g。浓煎取汁，每服80mL。配合直肠给药150mL，30分钟后，肠鸣加强，肛门矢气，便出蛔虫十余条，腹痛腹胀缓解，胃脘落空，食欲恢复，半天后治愈。

2. 胃肠功能衰竭　赵平[2-4]等应用中药三物备急丸治疗严重胃肠功能障碍。男，12岁。因触电倒地后意识不清，当时心音听不到，大动脉搏动消失，呼吸停止，血压测不到。面色发绀，意识不清，双侧瞳孔均散大，光反射消失。诊为电击伤，心跳呼吸骤停。立即给予心肺复苏术，同时予以气管插管、机械通气、脑复苏等措施，病情稳定，生命体征恢复正常，血氧饱和度正常。但患者一直处于昏迷状态，无胃肠蠕动、无肠鸣音。用肥皂水灌肠、应用促胃肠动力药莫沙比利、胃管内注入大黄煎剂、足三里针刺等均未见效。西医诊为严重胃肠功能障碍。应用三物备急丸1剂（巴豆2个去皮，生大黄3g，干姜3g），共研细末，加水调至50mL胃管内注入。患儿第2天出现腹泻6次，水样便1500mL。便潜血阴性。可闻及微弱肠鸣音。

3. 便秘　李鲜[5]运用温下法治疗便秘。认为三物备急丸治疗寒实冷积猝死之急症效果颇好，应把握用药时机，及时应用本方。方用巴豆辛热峻下，开通闭塞；干姜辛热，温阳健脾；大黄苦泄通降，既制巴豆辛热之毒，又协巴豆泄下通腑，且大黄得巴豆、干姜寒性大减。李鲜认为，本方药力峻猛，副反应大，用药一两次即可，中病即止。此外，本方用寒热之霸药，特别适合恶性肿瘤尤其是腹部肿瘤造成的大便不通、腹痛腹胀等危重病。

4. 急性胰腺炎　廖隽帝[6]等应用三物备急丸合柴芩承气汤治疗急性胰腺炎。将105例患者分为对照组和治疗组。对照组48例，单纯采用西医治疗；治疗组57例，采用中西医结合治疗，应用三物备急丸合柴芩承气汤，取得了很好的疗效。

【按】临床应用以心腹猝暴胀痛、痛如锥刺、气急口噤、大便不通为辨证要点。本方治疗寒实冷积内停证。本证由饮食自倍、寒积内停、上焦不行、下脘不通所致，治以攻逐寒积为主。巴豆辛热峻下，开通闭塞，为主药；干姜温中，并助巴豆以祛寒，为辅药；大黄荡涤肠胃，推陈致新，并能监制巴豆之毒，为佐使。三药配合，力猛效捷。临床上有调节胃肠机能、抗粘连和抗菌作用。孕妇、年老体虚者，温暑热邪所致的暴急腹痛均不能使用。

参考文献

[1] 刘晓东，王碧泉．三物备急汤治疗肠梗阻 [J]．辽宁中医杂志，2002，29（10）：613．

［2］赵平，张秋才，王蕊．中药三物备急丸治疗严重胃肠功能障碍 2 例［J］．中国中西医结合杂志，2004，24（12）：1076.

［3］张秋才，赵平，杨继文，等．三物备急丸治疗胃肠功能衰竭验案 1 例［J］．河北中医，2006，28（6）：444 - 444.

［4］赵平，张秋才，郭连澍，等．三物备急丸治疗危重症胃肠功能衰竭患者 24 例［J］．中医杂志，2010，51（5）：452.

［5］毛帼粟，石腾腾，林雪娇，等．李鲜教授运用温下法治疗便秘临证经验［J］．中国民族民间医药，2018，27（16）：69 - 70.

［6］廖隽苇，龙建军，范建生，等．柴芩承气汤合三物备急丸治疗急性胰腺炎的临床观察［J］．社区医学杂志，2006，4（15）：85 - 86.

十二、桂枝加大黄汤方

【组成】桂枝三两（去皮），大黄二两，芍药六两，生姜三两（切），甘草二两（炙），大枣十二枚（掰）。

【用法】上六味，以水七升，煮取三升，去滓。温服一升，日三服。

【功用】调和营卫，兼通脾络。

【主治】太阳表证未解，内有实热积滞，腹满实痛，大便不通。

【原文】本太阳病，医反下之，因而腹满时痛者，属太阴也，桂枝加芍药汤主之；大实痛者，桂枝加大黄汤主之。（《伤寒论》第 279 条）

太阴为病，脉弱，其人续自便利，设当行大黄、芍药者，宜减之，以其人胃气弱，易动故也。下利者，先煎芍药三沸。（《伤寒论》第 280 条）

【运用】

1. **小儿腹痛**　王先[1]运用桂枝加大黄汤方加减治疗小儿腹痛。将 40 例患儿随机分为对照组和观察组，每组 20 例。对照组采取常规西医治疗，观察组采取桂枝加大黄汤加减治疗。结果观察组的总有效率高于对照组，不良反应发生率低于对照组。提示桂枝加大黄汤加减治疗小儿腹痛安全性高，临床效果好。

2. **慢性溃疡性结肠炎**　林家坤[2]运用桂枝加大黄汤加味治疗慢性溃疡性结肠炎。选择 24 例患者运用桂枝加大黄汤加味治疗，疗效显著。

3. **荨麻疹**　顾介山[3]运用桂枝加大黄汤治疗顽固性荨麻疹。苏某，女，32 岁。患荨麻疹 5 年余。开始每年发五六次，后逐年加剧。曾大量注射葡萄糖酸钙、内服苯海拉明等西药，以及祛风、活血中药均无效。诊见遍身有大小不等的疙瘩块，搔痒无度，此伏彼起，日夜无宁静之时。发作剧烈时特别怕冷，身必重裘，大便一直两日一行，且燥结难下，腹微痛。处方：桂枝9g，芍药9g，甘草3g，生姜9g，大枣3枚，大黄9g，全瓜蒌12g，麻仁12g。服上药后约3小时，身痒渐止，疙瘩亦渐隐没，周身微汗，大便通畅，症状全部消失，迄今半月余未发。

4. 痢疾 戴克敏[4]报道姜春华教授运用桂枝加大黄汤治疗痢疾。李某，男，13岁。痢疾初起，里急后重，腹痛拒按，伴恶寒发热，舌淡脉数。证属痢疾初起夹表。拟桂枝加大黄汤加减：桂枝、大黄（后下）、槟榔、枳实各9g，芍药18g，炙甘草6g，大枣4枚。煎服3剂而愈。

5. 膈肌痉挛 王子融[5]等运用桂枝加大黄汤治疗膈肌痉挛。杜某，男，38岁。呃逆频作10余日，影响饮食、睡眠、工作，并感全身皮肤拘紧，恶风汗出（双下肢为重），低热，体温37.2℃左右，胃脘部不适，大便秘结。曾多方治疗不效。诊见舌质淡红，苔中部厚腻略黄，脉浮沉取有力略弦。证属内伤外感，寒热相杂，营卫失和，胃气上逆。治宜解肌发表，清泄肠胃，平肝降逆。处方：桂枝9g，炒白芍9g，炙甘草6g，生姜15g，大枣3攻，生大黄6g，砂仁6g。煎服3剂，汗出呃止眠安，排稀便2次，略感肠鸣不适，皮肤稍感拘紧。守方去大黄，再服1剂。后以香砂养胃丸善后。

【按】辨证要点：桂枝加大黄汤证，即桂枝加芍药汤证又见里实拒按，或大便不通者。方中桂枝汤调营卫、畅血行；倍芍药，破阴结、通脾络；再少加大黄，以活血行瘀，助芍药通络。

参考文献

[1] 王先. 桂枝加大黄汤方加减治疗小儿腹痛的效果分析 [J]. 中国社区医师，2018，34（28）：110 + 112.

[2] 林家坤. 桂枝加大黄汤加味治疗慢性溃疡性结肠炎24例临床观察 [J]. 江西中医学院学报，1991（01）：20 − 21.

[3] 顾介山. 桂枝加大黄汤治愈顽固性荨麻疹 [J]. 江苏中医，1958（2）：24.

[4] 戴克敏. 姜春华教授运用桂枝汤的经验 [J]. 辽宁中医杂志，1987（8）：4.

[5] 王子融，毛凤仙. 经方治验一则 [J]. 中医杂志，1988（10）：41.

第六章　和解经方

一、小柴胡汤

【组成】柴胡半斤，黄芩三两，人参三两，半夏半升（洗），甘草（炙）、生姜（切）各三两，大枣十二枚（掰）。

【用法】上七味，以水一斗二升，煮取六升，去滓，再煎取三升。温服一升，日三服。若胸中烦而不呕者，去半夏、人参，加瓜蒌实一枚；若渴，去半夏，加人参，合前成四两半，瓜蒌根四两；若腹中痛者，去黄芩，加芍药三两；若胁下痞鞕，去大枣，加牡蛎四两；若心下悸，小便不利者，去黄芩，加茯苓四两；若不渴，外有微热者，去人参，加桂枝三两，温覆微汗愈；若咳者，去人参、大枣、生姜，加五味子半升，干姜二两。

【功用】和解少阳。

【主治】少阳病。症见往来寒热，胸胁苦满，默默不欲饮食，心烦喜呕，口苦，咽干，目眩，舌苔薄白，脉弦者；妇人伤寒，热入血室，经水适断，寒热发作有时，暮则谵语；疟疾，黄疸等内伤杂病而见以上少阳病证者。

【原文】太阳病，十日以去，脉浮细而嗜卧者，外已解也。设胸满胁痛者，与小柴胡汤；脉但浮者，与麻黄汤。（《伤寒论》第37条）

伤寒五六日，中风，往来寒热，胸胁苦满，嘿嘿不欲饮食，心烦喜呕，或胸中烦而不呕，或渴，或腹中痛，或胁下痞鞕，或心下悸、小便不利，或不渴、身有微热，或咳者，小柴胡汤主之。（《伤寒论》第96条）

血弱气尽，腠理开，邪气因入，与正气相搏，结于胁下。正邪分争，往来寒热，休作有时，嘿嘿不欲饮食。脏腑相连，其痛必下，邪高痛下，故使呕也，小柴胡汤主之。服柴胡汤已，渴者属阳明，以法治之。（《伤寒论》第97条）

得病六七日，脉迟浮弱，恶风寒，手足温，医二三下之，不能食而胁下满痛，面目及身黄，颈项强，小便难者，与柴胡汤，后必下重；本渴饮水而呕者，柴胡汤不中与也，食谷者哕。（伤寒论》第98条）

伤寒四五日，身热，恶风，颈项强，胁下满，手足温而渴者，小柴胡汤

主之。(《伤寒论》第 99 条)

伤寒，阳脉涩，阴脉弦，法当腹中急痛，先与小建中汤；不差者，小柴胡汤主之。(《伤寒论》第 100 条)

伤寒中风，有柴胡证，但见一证便是，不必悉具。凡柴胡汤证而下之，若柴胡证不罢者，复与柴胡汤，必蒸蒸而振，却复发热汗出而解。(《伤寒论》第 101 条)

太阳病，过经十余日，反二三下之，后四五日，柴胡证仍在者，先与小柴胡汤；呕不止，心下急，郁郁微烦者，为未解也，与大柴胡汤下之则愈。(《伤寒论》第 103 条)

伤寒十三日不解，胸胁满而呕，日晡所发潮热，已而微利。此本柴胡证，一下之以不得利，今反利者，知医以丸药下之，此非其治也。潮热者，实也。先宜服小柴胡汤以解外，后以柴胡加芒硝汤主之。(《伤寒论》第 104 条)

妇人中风，七八日，续得寒热，发作有时，经水适断者，此为热入血室。其血必结，故使如疟状，发作有时，小柴胡汤主之。(《伤寒论》第 144 条)

伤寒五六日，头汗出，微恶寒，手足冷，心下满，口不欲食，大便鞕，脉细者，此为阳微结，必有表，复有里也。脉沉，亦在里也。汗出，为阳微。假令纯阴结，不得复有外证，悉入在里，此为半在里半在外也。脉虽沉紧，不得为少阴病。所以然者，阴不得有汗，今头汗出，故知非少阴也，可与小柴胡汤。设不了了者，得屎而解。(《伤寒论》第 148 条)

伤寒五六日，呕而发热者，柴胡汤证具，而以他药下之，柴胡证仍在者，复与柴胡汤。此虽已下之，不为逆，必蒸蒸而振，却发热汗出而解。若心下满而鞕痛者，此为结胸也，大陷胸汤主之。但满而不痛者，此为痞，柴胡不中与之，宜半夏泻心汤。(《伤寒论》第 149 条)

本太阳病不解，转入少阳者，胁下鞕满，干呕不能食，往来寒热，尚未吐下，脉沉紧者，与小柴胡汤。(《伤寒论》第 266 条)

阳明病，发潮热，大便溏，小便自可，胸胁满不去者，与小柴胡汤。(《伤寒论》第 229 条)

阳明病，胁下鞕满，不大便而呕，舌上白苔者，可与小柴胡汤。上焦得通，津液得下，胃气因和，身濈然汗出而解。(《伤寒论》第 230 条)

阳明中风，脉弦浮大而短气，腹都满，胁下及心痛，久按之气不通，鼻干，不得汗，嗜卧，一身及目悉黄，小便难，有潮热，时时哕，耳前后肿，刺之小差，外不解。病过十日，脉续浮者，与小柴胡汤。(《伤寒论》第 231

条）

呕而发热者，小柴胡汤主之。（《伤寒论》第379条）

伤寒瘥后，更发热，小柴胡汤主之。脉浮者，以汗解之；脉沉实者，以下解之。（《伤寒论》第394条）

【运用】

1. **上呼吸道感染发热** 白宇望[1]等运用小柴胡汤加减方治疗上呼吸道感染发热。将80例患者随机分为观察组和对照组，每组40例，观察组给予小柴胡汤加减方治疗，对照组给予抗感染、退热治疗。结果观察组的总有效率为97.5%，明显高于对照组的75%。表明小柴胡汤加减方治疗上呼吸道感染发热疗效显著，可短时间内降低体温，改善症状。

张子惠[2]运用小柴胡汤治疗上呼吸道感染发热。徐某，女，34岁。发热恶寒3日，体温38.5~39.5℃，诊为感冒。曾用安乃近、青霉素、氯霉素和激素等药治疗，寒热未解。恶心欲吐，心烦口苦，不思纳谷，寒热交作，苔白，脉弦数。处方：柴胡20g，黄芩、半夏、党参、生姜各10g，甘草6g，大枣10枚。水煎服。两剂后，诸恙悉除。

2. **流行性腮腺炎** 张子惠[2]运用小柴胡汤治疗流行性腮腺炎。李某，左耳下肿痛三日，伴恶寒、发热、头痛，时时泛恶，纳谷不香；便秘溲赤，舌质红，苔黄厚，脉浮数。诊为流行性腮腺炎。处方：柴胡、黄芩、山栀子、法半夏、牛蒡子、连翘各10g，薄荷（后下）、炙僵蚕、生大黄（后下）、甘草各6g，板蓝根、蒲公英各18g。水煎服，2剂后，寒退热清，耳下肿痛显减。守方去大黄、薄荷，继服3剂，肿消痛除。

3. **美尼埃综合征** 孙建新[3]运用小柴胡汤治疗美尼埃综合征。蒋某，女，40岁。眩晕5年，1周前又发，头晕耳鸣，视物旋转不能直立，恶心呕吐，吐出物为胃内容物、苦水，日数发不止。伴口苦咽干，胸烦心悸，纳差脘胀，寒热往来，形体丰腴，面色萎黄，舌质淡，苔白滑，脉弦细小紧。诊为美尼尔综合征。治宜和解少阳，化饮降逆。处方：柴胡12g，半夏、黄芩、党参、白术各9g，甘草6g，泽泻18g，茯苓15g，生姜5片，大枣5枚。水煎服。3剂后诸症悉除。随访年余，未再复发。

4. **慢性胆囊炎急性发作** 乔保钧[4]运用小柴胡汤治疗慢性胆囊炎急性发作。王某，男，46岁。曾有慢性胆囊炎史，因情志不遂复发三日，症见腹痛，始于脐上，后移右胁下，呈持续性痛，阵发性加重，伴恶心呕吐，呕吐物多为胆汁，口苦咽干，小便黄，大便正常。体温38.2℃，右胁下压痛明显，拒按。舌红，边有齿痕，苔黄厚腻，脉弦数。白细胞 $17 \times 10^9/L$，中性 84%，淋巴 16%。处方：醋柴胡 15g，黄芩 13g，清半夏 3g，炒枳实 30g，陈皮 10g，竹茹 6g，郁金 15g，生甘草 15g，生姜 3 片。水煎服。3 剂后痛止热退，余症减轻。守方减柴胡、枳实，加党参、白术，继服 3 剂而愈。

5. 急性黄疸型肝炎 刘庆山[5]运用小柴胡汤治疗急性黄疸型肝炎。李某，男，50 岁。发热、剑下及右胁下胀痛 1 周，巩膜黄染，血转氨酶增高，舌苔黄腻，脉弦滑。诊为急性黄疸型肝炎。治以小柴胡汤如减：柴胡 15g，茵陈 20g，黄芩、半夏、郁金、香附、白芍、陈皮、枳壳、栀子各 10g，甘草 5g。水煎服。服药 10 剂，诸症悉除。

6. 阳痿 刘渡舟[6]运用小柴胡汤治疗阳痿。李某，男，32 岁。阳痿数年，两目神足，体魄甚佳而非虚怯之象。苔白滑略厚，脉弦有力。曾按肾虚遍服各种补肾壮阳药，均无效。追知因忧患之事而病，此乃肝胆气郁，阳气受阻。处以小柴胡汤加枳实、白芍，以开少阳之郁，疏通阳气之结。服药 3 剂而愈。

【按】辨证要点：往来寒热，胸胁苦满，默默不欲饮食，心烦喜呕，口苦，咽干，目眩。柴胡汤为和解剂，具有和解少阳之功效，主治伤寒少阳病证，邪在半表半里。柴胡升发，疏半表之邪达于外；黄芩苦寒，使半里之邪清之于里。二者相配，能和解少阳之邪。半夏、生姜二者和胃降逆；人参、甘草、大枣补中扶正，既扶正以助祛邪，又实里以防邪入；炙甘草兼调和诸药。诸药合用，共奏和解少阳之效。临床常用于感冒、流行性感冒、疟疾、慢性肝炎、肝硬化、急慢性胆囊炎、胆结石、急性胰腺炎、胸膜炎、中耳炎等属胆胃不和者。因柴胡升散，黄芩、半夏性燥，故阴虚血少者忌用。

参考文献

[1] 白宇望，杨利生，魏光明．小柴胡汤加减方治疗上呼吸道感染发热临床研究[J]．陕西中医，2019，40（2）：223-225，240．

[2] 张子惠．漫谈小柴胡汤及其临床运用[J]．江苏中医杂志，1984（2）：38-39．

[3] 孙建新．伯运田老中医运用小柴胡汤的经验[J]．辽宁中医杂志，1987（4）：3-4．

[4] 乔保钧．运用经方治疗急重病验案选录[J]．河南中医，1985（1）：9-11．

[5] 刘庆山．小柴胡汤的临床运用[J]．吉林中医药，1986（5）：27．

[6] 刘渡舟．小柴胡汤解郁功效列举[J]．中医杂志，1985（5）：12-13．

二、柴胡桂枝汤

【组成】桂枝一两半（去皮），黄芩一两半，人参一两半，甘草一两

（炙），半夏二合半（洗），芍药一两半，大枣六枚（掰），生姜一两半（切），柴胡四两。

【用法】上九味，以水七升，煮取三升，去滓，温服一升。本云人参汤，作如桂枝法，加半夏、柴胡、黄芩，复如柴胡法。今用人参作半剂。

【功用】发散表邪，枢转少阳。

【主治】外感风寒，发热自汗，微恶寒，或寒热往来，鼻鸣干呕，头痛项强，胸胁痛满，脉弦或浮大。

【原文】伤寒六七日，发热，微恶寒，支节烦痛，微呕，心下支结，外证未去者，柴胡桂枝汤主之。（《伤寒论》第146条）

【运用】

1. **呼吸道病毒感染** 戴思思[1]等运用柴胡桂枝汤治疗呼吸道病毒感染。将103例患者随机分为对照组（50例）和治疗组（53例）。对照组给予氨咖黄敏1次1~2粒，1天3次；吗啉胍1次2片，1天3~4次；伴高热结合解热镇痛药物治疗。治疗组给予柴胡桂枝汤：桂枝12g（去皮），黄芩10g，人参15g（单煎），甘草6g（炒），半夏9g，芍药15g，6枚大枣（约15g），生姜约6g（切片），柴胡15g；恶寒无汗、全身酸痛加羌活、麻黄；打喷嚏、流清涕加白芷、辛夷、苍耳子；发热口渴加金银花、石膏生、连翘；咽喉干而痛加玄参、牛蒡子、青果、胖大海；咳嗽有痰且呈白色，加法半夏、橘红、白芍、前胡；咳嗽有黄痰加菊花、桑叶、浙贝母、瓜蒌；无头痛咽痛，且低热易出汗、食欲不佳，去法半夏、黄芩，加焦麦芽、白术；脉搏频率增加、舌苔偏红加薄荷、葛根；脉搏频率较低且舌苔偏淡加防风、荆芥，1天1剂，水煎300mL，早晚口服。连续治疗7天为1个疗程。观察临床症状、康复时间、不良反应。治疗1个疗程后判定疗效。结果治疗组总有效率为98.20%，高于对照组的88%。

2. **癫痫** 陈俊宁[2]等应用柴胡桂枝汤治疗儿童癫痫。本方药制成桂芍镇痫片，治疗36例不同类型的难治型癫痫患者，获显著疗效。其中，1月数发者30例。柴胡4g，党参3g，甘草2g，半夏4g，桂枝4g，生姜2g，黄芩4g，芍药6g，大枣4g。经过6~12个月治疗，显效11例，有效5例，总有效率44.44%。桂芍镇痫片是一种新型的抗癫痫药，适用于普遍性强直——阵挛性发作和普遍性失神性发作，也可用于难治性癫痫患者。

3. **盗汗** 代立权[3]应用柴胡桂枝汤治疗阳虚盗汗。熊某，男，42岁。恶寒发热，身痛纳呆两月，盗汗月余，内衣多为汗水浸透，伴恶心口苦，神疲气短。中西药治疗已久病无转机。体形消瘦，面色无华，舌苔薄白，脉弦细。此乃正气素虚，寒邪乘虚而入，缠绵不解，累及少阳为病。柴胡桂枝汤加减：柴胡9g，黄芩12g，法半夏10g，党参12g，甘草9g，桂枝9g，白芍12g，神曲18g，生姜6g，红枣7枚。煎服2剂，盗汗未作，精神、饮食好转。前方加枳壳9g，又服2剂，终以柴芍六君汤加味善后。

4. **急性肾炎**　包高文[4]应用柴胡桂枝汤治疗急性肾炎。刘某，男，32岁。发热恶寒（39.6℃），头痛项强，无汗，心烦，全身酸痛，腰痛如折，纳少不香，食入即吐，口干且苦，渴不欲饮，小便闭塞不通，大便三日未行。面色暗红，轻度浮肿，口唇青紫，精神疲惫，舌质红，苔微黄而厚，脉浮滑数。肾区叩击痛明显，双下肢轻度水肿，尿常规：蛋白（＋＋），白细胞、红细胞、上皮细胞均少许。血常规：白细胞12×10^9/L，中性80%，淋巴20%。生化检查：非蛋白氮21.4mmol/L，二氧化碳结合力71mL%。证属太阳失治，邪入少阳，枢机不利，三焦阻滞，水道不通之关格证。治当和解少阳，疏利三焦，兼散表邪。予柴胡桂枝汤加味：柴胡、黄芩、大黄、桂枝各12g，生姜、大枣各10g，白芍、栀子、杏仁、瓜蒌皮、桔梗各15g，连翘、芦根各30g，4剂。急煎3剂1500mL，200mL/h。次诊：药后小便3次，约900mL，大便泻下4次，呕吐消除，精神转佳。上方去栀子、芦根、瓜蒌皮，加茯苓、猪苓、半夏、白术，每日两剂。服24剂后，诸症悉平，复查血、尿常规，唯尿蛋白（＋），余均正常。随访至今，未复发。

5. **过敏性紫癜**　王庆显[5]等应用柴胡桂枝汤治疗儿童过敏性紫癜。张某，男，12岁。食河鱼两天后四肢皮肤现红色皮疹，伴关节肿痛，诊为过敏性紫癜，服泼尼松30mg/d，治疗7天，效果不显。诊见双下肢内侧呈较密集红色斑丘疹，压之不褪色，双膝关节肿胀，触痛剧烈，腹胀纳少，舌苔白腻，脉弦细。血小板、血红蛋白、白细胞、出凝血时间、尿常规均正常，束臂试验阳性。方选柴胡桂枝汤加减：桂枝、黄芩、半夏、防风、甘草各10g，白芍、党参、蝉蜕、柴胡各15g，生姜7.5g。煎服3剂后，皮疹消，关节肿痛减，但时而脐周疼痛难忍，大便潜血（＋＋＋），脐周压痛。此为表证虽解，里热未除，蕴结脏腑蓄血之证，治宜逐瘀攻下泄热，用桃核承气汤加味。两剂后腹痛大减，便色转黄，潜血阴性。原方去芒硝续进2剂，余症悉除。善后以小建中汤加味调治10余剂，痊愈出院。

【按】辨证要点：小柴胡汤与桂枝汤并见者。本方即小柴胡汤与桂枝汤各取其半量之合方。取桂枝汤之半量解太阳之邪，取小柴胡汤之半量以枢转少阳之邪。两方药力各奏其效，并行不悖，共解太少之邪。方用柴胡透泄少阳之邪从外而散，疏泄气机之郁滞，黄芩助柴胡以清少阳邪热，柴胡升散，得黄芩降泄，则无升阳劫阴之弊；半夏、生姜降逆和胃，人参、大枣扶助正气，俾正气旺盛，则邪无内向之机，可以直从外解。外感病邪在表或已入里，一般不宜用本方，如需应用，则应酌情加减，疟疾需要本方时，宜加抗疟药同用。

参考文献

［1］戴思思，李群，刘芸．柴胡桂枝汤治疗呼吸道病毒感染（阴虚/气虚）随机平行对照研究［J］．实用中医内科杂志，2018（6）：9－11.

［2］陈俊宁，戴志仙，乐卫东，等．桂芍镇痫片治疗癫痫的临床观察［J］．中成药研究，1982（12）：20.

［3］代立权．柴胡桂枝汤治疗阳虚盗汗案［J］．北京中医杂志，1987（3）：52.

［4］包高文．柴胡桂枝汤的临床应用［J］．江西中医药，1987（5），55.

［5］王庆显，董秋燕，李淑琴，等．运用伤寒论方治疗儿童过敏性紫癜33例［J］．辽宁中医杂志，1988（6）：28.

三、大柴胡汤

【组成】柴胡半斤，黄芩三两，芍药三两，半夏半升（洗），生姜五两（切），枳实四枚（炙），大枣十二枚（掰）。

【用法】上七味，以水一斗二升，煮取六升，去滓，再煎，温服一升，日三服。一方加大黄二两，若不加，恐不为大柴胡汤。

【功用】和解少阳，内泄热结。

【主治】少阳阳明合病。往来寒热，胸胁苦满，呕不止，郁郁微烦，心下痞硬，或心下满痛，大便不解，或协热下利，舌苔黄，脉弦数有力。

【原文】太阳病，过经十余日，反二三下之，后四五日，柴胡证仍在者，先与小柴胡汤。呕不止，心下急，郁郁微烦者，为未解也，与大柴胡汤下之则愈。（《伤寒论》第103条）

伤寒十余日，热结在里，复往来寒热者，与大柴胡汤；但结胸无大热者，此为水结在胸胁也，但头微汗出者，大陷胸汤主之。（《伤寒论》第136条）

伤寒发热，汗出不解，心中痞鞭，呕吐而下利者，大柴胡汤主之。（《伤寒论》第165条）

按之心下满痛者，此为实也，当下之，宜大柴胡汤。（《金匮要略·腹满寒疝宿食病脉证治第十》）

【运用】

1. 胆囊炎 李颖华[1]运用大柴胡汤治疗慢性胆囊炎 50 例。处方：柴胡 15g，黄芩 15g，芍药 15g，半夏 15g，枳实 10g，大黄 10g，生姜 15g，大枣 5 枚，甘草 10g。气滞加青皮 20g，木香 15g 以行气；血瘀加郁金 20g，赤芍 20g 以活血；湿热重加虎杖 15g，黄芩加至 30g；脓毒型加夏枯草 50g，蒲公英 50g，金银花 25g；疼痛加玄胡 15g，川楝子 10g；纳差加麦芽 20g；便秘加芒硝 10g 冲服；黄疸重加茵陈 15g，金钱草 15g。每日 1 剂。水煎，早晚分服，15 天为 1 个疗程。结果痊愈 25 例，好转 18 例，无效 7 例，总有效率 86%。

2. 胆石症 王晓春[2]运用大柴胡汤加减治疗胆石症 97 例。方用大柴胡汤加减治疗。柴胡 15g，郁金 15g，黄芩 15g，金钱草 30g，海金沙 15g（包煎），鸡内金 20g（后下），栀子 10g，半夏 10g，生姜 10g，枳实 10g，大黄 10g，青皮 10g，木香 10g。胁痛不已加川楝子、延胡索；身热不解加金银花、蒲公英；伴黄疸加茵陈、虎杖；脘腹胀满加厚朴、陈皮；大便滞结加芒硝、瓜蒌仁。水煎，日 1 剂，早晚服。早晚两餐改为脂肪餐，即猪蹄 1~2 个，或油煎鸡蛋 2~3 个。餐后仰卧半小时。10 天为 1 个疗程，一般 1~3 个疗程治愈。如出现上腹部绞痛、寒战发热及黄疸夏科氏三联征，应立即手术。结果治疗 1~3 个疗程，治愈率为 61.86%，总有效率 93.81%。

3. 肥胖 2 型糖尿病 李丽萍[3]等运用大柴胡汤治疗肥胖 2 型糖尿病。将 102 例肝胃郁热证患者随机分为治疗组和对照组，治疗组予大柴胡汤加味（由北柴胡、黄芩、枳实、生大黄、黄连、白芍、知母、干姜等组成）治疗，每日 1 剂；对照组予二甲双胍每日 0.75g，观察两组的临床症状和实验室指标变化情况。两组治疗后空腹血糖、餐后 2 小时血糖、糖化血红蛋白、体重指数均明显下降，治疗组的总有效率为 80.65%，对照组为 83.87%。结论：大柴胡汤加味治疗肥胖 2 型糖尿病肝胃郁热证疗效与二甲双胍相当。

4. 晚期消化道肿瘤癌性发热 潘杏[4]等运用大柴胡汤加减治疗晚期消化道肿瘤癌性发热。将 43 例患者随机分为 A 组 21 例，B 组 22 例。A 组给予常规治疗，B 组给予大柴胡汤加减治疗。比较治疗优良率、不良反应发生率、治疗 1 周内体温回升次数和焦虑评分。结果 B 组的治疗优良率高于 A 组，两组不良反应发生率比较无差别。B 组治疗 1 周内体温回升次数少于 A 组，焦虑评分低于 A 组。表明大柴胡汤加减治疗晚期消化道肿瘤癌性发热疗效确切，可有效降低患者体温，缓解其焦虑情绪，且安全性好。

【按】辨证要点：往来寒热，胸胁苦满，呕不止，郁郁微烦，心下痞硬或心下满痛，大便不解或协热下利者。大柴胡汤为表里双解剂，具有和解少阳、内泄热结之功效，主治少阳阳明合病。本方以柴胡、黄芩为君，和解清热，以除少阳之邪；大黄、枳实为臣，泻阳明热结；芍药缓急止痛，半夏、生姜降逆止呕，共为佐药；大枣、生姜同用，调营卫而和诸药，为使。诸药合用，共奏和解少阳、内泄热结之功。临床常用于急性胰腺炎、急性胆囊炎、胆石症、胃及十二指肠溃疡等属少阳阳明合病者。

参考文献

［1］李颖华．大柴胡汤治疗慢性胆囊炎 50 例疗效观察［J］．医学信息（中旬刊），2011，24（8）：4008 - 4008.

［2］王晓春．大柴胡汤加减治疗胆石症 97 例［J］．实用中医内科杂志，2011，25（4）：80.

［3］李丽萍，张会琴，高颜华，等．大柴胡汤治疗肥胖 2 型糖尿病 102 例临床观察［J］．中国中医药现代远程教育，2018，16（24）：43 - 45.

［4］潘杏，张丽萍．大柴胡汤加减治疗晚期消化道肿瘤癌性发热的临床疗效［J］．临床合理用药杂志，2018，11（33）：99 - 100.

四、柴胡桂枝干姜汤

【组成】柴胡半斤，桂枝三两（去皮），干姜二两，瓜蒌根四两，黄芩三两，牡蛎二两（熬），甘草二两（炙）。

【用法】上七味，以水一斗二升，煮取六升，去滓，再煎取三升。温服一升，日三服。初服微烦，复服汗出便愈。

【功用】和解少阳，兼化痰饮。

【主治】伤寒少阳证，往来寒热，寒重热轻，神经官能症，胸胁满微结，小便不利，渴而不呕，但头汗出，心烦；牡疟寒多热少，或但寒不热。

【原文】伤寒五、六日，已发汗而复下之，胸胁满微结，小便不利，渴而不呕，但头汗出，往来寒热，心烦者，此为未解也，柴胡桂枝干姜汤主之。（《伤寒论》第 147 条）

治疟寒多微有热，或但寒不热（服 1 剂如神）。（《金匮要略·疟病脉证并治第四》）

【运用】

1. 慢性心力衰竭　付思为[1]等应用柴胡桂枝干姜汤治疗慢性心力衰竭。认为要摒弃柴胡桂枝干姜汤治疗消化系统疾病的传统认识，将此方治疗慢性心力衰竭（心衰）。认为柴胡桂枝干姜汤既温心衰本虚之心阳，又补后天不足之脾阳，既直达病所，又顾护气血生化之源，心脾同调。其疏三焦郁结之气机，使上焦内结之浊气开通，故上焦得通，津液得下。而柴胡桂枝干姜汤证无水饮内停，也无其他病理产物，故使用时要加活血化瘀、利水渗湿、化痰散结等治标之药，随证治之。

2. 窦性心动过速 陈津生[2]应用柴胡桂枝干姜汤治疗窦性心动过速。康某，男，20 岁。半年来胸闷心悸不止，形瘦颧红，左乳下其动应衣，每入夜即身冷寒战，至后半夜身热汗出而解，白昼无寒热，脘痞纳呆，口干唇燥，舌质红，舌体略胖，苔薄白，脉弦细疾数。心电图示：窦性心动过速，心率110 次/分。予柴胡桂枝干姜汤加味：柴胡 25g，桂枝 10g，干姜 10g，黄芩15g，龙牡各 30g，花粉 12g，五味子 10g，炙甘草 6g。水煎，每日 1 剂。服药三剂后心悸大减，寒热止，纳增，脉转和缓。上方剂量减半，再予 3 剂而愈。

3. 冠心病心动过缓 陈津生[2]应用柴胡桂枝干姜汤治疗冠心病心动过缓。赵某，女，60 岁。三年前确诊为冠心病，现心中空虚怔忡，稍动作即心中澹澹大动，不能下地行走，已 1 月有余，曾服异山梨酯、活心丹等中西药不效。心电图：心率 50 次/分，ST 段 III、V_5 下移 0.05。伴头昏身热，微恶寒，时自汗出，口干苦不欲饮，纳食尚好，神情郁闷，大便时溏时结。体丰，舌质偏红略胖，苔薄白微黄，脉迟缓。投柴胡桂枝干姜汤加味：柴胡 25g，桂枝 6g，干姜 6g，黄芩 15g，牡蛎 6g，花粉 12g，五味子 6g，炙甘草 6g。3 剂，水煎服。药尽诸症均减，已下地活动，脉和缓（60～70 次/分）。上方去五味子，加川贝母 10g，炒麦芽 15g，继服 3 剂，追访至今未再发。

【按】辨证要点：小柴胡汤证而见口干渴明显，但呕不明显，心下微结，气上冲或外不合者。要注意抓主症，重视口苦。柴胡、黄芩和解少阳，牡蛎化痰软坚，干姜助牡蛎宣化痰饮，瓜蒌根化痰生津，桂枝通阳，能助柴胡解外。合之则和解少阳，兼化痰饮。

参考文献

[1] 付思为，徐强. 柴胡桂枝干姜汤治疗慢性心力衰竭探析 [J]. 山东中医药大学学报，2018，42（3）：221－222，230.

[2] 陈津生. 运用经方治疗心律失常 [J]. 北京中医，1988（3）：19－21.

五、柴胡加龙骨牡蛎汤

【组成】柴胡四两，龙骨、黄芩、生姜（切）、铅丹、人参、桂枝（去皮）、茯苓各一两半，半夏二合半（洗），大黄二两，牡蛎一两半（熬），大枣六枚（掰）。

【**用法**】上十二味，以水八升，煮取四升，内大黄，切如棋子，更煮一两沸，去滓，温服一升。本云柴胡汤，今加龙骨等。

【**功用**】疏解泄热，重镇安神。

【**主治**】主治伤寒往来寒热，胸胁苦满，烦躁惊狂不安，时有谵语，身重难以转侧。

【**原文**】伤寒八九日，下之，胸满烦惊，小便不利，谵语，一身尽重，不可转侧者，柴胡加龙骨牡蛎汤主之。〔《伤寒论》第107条〕

【**运用**】

1. **早泄**　郝高利[1]等运用柴胡加龙骨牡蛎汤加减方治疗早泄。将84例肝郁胆热型早泄患者分为对照组28例，治疗组56例。对照组采用舍曲林治疗，治疗组采用柴胡加龙骨牡蛎汤加减方治疗。均为6周，比较用药情况和阴道内射精潜伏时间（IELT），采用中国早泄患者性功能评价表（CIPE－5）进行评分。结果两组患者经治疗后评分均有所增加，不良反应发生率方面，治疗组为7.14%，明显低于对照组的14.29%。结论：肝郁胆热型早泄患者采用柴胡加龙骨牡蛎汤加减方治疗，在有效性方面与舍曲林无明显差异，但安全性更高。

2. **阳痿**　朱进忠[2]运用桂枝龙骨牡蛎汤加减方治疗阳痿。陈某，男，41岁。频繁遗精、阳痿七八年。近年来感头晕心悸，烦躁易怒，口苦咽干，舌苔薄白，脉沉弦而缓。证属三焦气滞，寒湿不化，心肾不交，命门火失养。拟柴胡加龙骨牡蛎汤：柴胡6g，半夏9g，甘草6g，大黄3g，黄芩9g，党参9g，桂枝12g，生姜3片，大枣5枚，生龙骨15g，牡蛎15g。水煎服。服药3剂，阳痿好转。继服20剂，诸症均愈。温补下元为治阳痿常法，但对实证者罔效。临证必须详辨其因，因证施方始效。

3. **遗精**　朱进忠[2]运用桂枝龙骨牡蛎汤加减方治疗遗精。郭某，男，40岁。遗精5年，频用固精止遗药不效。近两年加重，一般2~3天1次，甚则连续遗精。伴头晕头胀，失眠心悸，烦躁易怒，胸满串痛，少腹拘急而冷，口苦咽干，指趾厥冷，舌苔黄而润，脉沉弦。证属肝气郁结，疏泄失职，肾关失固。拟柴胡加龙骨牡蛎汤加减：柴胡6g，半夏9g，黄芩9g，龙骨15g，牡蛎15g，生姜3片，甘草6g，大枣5枚，大黄3g。水煎服，服药4剂，遗精好转，继服8剂而愈。

【**按**】辨证要点：小柴胡汤见气冲心悸、二便不利、烦惊不安者。本方由柴胡汤去炙甘草，加桂枝、茯苓、龙骨、牡蛎、铅丹、大黄而成。以小柴胡汤配桂枝，使内陷之邪从外而解；桂枝配龙骨、牡蛎、铅丹通心阳、镇浮越而止烦惊；大黄泄内陷之里热，和胃而止谵语；茯苓甘淡，既能宁心安神，又能利水化痰。诸药合用，共奏疏解泄热、镇惊安神之功。现用于癫痫、神经官能症、美尼尔综合征以及高血压病等见有胸满烦惊为主证者。

参考文献

［1］郝高利，张云山. 柴胡加龙骨牡蛎汤加减方治疗肝郁胆热型早泄的疗效观察［J］. 世界最新医学信息文摘，2019，19（7）：67.

［2］朱进忠. 桂枝龙骨牡蛎汤的临床应用［J］. 北京中医学院学报，1983（4）：29.

第七章　温里经方

一、甘草干姜汤

【组成】甘草四两（炙），干姜二两（炮）。

【用法】上二味，以水三升，煮取一升五合，去滓，分温再服。

【功用】补益中阳，温肺益气。

【主治】伤寒误汗后，四肢厥冷，咽中干，烦躁吐逆；肺痿吐涎沫而不咳者，其人不渴，遗尿，小便数。

【原文】伤寒，脉浮，自汗出，小便数，心烦，微恶寒，脚挛急，反与桂枝欲攻其表，此误也。得之便厥，咽中干，烦躁吐逆者，作甘草干姜汤与之，以复其阳。（《伤寒论》第29条）

肺痿吐涎沫而不咳者，其人不渴，必遗尿，小便数，所以然者，以上虚不能制下故也。此为肺中冷，必眩，多涎唾，甘草干姜汤以温之。若服汤已渴者，属消渴。（《金匮要略·肺痿肺痈咳嗽上气病脉证治第七》）

【运用】

1. **胃癌术后及化疗后反复呕吐**　张鹏[1]运用甘草干姜汤治疗胃癌术后及化疗后反复呕吐。某女，60岁。两年前因胃癌行胃大部切除术，化疗3个疗程后，出现反复发作性呕吐，遇凉饮食即发，温热饮食则无碍。发病时表现为上腹部满、闷、胀，有气上冲感，随即吐出清水痰涎，量或多或少，甚时吐出黄绿色胆汁，持续时间数小时或1~2天。其时可见痛苦貌，坐卧不安，面色黄而白，手脚发凉，无法饮食。若按摩腹、背部穴位配合热敷可加快缓解，缓解时多伴有嗳气、腹中肠鸣现象。平素纳尚可，饮水较少，入睡慢而早醒，大便2~3日一行，稍干。舌体瘦，色淡红，苔薄白，脉稍弦。予甘草干姜汤1剂，嘱发病时服用。处方：炙甘草20g，干姜10g。浓煎，分两日服完。服药6剂后，呕吐1月未发，其余症状亦明显缓解。

2. **咯血**　李兰舫[2]运用甘草干姜汤治疗慢性支气管炎并咯血。张某，女，40岁。患慢支咳嗽5年，冬春发作严重，咳嗽吐痰稀薄带血、血色黯淡不鲜，胸闷，后背畏寒，舌淡苔白，脉细濡。曾用止咳化痰、凉血止血剂，咳不止而咯血愈甚。证属寒饮蕴肺，肺失肃降，久咳肺虚，络伤血溢。方用炙甘草5g，炮干姜5g，茯苓12g，炙黄芪12g，煅花蕊石15g（先煎），侧柏叶15g，水煎服。3剂后咳减，咯血消失，继用涤痰化饮、肃肺之剂调理而愈。

严娟[3]运用甘草干姜汤加味治疗晚期肺癌咯血。选择晚期肺癌咯血患者20例。以甘草干姜汤为主方，根据证的变化分别选用益气药（如党参、黄芪、白术等）、化痰软坚药（如半夏、川贝母、穿山甲等）、活血药（如水蛭、土鳖虫等）、清热药（如白花蛇舌草等）。水煎剂口服，每日1剂，分2次服。结果，甘草干姜汤加味对晚期肺癌咯血的临床疗效评定，总有效率为100%。

3. **痛经** 吴干银[4]运用甘草干姜汤加味治疗痛经。陈某，女，23岁。月经初潮时即有腹痛，量少色暗淡，时有小血块，面色㿠白，怕冷，恶心呕吐，舌质淡，苔薄白，两脉细涩。证属阳虚血亏寒凝。处方：干姜10g，吴茱萸6g，当归、阿胶（烊化）各10g，炙甘草5g。水煎服。3剂后腹痛消失。此后，患者每遇经期，就自配原方服之。连服4个月经周期，痛经除。随访3年，未复发。

4. **变应性鼻炎** 彭光超[5]运用甘草干姜汤加味治疗变应性鼻炎。孙某，女，35岁。1983年1月15日初诊。两年前患流感后，每遇寒凉即鼻塞流清涕如水漏，冬天整日戴口罩，因被鼻涕浸湿而每天更换七八次。体质虚弱，面白无华，头眩神疲，舌淡脉迟。证属中阳不振，肺气虚寒。用甘草干姜汤加味：甘草12g，干姜6g，白芷6g。水煎服。3剂后流涕明显减少，质不清稀。守方再进3剂，鼻渊愈。唯感体倦乏力，给六君子丸6盒，培土生金，巩固疗效。随访二年，未复发。

王晓端[6]运用加味甘草干姜汤联合西替利嗪治疗变应性鼻炎取得很好疗效。

5. **消渴** 陶政铨[7]运用甘草干姜汤加味治疗消渴。陈某，男，43岁。因患消渴症，经中医辨为中阳失运，下焦阳虚，选用理中汤加味及金匮肾气丸之属不效而来就诊。言药后反觉中满纳呆。此属肺冷气阻，津液寒凝。拟用甘草10g，干姜10g。按素常饮量煮取贮瓶，渴以代茶。旬日后，渴势顿挫，诸症递减。效不更方，嘱其继服，1个月而瘥。

【按】辨证要点：胃虚寒，吐涎沫呕逆者。脾胃阳虚，手足不温，口不渴，烦躁吐逆；老年虚弱尿频，下半身常冷，咳唾痰稀，眩晕短气，脉沉无力；现用于胃脘痛、吐酸、肠鸣腹泻、胸背彻痛、眩晕、喘咳，经期腹痛属寒证者；伤寒脉浮，自汗出，小便数，心烦，微恶寒，脚挛急，反与桂枝，欲攻其表，此误也，得之便厥，咽中干，烦躁吐逆者；肺痿，吐涎沫而不咳者，其人不渴，必遗尿，小便数。方中甘草益气和中，干姜温中复阳。二药相伍，可振奋中阳，温肺益气。

参考文献

[1] 张鹏. 甘草干姜汤临证一得 [J]. 浙江中医杂志，2015，50（4）：309.

[2] 李兰舫. 甘草干姜汤的临床运用 [J]. 黑龙江中医药，1985（5）：21 - 22.

[3] 严娟. 甘草干姜汤加味治疗晚期肺癌咯血20例临床疗效观察 [J]. 辽宁中医杂志，2006，33（11）：1443 - 1444.

[4] 吴干银. 甘草干姜汤的临床应用 [J]. 江苏中医杂志，1985（5）：22.

[5] 彭光超. 甘草干姜汤治验四案 [J]. 国医论坛，1988（1）：29.

[6] 王晓端. 加味甘草干姜汤联合西替利嗪治疗变应性鼻炎的临床观察 [D]. 贵阳中医学院，2015：1 - 40.

[7] 陶政铨. 甘草干姜汤临床运用一则 [J]. 吉林中医药，1986（3）：28.

二、乌头赤石脂丸

【组成】蜀椒一两（一法二分），乌头一分（炮），附子半两（泡，一法一分），干姜一两（一法一分），赤石脂一两（一法二分）。

【用法】上五味，末之，蜜丸如梧子大，先食服一丸，日三服。不知，稍加服。

【功用】温阳散寒，峻逐阴邪。

【主治】心痛彻背，背痛彻心，寒凝心脉，手足不温。

【原文】心痛彻背，背痛彻心，乌头赤石脂丸主之。（《金匮要略·胸痹心痛短气病脉证治第九》）

【运用】

1. 冠心病心绞痛 刘俊士[1]运用乌头赤石脂丸治疗冠心病心绞痛。刘某，女，59岁。主诉心绞痛时常发作已10余年，伴有胸闷、怕冷、夜尿频，每夜3~4次，便溏，五更泻，大便每日1~2次。心电图示：ST段改变，肢导低电压。舌淡体胖，有齿痕，脉缓。西医诊断：冠心病心绞痛。中医辨证为阴寒内盛，心、脾、肾阳虚。治宜温补三脏之阳，佐以活血止痛。用乌头赤石脂丸加减。处方：党参30g，白术9g，茯苓15g，陈皮9g，枳实9g，川椒9g，细辛3g，干姜9g，制川草乌各9g，水蛭3g，虻虫3g；赤石脂30g，诃子

9g。水煎服。3剂后胸痛大减，全身亦感舒适。唯夜尿仍3次，大便日1次，仍不成形。依上方去诃子加吴茱萸6g，先后共服用36剂，诸症好转。后将上方改配丸剂服用，随访年余，病情稳定。

范红玲[2]、黄汉超[3]运用乌头赤石脂丸治疗不稳定型心绞痛也取得了很好疗效。陈可冀院士[4]治疗冠心病心绞痛，经验丰富。

2. 慢性荨麻疹 刘俊士[1]运用乌头赤石脂丸治疗慢性荨麻疹。吴某，男，57岁。全身荨麻疹时发时愈已10年，全身瘙痒难忍，皮疹以上半身多见，怕冷，平时遇冷即全身发作，经多方治疗，虽有时亦能暂时缓解，但疗效总不理想，遇冷即发，舌体有齿痕，脉滑缓。证属素体阳虚，夹有风邪。治宜温阳散寒。方用乌头赤石脂丸加减：制川草乌各3g，桂枝3g，白芍9g，细辛3g，干姜9g，白芷14g，川椒9g，甘草9g，赤石脂30g。水煎服。服3剂后，荨麻疹大减，皮肤痛痒缓解。仍予原方3剂，服后荨麻疹已全部消退。随访两年，基本上未复发。

3. 坐骨神经痛 刘俊士[1]运用乌头赤石脂丸治疗坐骨神经痛。张某，女，43岁。1983年3月26日初诊。左大腿疼痛，且向小腿、脚部放射，伴怕冷年余。舌苔正常，脉滑。检查：左大腿后侧、臀大肌均有明显压痛，左下肢直腿抬高试验阳性。西医诊为左侧坐骨神经痛。中医辨证为寒痹。治宜温经活血。用乌头赤石脂丸加减：川椒9g，细辛3g，干姜9g，益母草30g，老鹳草15g，牛膝15g，甘草30g，制川草乌各3g，赤石脂30g，川芎9g，当归9g，穿山龙10g。水煎服。6剂后症减，12剂后疼痛完全消失，直腿抬高试验阴性。

【按】 辨证要点：心痛彻背，背痛彻心，手足不温。方中蜀椒、干姜温中散寒，乌头温阳破阴寒凝滞，附子壮元阳。四味均属大辛大热之品，同用以增强逐寒止痛之力。佐以赤石脂温里固涩，收敛阳气，并制乌、附、椒、姜辛散太过，使阴寒去而正不伤。用蜜为丸，取其甘润以缓和诸药辛燥之性。诸药合用，共奏温阳散寒之效。

参考文献

[1] 刘俊士. 乌头赤石脂丸的辨证新用 [J]. 北京中医杂志，1987 (4)：28.

[2] 范红玲. 乌头赤石脂丸联合西药治疗不稳定型心绞痛54例 [J]. 中医研究，2012，25 (7)：32-34.

[3] 黄汉超. 乌头赤石脂汤治疗不稳定型心绞痛的临床观察 [D]. 广州中医药大学，2006：30-31.

[4] 张京春. 陈可冀院士治疗冠心病心绞痛学术思想与经验（续完）[J]. 中西医结

合心脑血管病杂志，2005，3（8）：712－713.

三、附子粳米汤

【组成】附子一枚（炮），半夏半升，甘草一两，大枣十枚，粳米半升。

【用法】上五味，以水八升，煮米熟汤成，去滓。温服一升，日三服。

【功用】温阳散寒，和中降逆。

【主治】腹中寒气，雷鸣切痛，胸胁逆满呕吐。

【原文】腹中寒气，雷鸣切痛，胸胁逆满，呕吐，附子粳米汤主之。（《金匮要略·腹满寒疝宿食病脉证治第十》）

【运用】

1. **痛经** 陈朝晖[1]等运用附子粳米汤治疗痛经。患者，女，28岁。平素畏寒肢冷，3年前产后受凉出现经前经期腹痛，后每逢经前即感小腹冷痛坠胀，得热稍舒，尚能忍受。此次因嗜食生冷，腹痛两天。症见脐周及小腹冷痛甚剧，难以忍受，伴肠鸣腹泻，恶心，经色紫暗夹小血块，量中等，神疲乏力，面色白，手足凉，舌质暗淡，苔白滑，脉沉细紧。辨证属阴寒内盛，寒凝胞宫，水湿内停。治宜温中散寒，降逆止呕，温经止痛。处方以附子粳米汤合温经汤加减：炮附子15g（先下），姜半夏9g，粳米30g，生姜6g，炮姜10g，吴茱萸9g，桂枝15g，甘草10g，红枣20g，党参15g，白芍10g，当归10g，丹皮9g，川芎9g。每天1剂，水煎取汁300mL，分3次温服。服3剂后，脐周及小腹冷痛明显缓解，肠鸣腹泻及恶心症状消失。后以此方为基础加减，附子逐渐加至30g，经两个月治疗，无不良反应发生，痛经消失。

2. **前列腺痛症** 陈朝晖[1]等运用附子粳米汤治疗前列腺痛症。患者，男，48岁。半年前户外久坐后出现少腹、会阴、腰骶部冷痛，疼痛严重时向阴囊睾丸放射，伴尿频、尿急，于当地医院诊为慢性前列腺炎。服用中药、西药等症状反复，遂来就诊。平素畏寒喜暖，手足不温，腹胀便溏，稍食寒凉即腹痛腹泻。舌质淡，苔白滑，脉沉紧。素体脾阳不足，阴寒内盛，继而感寒，寒凝肝脉、寒凝则痛。治以温中散寒，疏肝止痛。处以附子粳米汤合暖肝煎加减：炮附子15g（先下），姜半夏10g，粳米30g，甘草10g，白芍10g，红枣20g，乌药15g，炒白术10g，肉桂9g，小茴香10g，川楝子10g，茯苓10g，延胡索12g，陈皮6g。每天1剂，水煎取汁300mL，分3次温服。服5剂后，无不良反应，少腹、会阴、腰骶部冷痛症状明显减轻，腹胀减轻。后以此方为基础加减，经1个月治疗症状消失。

王兆然[2]等也认为附子粳米汤治疗疼痛，疗效很好。

124

【按】辨证要点：里虚寒，腹痛肠鸣、恶心。本方治疗腹满痛而呕吐泄泻之阳虚夹湿证，除腹中寒气、雷鸣切痛、胸胁逆满呕吐外，还有四肢不温、小便清长、脉细而迟、舌苔白滑等症者，确有较好疗效。方中附子温阳散寒为君；半夏降逆止呕为臣；佐以粳米、大枣、甘草健脾和中，缓急止痛。诸药相配，共奏温阳散寒、和中降逆之效。本方还可用于急慢性胃痉挛、胃溃疡、尿毒症之寒呕，以及妇科治疗产后腹痛、妊娠呕吐、习惯性流产、经行腹痛等属脾胃虚寒夹湿者。

参考文献

[1] 陈朝晖，张新荣，刘清尧，等. 附子粳米汤临床应用心得［J］. 临床合理用药杂志，2018，11（8）：98-99.

[2] 王兆然，郭晓东. 浅析仲景附子疗痛类方［J］. 河南中医，2014，34（6）：1000-1001.

四、大乌头煎

【组成】乌头大者五枚（熬，去皮，不㕮咀）。

【用法】上以水三升，煮取一升，去滓，内蜜二升，煎令水气尽，取二升，强人服七合，弱人服五合。不瘥，明日更服，不可一日再服。

【功用】破阴逐寒，回阳止痛。

【主治】寒疝，恶寒，腹痛肢冷，绕脐痛，白汗出，手足厥冷，脉弦而紧或其脉沉弦。

【原文】腹痛，脉弦而紧，弦则卫气不行，即恶寒；紧则不欲食，邪正相搏，即为寒疝。绕脐痛，若发则自汗出，手足厥冷，其脉沉紧者，大乌头煎主之。（《金匮要略·腹满寒疝宿食病脉证治第十》）

【运用】

1. 腰椎间盘术后 仝小林[1-2]应用大乌头煎治疗腰椎间盘术后麻木疼痛。陈某，女，52岁。小腿外侧、脚麻木疼痛7年余，加重1年。诊为腰椎间盘突出，做融盘术、介入术，术后无缓解。小腿、脚麻木疼痛加重，之后予坐姿正骨加复位加理疗，得到缓解。刻下症：小腿外侧、脚麻痛，夜间阵发炽热汗出，白天亦有。中医诊为痹证，属寒凝血瘀证。治以温经散寒，化瘀止痛。处方大乌头煎加减：制川乌15g，制草乌15g，制乳香9g，制没药9g，鸡血藤60g，炒杜仲60g，知母30g，白芍60g，炙甘草15g。服药14剂后，右腿外侧麻、痛，左腿外侧麻、痛较前加重，腰痛，阵发性烘热汗出，夜间尤甚。继续服药2剂，自述水肿、痒，3~4天后肿消，脱皮，时而瘙痒，口唇干裂，

125

小便可，纳眠可。舌淡暗，舌底瘀，脉沉偏弱。处方：制川乌 30g，制草乌 30g，制乳香 9g，制没药 9g，鸡血藤 60g，炒杜仲 60g，知母 30g，白芍 60g，炙甘草 15g，葛根 60g，当归 15g。4 天后三诊，药后腰疼减轻，右小腿外侧疼痛减轻，双下肢牵坠感、麻减轻，能短距离行走。服药期间未出现手肿，仍痒，脱皮，偶尔烘热出汗，大便成形、日 1 次，纳眠可。处方：制川乌 30g，制草乌 30g，制乳香 9g，制没药 9g，鸡血藤 60g，炒杜仲 60g，知母 30g，白芍 90g，炙甘草 15g，葛根 120g，当归 15g。以后患者每月随访 1 次，原方加减，随访半年，效果良好。

2. 雷诺综合征 仝小林[1-2]应用大乌头煎治疗雷诺综合征。丁某，女，36 岁。4 年前因情志因素出现面肿，手指末端出现雷诺现象，医院诊为未分化结缔组织病，间断服用中西药物。症见手脚发冷，怕冷，怕风，雷诺现象，脸庞、手面浮肿，周身皮肤干燥，自觉心慌，心跳时快，左侧肢体肌肉有麻木感，纳眠可，大便偏稀、日 2～3 次，无夜尿。舌淡，苔白，脉细弱。西医诊为雷诺病，中医诊为厥逆，属血虚寒厥。治以温阳散寒，养血通脉。处以大乌头煎合黄芪桂枝五物汤加减：制川乌 60g，黄芪 60g，桂枝 45g，白芍 45g，鸡血藤 60g，羌活 30g，炙甘草 15g，生姜 5 片。7 剂后仍手脚凉，雷诺现象未除；自觉心慌心跳加快，怕冷加重，脸庞、手面浮肿，颈前及胸部出现小红斑，左侧头部疼痛、肢体发木，3 天前突发面麻至全身发麻，3 小时后缓解。舌淡，舌底瘀，脉细弱。处方：制川乌 30g，黄芪 45g，当归 15g，桂枝 30g，白芍 30g，鸡血藤 30g，炙甘草 15g，生姜 5 片。服药 14 剂后仍手脚凉，雷诺现象减轻 30%，心慌心跳加快，乏力，手脸浮肿，怕冷甚，颈前及胸部小红斑未消失，左侧头痛及肢体麻木好转 60%，左脸麻木，近两日出现腰痛，入夜尤甚，大便日两次，成形，纳眠可。苔白，舌底瘀，脉沉细弦数。上方制川乌加至 120g，先煎 8 小时，加桂枝 45g。继续服药 1 个月，手脚凉好转，雷诺现象减轻，心悸明显，左侧肢体麻木、头痛好转，皮肤发硬现象缓解，自觉双下肢发沉，腰痛时做，纳眠可，二便调。舌淡底瘀，脉沉弱，苔薄白。

【按】辨证要点：寒疝腹痛、手足厥逆、脉沉弦者。大乌头煎为发作性寒疝而设，方中乌头一味，量大而专，大辛大热，通行十二经脉，峻补下焦元阳，而逐在里之阴寒，又能外达皮毛而散风冷之气。佐以甘缓之蜂蜜，使火生上旺，且制乌头之毒性而延长药效。

参考文献

［1］逄冰．仝小林教授应用大乌头煎验案举隅［C］．中华中医药学会方药量效研究

分会成立大会暨第三届全国方药量效关系与合理应用研讨会论文集，2012：5－10.

　　[2] 逄冰，赵锡艳，彭智平，等. 仝小林应用大乌头煎验案举隅 [J]. 中国中医基础医学杂志，2013，19（1）：101－103.

五、四逆汤

【组成】甘草二两（炙），干姜一两半，附子一枚（生用，去皮，破八片）。

【用法】上三味，以水三升，煮取一升二合，去滓。分温再服。强人可大附子一枚，干姜三两。

【功用】回阳救逆。

【主治】阳虚欲脱，冷汗自出，四肢厥逆，下利清谷，脉微欲绝。

【原文】伤寒，脉浮，自汗出，小便数，心烦，微恶寒，脚挛急，反与桂枝，欲攻其表，此误也。得之便厥，咽中干，烦躁吐逆者，作甘草干姜汤与之，以复其阳。若厥愈足温者，更作芍药甘草汤与之，其脚即伸。若胃气不和谵语者，少与调胃承气汤；若重发汗，复加烧针者，四逆汤主之。（《伤寒论》第 29 条）

伤寒，医下之，续得下利清谷不止，身疼痛者，急当救里；后身疼痛，清便自调者，急当救表。救里宜四逆汤，救表宜桂枝汤。（《伤寒论》第 91 条）

病发热、头痛，脉反沉，若不差，身体疼痛，当救其里，宜四逆汤。（《伤寒论》第 92 条）

脉浮而迟，表热里寒，下利清谷者，四逆汤主之。（《伤寒论》第 225 条）

自利不渴者，属太阴，以其脏有寒故也。当温之，宜服四逆辈。（《伤寒论》第 277 条）

少阴病，脉沉者，急温之，宜四逆汤。（《伤寒论》第 323 条）

少阴病，饮食入口则吐，心中温温欲吐，复不能吐。始得之，手足寒，脉弦迟者，此胸中实，不可下也，当吐之。若膈上有寒饮，干呕者，不可吐也，当温之，宜四逆汤。（《伤寒论》第 324 条）

大汗出，热不去，内拘急，四肢疼，又下利、厥逆而恶寒者，四逆汤主之。（《伤寒论》第 353 条）

大汗，若大下利，而厥冷者，四逆汤主之。（《伤寒论》第 354 条）

下利腹胀满，身体疼痛者，先温其里，乃攻其表。温里宜四逆汤，攻表宜桂枝汤。（《伤寒论》第 372 条）

呕而脉弱，小便复利，身有微热，见厥者难治，四逆汤主之。(《伤寒论》第 377 条)

吐利汗出，发热恶寒，四肢拘急，手足厥冷者，四逆汤主之。(《伤寒论》第 388 条)

既吐且利，小便复利而大汗出，下利清谷，内寒外热，脉微欲绝者，四逆汤主之。(《伤寒论》第 389 条)

【运用】

1. **休克** 徐宏成[1]运用四逆汤加减治疗休克。张某，男，14 岁。暑夏病疟，疟止后因饮食不慎而致吐泻。初诊患者昏睡不醒，呼之良久仍神志不清，四肢逆冷，吐利虽止，但汗出如油，头面四肢尤甚，舌淡红，苔黄白少津，脉沉细微弱，体温 35℃，血压 60/40mmHg。此属阴液耗竭、阳气欲脱之证。处方：熟附子 9g，干姜 6g，炙甘草 6g，党参 12g。煎服两剂，手足已温，神清汗收，阳复脉出，血压 100/70mmHg，气短口微渴。投生脉散 1 剂而愈。

邵春红[2]等研究了四逆汤治疗失血性休克机理、四逆汤对大鼠心功能和血压的调节，以及四逆汤对大鼠肾上腺素受体的影响，从医学机制上证明了治疗机理。

2. **高血压** 徐宏成[1]运用四逆汤加减治疗高血压。刘某，女，55 岁。患高血压病 10 余年。诊见面容憔悴，精神萎靡，步态蹒跚，面赤颧红，彻夜难寐，口干不渴，身着棉衣，四肢逆冷，大汗淋漓，舌质淡，苔薄白，脉沉细欲绝，血压 150/110mmHg，证属阴盛格阳。拟四逆汤加味为治：熟附子 9g，干姜 6g，炙甘草 6g，党参 12g，龙骨 13g。煎服 1 剂，手足转温，精神转佳，大汗已收，血压 170/100 mmHg，仍心烦难寐。上方加黄连 3g，进 3 剂。3 诊时，诸症悉除，渐能入睡，血压 140/90mmHg。继服二仙汤 15 剂善后。

3. **慢性肾炎** 徐宏成[1]运用四逆汤加减治疗慢性肾炎。左某，女，65 岁。患慢性肾炎、肾性高血压 10 余年。初诊神疲欲寐，语声细微，头晕目眩，心烦难眠，四肢厥逆，下肢浮肿，按之凹陷，小便不利，舌尖微红，苔白滑，脉沉微。尿常规：蛋白（＋＋＋），管型（＋），红细胞（＋）。此属阴盛阳浮，水气不化。治宜甘温骤补，复阳化气。方用四逆汤加味：附子 6g，干姜 5g，炙甘草 6g，党参 9g，茯苓 12g。水煎服。3 剂后病见起色，语声清晰，水肿渐退，腰痛复作。余症同前，上方加桑寄生 12g，杜仲 12g，益母草 12g。续服 5 剂，肿已退尽，余症悉消，尿蛋白（＋）。嘱服桂附地黄丸以巩固疗效。

4. 美尼埃综合征 郑益民[3]运用四逆汤加减治疗美尼埃综合征。毕某，男，59 岁。患眩晕 6 年余，剧烈发作时，伴有恶心呕吐、眼球震颤，视物旋转，面色苍白，汗出耳鸣，血压下降，甚至晕厥。1 月或数月发作 1 次，每次发作持续 1 周余，屡经中西药治疗，仍时有发作。两胁微痛，嗳气吞酸，喜热饮，大便溏，舌淡白，苔中、根部黑润，脉弦紧而细。证属真寒假热，肾阳虚衰。治宜扶阳逐寒，温补脾肾，佐以涤痰降逆。方宗四逆汤加味：黑附片、姜半夏、绵茵陈各 12g，干姜 8g，炙甘草、鲜生姜各 9g，代赭石 30g（打，先煎），煅瓦楞 15g，天麻 10g（另炖冲服）。水煎服。连进 5 剂，眩晕好转。呕吐消失，嗳气大减，精神振奋，黑苔减退，脉弦细。药中病机，守原方，干、鲜姜各加至 10g，再加肉桂末 2g。进 10 剂，黑润苔退，眩晕停发，胃脘痛消失。因气候炎热，如过用热药，恐有伤阴之弊，故减肉桂，加党参、熟地黄各 14g，白芍 8g，继服 10 剂，诸恙悉平。

5. 痛经寒厥 赵明一[4]等运用四逆汤加减治疗痛经寒厥。孙某，女，25 岁，已婚。每至经前两天即少腹剧痛，经至尤甚，且手足不温，身出凉汗，必下大量黑血块，腹痛方减。现值经前旬日，腹胀嗳气吞酸，泛吐清水，恶冷食，小腹凉，大便溏而不爽，日三四次，手足冷，面色少华，唇淡且青，舌淡嫩稍紫，一边有齿痕，舌下有瘀点，苔滑腻，脉沉迟、弦而有力。治以四逆合吴茱萸汤加味：制附子 15g，干姜 10g，炙甘草 10g，吴茱萸 5g，党参 15g，桂枝 10g，香附 20g，当归 15g，乌药 15g，赤芍 15g，鹿茸 10g，生姜 10g，大枣 10 枚。合饴糖煎，早午晚饭前分 3 次服，6 剂病愈。

【**按**】辨证要点：四逆脉微欲绝，里虚寒甚者。温中祛寒，回阳救逆。方中附子温阳逐寒为君；臣以干姜温中补阳，既能助附子破阴回阳，又能夹制其走散，减低其毒性；佐以炙甘草，既协助附、姜回阳，又缓和附、姜之辛。三药合用，共奏回阳救逆之效。本方临床用于休克、腹泻、阳虚发热、血栓闭塞性脉管炎、手足寒厥证、毒血证和食管痉挛性狭窄等。

参考文献

[1] 徐宏成. 四逆汤治验三则 [J]. 广西中医药, 1980 (1)：30.

[2] 邵春红, 王晓良. 四逆汤对失血性休克大鼠心功能和血压调节的肾上腺素受体机制研究 [J]. 中国药学杂志, 2003, 38 (11)：847 - 850.

[3] 郑益民. 四逆汤加味治疗美尼尔综合征一例 [J]. 湖北中医杂志, 1986 (3)：39.

[4] 赵明一, 仲兆森. 经厥病治验 [J]. 辽宁中医杂志, 1984 (5)：46.

六、茯苓四逆汤

【组成】茯苓四两，人参一两，附子一枚（生用，去皮，破八片），甘草二两（炙），干姜一两半。

【用法】上五味，以水五升，煮取三升，去滓。温服七合，日二服。

【功用】回阳益阴。

【主治】治伤寒汗下之后，病证不解而烦躁者。

【原文】发汗，若下之，病仍不解，烦躁者，茯苓四逆汤主之。（《伤寒论》第69条）

【运用】

1. 心力衰竭 温奕超[1]等运用茯苓四逆汤治疗慢性肺源性心脏病心力衰竭。选择74例阳虚型慢性肺心病合并心衰患者，随机分为观察组和对照组，观察组在常规治疗的同时加用茯苓四逆汤（每日1剂，分2次服）。两组疗程均为7天。结果观察组的有效率为96.0%，高于对照组的73.53%，表明常规治疗基础上辅以茯苓四逆汤，治疗阳虚型慢性肺心病合并心衰患者临床疗效好，无不良反应。

夏裕[2]运用茯苓四逆汤治疗慢性心力衰竭也取得了很好的疗效。

2. 中毒性消化不良 邓启源[3]运用茯苓四逆汤治疗中毒性消化不良。李某，女，4岁。患儿吐泻5日，每日10余次，经禁食、补液等治疗，吐泻停止，但仍发热，烦躁，口干，腹胀如鼓，诊为中毒性消化不良。诊见精神萎靡，颈项与四肢软而无力，四肢不温，双足浮肿，唇红，舌赤，少津，苔薄白，脉数无力。证属阴阳两虚，虚阳外越。治宜回阳益阴。处方：茯苓15g，炮附子5g，干姜2g，白术4g，吉林参4g，炙甘草1g。煎服1剂后，烦躁即除，能安睡，继之腹胀渐消，他症亦失。

3. 慢性头痛 杜顺福[4]运用茯苓四逆汤治疗慢性头痛。某女，36岁。右前额至右颈部剧烈疼痛，伴呕吐、嗳气。经头部CT、脑电图及神经系统检查未见异常，诊为偏头痛，用吴茱萸汤和麦角胺制剂治疗减轻。半年后因劳累，头痛再次剧烈发作，伴频繁呕吐，吐出胆汁样胃内容物，恶寒、脊背和四肢厥冷、神经苦楚。舌淡胖，边有齿痕，舌苔薄白微黄而湿润，脉沉细弦。先用吴茱萸汤治疗，头痛减轻，翌日，头痛又剧烈发作，后改用茯苓四逆汤治疗一周而愈，调养1周后出院。

【按】辨证要点：四逆加人参汤证又见心下悸，烦躁及小便不利。本方具有回阳益阴、兼伐水邪之功，主治伤寒，发汗或下后，病仍不解，烦躁者。本方乃四逆汤加人参、茯苓而成。方中四逆回阳救逆；参、苓益气养阴；姜、附伍参、苓，回阳之中有益阴之效，益阴之中有助阳之功。凡阳虚而阴液不继，或亡阳而阴液脱者，用之适宜。临床上常用于治疗休克、心力衰竭、心肌梗死、急性脑血管病、内耳眩晕症等。

参考文献

[1] 温奕超，陈楠，王朝驹，等. 茯苓四逆汤治疗慢性肺源性心脏病心力衰竭 [J]. 中国实验方剂学杂志，2011 (19)：266－267.

[2] 夏裕. 茯苓四逆汤治疗慢性心力衰竭疗效观察 [J]. 新中医，2013，45 (8)：14－15.

[3] 邓启源. 经方拯危治难的临床运用 [J]. 浙江中医学院学报，1987 (2)：30－31.

[4] 杜顺福. 茯苓四逆汤治疗慢性头痛 [J]. 日本医学介绍，2005，26 (2)：88－89.

七、白通汤

【组成】葱白四茎，干姜一两，附子一枚（生，去皮，破八片）。

【用法】上三味，以水三升，煮取一升，去滓，分温再服。

【功用】通阳破阴，宣通上下。

【主治】少阴病，下利。

【原文】少阴病，下利，白通汤主之。（《伤寒论》第314条）

少阴病，下利，脉微者，与白通汤。（《伤寒论》第315条）

【运用】

1. **下痢** 彭娟娟[1]等对白通汤治下利之理进行阐述，认为仲景治疗下利一症其法甚妙。而诸法之中仲景尤重表证，重视解表以止利，后世称为"逆流挽舟"法。仲景使用白通汤治下利亦是此理，第32条云："太阳与阳明合病，必下利，葛根汤主之"；第163条云："太阳病，外证未除，而数下之，遂协热而利，利下不止，心下痞硬，表里不解者，桂枝人参汤主之。"该三证因人之阳气状态差异而出现不同表证，葛根汤证为太阳阳明合病，其人阳气相对旺盛，外邪犯表，使里气不顾而出现下利。桂枝人参汤证由于外有表邪而内有太阴不足。白通汤证则为阳气虚弱之人兼感外邪，里气不守而下利，需除其外邪兼顾其里则其利自止。

2. **腹痛** 徐姗姗[2]等运用白通汤治疗腹痛。雷某，女，54岁。腹冷痛、脐周痛约半年。形体瘦弱，面色萎黄，晦暗不泽，身体呈缩状，情绪难自控，时悲伤欲哭，腹胀痛、喜按、腹中有冷气窜动阵阵作响，上达胃脘、心胸，下至两侧小腹，矢气频作，伴干呕、逆声响亮，食纳、睡眠差，大便不易解，舌质暗、边有齿印、溃疡，苔白厚腻，寸脉浮、尺脉弱、重按无力。曾行多项检查均正常，既往有服寒凉药物史。中医诊断腹痛。治以温运脾阳，散寒降逆，方以桂枝汤合半夏泻心汤加减。处方：桂枝、干姜、炙甘草、法半夏、香薷、淫羊藿各10g，党参、白芍、牡蛎各20g，黄连3g，吴茱萸5g。3剂，日1剂，水煎，分两次服。药后无明显改善，大便未解，舌暗、苔白厚腻，寸脉浮、尺脉弱。证属上盛下虚，中阳虚寒，气机阻滞。治以通阳行气，方以白通汤合薏苡附子败酱散加减。处方：制附子、薤白、干姜、炙甘草各10g，白芍、败酱草、薏苡仁、葛根各20，沉香3g。3剂，日1剂，水煎，分两次服。药后症状稍减，大便得解。拟白通汤原方加味：制附子、薤白、干姜各10g，葛根20g，自加小葱白4茎。7剂，日1剂，水煎，分两次服。药后干呕明显减轻，余症均缓解，大便通畅。药已对症，继续加强温肝肾之力。患者病情平稳，腹冷痛消失，偶见外感时腹中气窜复作，拟桂枝汤合越鞠丸调理而愈。

3. 胃胀　徐姗姗[2]等运用白通汤治疗胃胀。刘某，女，47岁。脘腹胀满、纳少、进食后不易消化年余，伴口淡无味、嗳气、大便日3～4次、量少、伴解不尽感，舌暗红，苔腐，脉细缓。纤维胃镜检查示：十二指肠球部溃疡；贲门口炎；慢性浅表性胃窦炎。中医诊断胃胀。治宜温阳除湿，散寒通络。方以白通汤加减。处方：制附子、薤白、川芎、金荞麦、干姜、炙甘草各10g，黄连3g，葛根、败酱草、薏苡仁各20g。4剂，日1剂，水煎服。药后胃脘胀明显减轻，纳食转佳，予桂枝加葛根汤合半夏泻心汤化裁调治，基本痊愈。

【按】辨证要点：少阴病见下利者。白通汤即四逆汤去甘草，减少干姜用量，再加葱白而成。主治阴寒盛于下焦，急需通阳破阴，以防阴盛逼阳。方中葱白通阳散寒，下交于肾；附子回阳散寒，上承于心；干姜温脾阳，通上下。三者合用，共奏通阳破阴、宣通上下之效。

参考文献

[1] 彭娟娟，吴同玉. 浅谈白通汤证治 [J]. 亚太传统医药，2016，12（18）：37－38.

[2] 徐姗姗，金钊. 白通汤验案3则 [J]. 新中医，2006，38（4）：82－83.

八、附子汤

【组成】附子二枚（炮，去皮，破八片），茯苓三两，人参二两，白术四两，芍药三两。

【用法】上五味，以水八升，煮取三升，去滓。温服一升，日三服。

【功用】温经扶阳，驱寒除湿。

【主治】少阴病，得之一二日，口中和，其背恶寒者，少阴病，身体痛，手足寒，骨节痛，脉沉者。

【原文】少阴病，得之一、二日，口中和，其背恶寒者，当灸之，附子汤主之。（《伤寒论》第304条）

少阴病，身体痛，手足寒，骨节痛，脉沉者，附子汤主之。（《伤寒论》第305条）

妇人怀娠六、七月，脉弦，发热，其胎愈胀，腹痛恶寒者，少腹如扇。所以然者，子脏开故也，当以附子汤温其脏。（《金匮要略·妇人妊娠病脉证并治第二十》）

【运用】

1. 风湿性关节炎 秦立梅[1]运用附子汤加减治疗风湿性关节炎。选择痹证患者96例，随机分为实验组和对照组各48例，对照组采用西医常规止痛治疗，实验组采用附子汤加减，两个疗程后，对照组有效35例，无效13例，总有效率77.8%。实验组有效44例，无效4例，总有效率91.7%。结论：加减附子汤治疗痹证效果良好，可明显缓解关节红、肿、疼痛等症状。王洪海[2]也认为，附子汤是治疗风湿性关节炎的有效方剂。

2. 滑精 罗绍景[3]运用附子汤治疗滑精。赵某，男，23岁。患者因用脑过度，又犯手淫，日久而成滑精之疾，曾服滋阴收涩固精之药，病无好转。近1周连续无梦滑精，诊见面色无华，精神萎靡，头晕耳鸣，腰背四肢酸痛，畏寒喜暖，腹胀食少，牙齿浮痛，舌质淡，苔白腻，右脉沉细无力，左脉久按不应指。证属肾阳虚弱，寒湿凝结，精关不固。治以附子汤加味，温肾扶阳，健脾除湿。处方：附子9g（先煎），茯苓9g，党参12g，白芍15g，白术9g，续断12g，牡蛎15g，怀牛膝9g，砂仁6g。水煎服。药后滑精止。原方加秦艽9g，木香6g，继服1剂，滑精未作，腰背四肢痛减，大便已行，自觉身热阵阵，咽喉疼痛。此乃阳气渐复，阴精未充，虚热上泛之故。处方：当归12g，白芍12g，玄参12g，桔梗10g，怀牛膝9g，佛手9g，桑寄生12g，独活

12g，怀山药 12g。水煎服，连服 2 剂，药尽病退。

3. 带下病 孙长德[4]运用附子汤治疗带下病。赵某，女，23 岁。白带量多两年余，多方医治未效。现白带量多清稀，淋沥不断，味腥，伴腰酸，腹部冷痛，小便清长，月经两月未潮，舌淡，苔白滑，脉沉迟。证属肾阳不足，阳虚内寒。治宜温经通阳，固涩止带。处方：附子 12g，白术、党参、破故纸各 15g，茯苓 20g，白芍 10g，肉桂 6g。煎服 2 剂后，白带大减。上方加吴茱萸 6g，再服 2 剂，月经来潮。守上方去吴茱萸，加鹿角霜 30g，又服 2 剂，白带止。继改服白带丸善后。

4. 阴痒 孙长德[4]运用附子汤治疗阴痒。宋某，女，35 岁。阴痒半年余，治以利湿解毒之药不效。现仍阴痒而痛，夜间尤甚，局部腐烂流水，少腹冷，舌苔白滑，脉沉迟。证属阳虚寒湿。治宜温阳祛寒化湿。方选附子汤加味：附子 12g，党参、白茯苓 20g，白术、炒苍术、黄芪各 15g。水煎服，3剂。外用苦参 30g，蛇床子 30g，煎水冲洗。腐烂处以六神丸为散外敷，每日2 次。药后痛痒大减。原方附子减为 6g，继服 2 剂，外用药同前，药尽病愈。

5. 小儿癫痫 冯万志[5]运用附子汤治疗小儿癫痫。林某，男，3 岁。于50 天前患儿因受恐吓突发两目上视，手足抽掣，面青身冷，口吐白沫，经艾灸移时复苏。尔后频繁发作，夜间尤甚，发时伴惊叫，醒后如常，情志呆钝，走路常不绊自跌。以镇惊化痰之中药治疗不效，用苯妥英钠等抗癫痫治疗 1月，亦未控制病情。诊见形胖面浮，目睛青蓝，鱼际、指甲均黯紫，舌淡而润，脉沉伏。询知患儿杂食冰棒、雪梨等阴寒之品甚多，稚阳屡遭寒袭，致元阳衰微、阴寒内盛，证属幼科中之阴痫。拟附子汤加味：附子、白术各10g，党参 15g，茯苓 20g，白芍 6g，肉桂 3g。水煎服，仅 1 剂，水气大消，痫未发。续服 10 剂以巩固疗效，诸症皆除。随访 4 年，痫证未作，发育正常。

【按】辨证要点：四逆身冷脉沉微者；胃虚寒饮，骨节痛，下肢拘急痛而脉沉。本方是治疗阳虚寒湿内侵证的常用方，本方重用炮附子，温经驱寒止痛；配以人参，温补以壮元阳；伍以术、苓，健脾以除寒湿；佐以芍药，和营血而止痛，并制附子辛燥之性。五味相合，共奏温经扶阳、驱寒除湿之效。现代临床常用本方加减治疗风湿性关节炎、类风湿关节炎之关节痛等属阳虚寒盛类疾病；亦可用于慢性心功能不全、慢性肾炎、肝炎、慢性肠炎、盆腔炎、带下病、月经后期及某些功能减退引起的脏器下垂（胃下垂、子宫脱垂）等属脾肾阳虚、寒湿内阻类疾病。方中附子有毒，应用本方时要注意炮制、剂量和煎煮时间，谨防中毒。

参考文献

[1] 秦立梅. 附子汤加减治疗中医痹症临床疗效观察分析 [J]. 实用妇科内分泌杂志（电子版），2018，5（18）：174 – 175.

[2] 王洪海.《伤寒论》附子汤研究述要 [J]. 山东中医杂志，2011，30（6）：445 – 447.

[3] 罗绍景. 经方验案举隅 [J]. 云南中医杂志，1984（6）：34 – 36.

[4] 孙长德. 附子汤在妇科病的运用 [J]. 新中医，1987（12）：41.

[5] 冯万志. 附子汤治小儿癫痫 [J]. 新中医，1985（9）：48.

九、当归四逆汤

【组成】当归三两，桂枝三两（去皮），芍药三两，细辛三两，甘草二两（炙），通草二两，大枣二十五枚（擘，一法十二枚）。

【用法】上七味，以水八升，煮取三升，去滓。温服一升，日三服。

【功用】养血散寒，温通经脉。

【主治】血虚寒厥证。手足厥寒，或腰、股、腿、足、肩臂疼痛，口不渴，舌淡苔白，脉沉细或细而欲绝。

【原文】手足厥寒，脉细欲绝者，当归四逆汤主之。（《伤寒论》第 351 条）

【运用】

1. 雷诺病 阎领全[1]等运用当归四逆汤加味治疗雷诺病。选择雷诺病患者 21 例，症见两侧肢端对称性苍白、发凉、麻木、青紫、针刺样疼痛，遇热后潮红紫暗，变暖则如常人，间歇期肢端可有酸麻刺痛感，长期反复发作出现肢端皮肤皱缩、干裂、溃疡、坏疽，指（趾）甲生长缓慢。治以当归四逆汤加味：黄芪 30g，当归 30g，桂枝 15g，白芍 20g，川木通 10g，细辛 3g，地龙、乌蛇各 15g，大枣 10 枚，甘草 9g。寒甚加干姜、肉桂、制川乌，湿甚加薏苡仁、苦参，气滞加香附、降香、枳实，血瘀加红花，病在上肢加羌活、桑枝，病在下肢加川牛膝、木瓜。每天 1 剂，水煎 2 次，合并药液，分 3 次饭前服。10 天为 1 个疗程。同时，忌酒、辣椒，患肢保暖，防外伤。治疗结果：治愈（肢端皮色复常，麻痛消失，寒冷刺激不发病，随访 1 年无复发）12 例，占 57.1%，好转（发作次数减少或肢端皮色变化明显减轻，但遇冷或情绪激动后仍有变色）9 例，占 42.8%。治疗时间最短 4 个疗程，最长 8 个疗程。治疗效果与病程关系密切，病程短者疗效显著，病程长者疗效较差。

王晓宏[2]运用当归四逆汤治疗雷诺综合征36例，取得很好疗效。

2. **肢端动脉痉挛** 顾继昌[3]运用当归四逆汤治疗肢端动脉痉挛。赵某，女，52岁。曾有右下肢胫腓骨中段双骨折，经治疗骨折愈合。近3年出现右足背和足趾疼痛，遇冷发作频繁，以傍晚尤甚，得温缓解，诊为外伤后继发肢端动脉痉挛。诊见右小腿肌肉萎缩，皮色萎黄枯燥，趾端苍白，触之不温，足背动脉搏动微弱，形体瘦弱，面色㿠白，畏寒怕冷，舌质淡，苔薄白，寸口脉沉细。证属营血不足，阳虚寒凝，络脉失养。治宜养血通络，温阳散寒。处方：全当归20g，桂枝12g，赤芍、白芍各10g，北细辛5g，制川乌、草乌各6g，生黄芪20g，川牛膝15g，川独活9g，制乳香、没药各6g，炙甘草9g。水煎服，并以药渣煎水熏洗患肢。7剂后足趾疼痛减轻。原方去川草乌，加熟地黄15g，炒川芎9g。继服两周，足趾疼痛消失，下肢温暖，足背动脉搏动有力，全身症状明显改善。

3. **关节炎** 陶景宏[4]运用当归四逆汤治疗关节炎。袁某，女，68岁。四肢诸关节酸重冷痛，屈伸不利，下肢尤甚，不能久行，入冬及阴雨天增剧，曾服中西药及针灸电疗10余年，未获显效，舌苔薄白，脉弦细。证系风寒湿三邪侵袭经络，留着关节。治宜温经驱寒，祛风燥湿。处方：当归20g，桂枝、白芍、麻黄、川牛膝各10g，细辛、木通、羌活、独活、制川乌各9g，甘草4.5g，生姜3片，大枣5枚。水煎服，共进12剂告愈。

4. **肩周炎** 郑君莉[5]运用当归四逆汤治疗肩周炎。应用本方加减治疗肩周炎20例，痊愈10例，好转8例，无效2例。基本方：当归、白芍、大枣、羌活各15g，桂枝、木通、姜黄各12g，细辛10g，炙甘草8g，蜈蚣粉3g（冲服）。水煎服。气虚明显者加黄芪18g；血瘀明显者，加黑老虎30g；疼痛呈游走性者，加乌梢蛇15g。王某，男，62岁。左肩部疼痛年余，左臂抬举、后展困难，穿衣需人协助，诊为肩周炎，经服中药、理疗效果不佳。诊见面色无华，舌质淡，脉细。治以当归四逆汤加乌梢蛇、羌活、姜黄各15g，蜈蚣粉4g，并嘱患肢加强锻炼。煎服12剂，疼痛稍减。守方再进45剂，右肩疼痛消除，右臂肢抬高，后展均恢复正常。追访2年，未见复发。

5. **缩阳症** 殷明贵[6]运用当归四逆汤治疗缩阳症。王某，男，35岁。3天前因劳累淋雨发生前阴、附睾睾丸疼痛并内收，自觉少腹、前阴冰冷，尤以夜半为甚。诊见神倦乏力，畏寒肢冷，面色少华，头昏眼花，视力减退，唇舌淡白，苔薄白，脉沉细弱。证属血虚寒凝，肝脉不利。治宜养血散寒，温经通络。处方：当归、木通各15g，白芍、大枣、橘核、荔枝核各20g，桂枝、小茴香各 10g，细辛 4g，甘草 3g。煎服 2 剂后前阴疼痛缓解，少腹、前阴已温。此为寒邪已散，血虚未复。上方去小茴香、荔枝核，加川芎、鸡血藤各 15g，黄芪 20g，连服 5 剂，诸症消失。

6. 睾丸鞘膜积液 冯视祥[7]运用当归四逆汤治疗睾丸鞘膜积液。赵某，男，5 岁。右侧阴囊肿大 8 个月，经某医院泌尿科检查诊断为睾丸鞘膜积液。查右侧阴囊肿大，下垂如鸭蛋，扪之略硬，未触及睾丸和实质性硬块，透光试验阳性，面黄少华，舌淡红，苔薄白，脉细缓。证属寒凝气滞，经脉不通，水停阴囊。治宜温经散寒，调营通脉，理气行水。处以桂枝 6g，白芍、小茴香、大枣各 9g，当归 7g，细辛 4g，木通 8g，白术 10g，泡参、八月扎各 12g，甘草 3g。煎服 7 剂，阴囊开始缩小。续服 3 剂，已缩小 1/3，可以触及睾丸。以原方出入化裁再进 5 剂，阴囊肿大全消，余症亦除。

【按】辨证要点：手足凉表虚而里寒不甚者。当归四逆汤为温里剂，主治血虚寒厥证。方中当归、芍药养血和营，桂枝、细辛温经散寒，甘草、大枣补益中气，通草通行血脉。全方能和厥阴以散寒邪，调营卫以通阳气。温阳与散寒并用，养血与通脉兼施，温而不燥，补而不滞。因本方主治手足厥寒，故虽不用姜、附而亦名"四逆"，因其所主之厥为血虚寒凝所致，故方名冠以当归，以别于姜附四逆。临床常用于治疗血栓闭塞性脉管炎、无脉症、雷诺病、小儿麻痹、冻疮、妇女痛经、肩周炎、风湿性关节炎等属血虚寒凝者。

参考文献

[1] 阎领全，张晓玲，秦前刚. 当归四逆汤加味治疗雷诺氏征 21 例疗效观察 [J]. 北京中医，2005, 24（2）：103 – 104.

[2] 王晓宏. 当归四逆汤治疗雷诺综合征 36 例 [J]. 医学美学美容（中旬刊），2015（3）：607 – 607.

[3] 顾继昌. 当归四逆汤治验肢端动脉痉挛病一例 [J]. 黑龙江中医药，1985（1）：45.

[4] 陶政燮. 陶景宏运用当归四逆汤经验介绍 [J]. 国医论坛，1987（2）：34 – 35.

[5] 郑君莉. 当归四逆汤治疗肩周炎的体会 [J]. 新中医，1987（7）：53.

[6] 殷明贵. 当归四逆汤临床验案 [J]. 新中医，1986（3）：47.

[7] 冯视祥. 当归四逆汤在儿科临床的新用 [J]. 新中医，1985（9）：46.

十、当归四逆加吴茱萸生姜汤

【组成】当归三两，芍药三两，甘草二两（炙），通草二两，桂枝三两（去皮），细辛三两，生姜半斤（切），吴茱萸二升，大枣二十五枚（掰）。

【用法】上九味，以水六升，清酒六升和，煮取五升，去滓，温分五服。（一方，酒水各四升）

【功用】温经散寒。

【主治】素体血虚，内有久寒，又复外受寒邪，手足厥逆，舌淡苔白，脉细欲绝，或兼见头顶痛，干呕、吐涎者。

【原文】手足厥寒，脉细欲绝者，当归四逆汤主之。（《伤寒论》第351条）若其人内有久寒者，宜当归四逆加吴茱萸生姜汤。（《伤寒论》第352条）

【运用】

1. **带下、月经后期**　贾佩琰[1]运用当归四逆加吴茱萸生姜汤治疗带下、月经后期。张某，女，28岁，未婚。自诉：1年来白带量多，质稀如水，无臭味，经期推后1周左右，量少色暗，伴四肢逆冷，右肩关节痛；舌质淡，苔白，脉沉细。此乃血虚中寒，湿邪下注所致带下，月经后期。法宜温养血脉，益气化水，以当归四逆加吴茱萸生姜汤加味治之。处方：黄芪30g，当归15g，桂枝9g，生白芍12g，菟丝子12g，通草6g，细辛3g，白芷3g，吴茱萸5g，生姜3片，大枣10枚。3剂，每日1剂，水煎服。二诊：白带减半，效不更方，并嘱其再服4剂，白带止，经期准，且右肩关节痛消失。曹忠仁[2]运用当归四逆加吴茱萸生姜汤治疗带下、月经后期。孙某，女，26岁，未婚。患者1年多来白带量少，质稀如水，无臭气，月经延后1周左右，量少色暗，伴四肢逆冷、右肩关节痛，舌质淡，苔白，脉沉细。肛检：盆腔未发现器质性病变。辨证：血虚中寒，湿邪下注所致之带下、月经后期。治宜温养血脉，益气化水。方用当归四逆加吴茱萸生姜汤加味：当归15g，桂枝9g，生白芍、菟丝子各12g，通草6g，细辛、白芷各3g，吴茱萸5g，生姜3大片，大枣10枚（掰），黄芪30g。2剂，水煎服。3日后复诊，带已减半。效不更方，嘱其照原方再服4剂，不但白带止、经期准，而且肩关节痛亦愈。

2. **乳房窜痛**　贾佩琰[1]运用当归四逆加吴茱萸生姜汤治疗乳房窜痛。张某，女，29岁。近年来右侧乳房周围阵发性窜痛，伴憋胀感。用手扪之，右侧乳房外上象限内有桃核大区域皮肤温度明显低于周围，但未扪及肿块或囊状物。别无所苦，月经正常。乳头属足厥阴肝经，乳房属足阳明胃经，虽无明显诱因，然局部冷痛总属脉络凝滞。投当归四逆加吴茱萸生姜汤以暖肝温胃，通络止痛。处方：当归12g，白芍12g，桂枝6g，通草6g，吴茱萸6g，细辛3g，甘草3g，生姜3片，大枣3枚。2剂，水煎服。服后，乳房窜痛发冷消失。随访 1 年未见异常。

3. **阴缩、阴吹** 曹忠仁[2]运用当归四逆加吴萸生姜汤治疗阴缩、阴吹。武某，女，38 岁。阴部瘙痒五度，小腹发冷，阴户不定时抽搐，向腹中牵引，每感风寒或气候转凉时发作频繁，伴肢冷汗出，乳房亦有抽搐感。平时有阴道排气现象，月经量少质稀。诊其脉沉细如丝，舌暗淡，苔白。妇检：外阴色素减退变白，大小阴唇萎缩皲裂，阴道、宫颈、宫体、附件均未见异常。病理报告：外阴白斑。诊为阴缩、阴吹。证属血虚内有久寒，复感外寒，肝脉拘急，阴器失养所致。符合《黄帝内经》"肝脉入腹绕阴器"，"虚则暴痒"，"伤于寒则阴缩入"之证。拟投当归四逆加吴茱萸生姜汤：当归、白芍各 15g，桂枝 12g，通草、甘草各 6g，吴茱萸 5g，细辛 3g，生姜 5 片，大枣 10 枚（掰），水酒各半煎内服；又以养血温经、活血止痒之剂（当归、蛇床子各 30g，没药、硫黄、荆芥各 15g，吴茱萸 6g），水煎熏洗外阴，日 3 次。上药各用 2 剂后复诊。阴缩明显减轻。守原方内服、外洗各用 6 剂，1 周后患者来告，阴缩、阴吹已愈，阴痒亦明显减轻。

4. **肢端动脉痉挛症** 陈可冀[3]介绍岳美中运用当归四逆加吴茱萸生姜汤治疗肢端动脉痉挛症。朱某，女，患此病 1 年余，两手指尖最初发白，继而青紫、发紧、麻木、厥冷、抽搐，置热水中则痛，右食指末梢破溃。中西药及针刺均无效。脉细弱，舌尖红，舌两侧有白腻苔，服本方 16 剂，指尖发紫大减，右食指疮口愈合，舌两侧腻苔退，脉渐大。继续服用，手指坏疽入冬未发。

5. **冻疮** 邓朝纲[4]运用当归四逆加吴萸生姜汤治疗冻疮。无论已溃未溃，疗效均著。刘某，男，22 岁。患习惯性冻疮 6 年，每年好发于立冬前，以耳垂为甚。今冬耳轮又成冻疮，痒痛难忍已破溃。处方：当归 12g，芍药 20g，桂枝 10g，细辛 10g，炙甘草 6g，通草 12g，大枣 20 枚，生姜 6g，蒲公英 30g，加红糖水煎温服，每日 1 剂。服 3 剂后痒痛止，5 剂溃面结痂。为巩固疗效，继服 5 剂，经追访未复发。

【按】辨证要点：当归四逆汤证更见心腹痛、呕逆或头痛者。本方即桂枝汤加当归、细辛、通草、吴茱萸而成。方中当归补血活血；芍药养血敛阴，以增强当归养血之功；桂枝、细辛温经散寒；甘草、大枣益气健脾，既助归芍补血，又助桂辛通阳；通草通行经脉；吴茱萸、生姜温中散寒，降逆和胃。再以清酒和之，则阴阳调和，手足自温。诸药合用，共奏温经散寒之效。

参考文献

[1] 贾佩琰. 当归四逆加吴萸生姜汤妇科病案［N］. 中国中医药报，2014 - 07 - 07

(004).

[2] 曹忠仁．当归四逆加吴茱萸生姜汤在妇科的运用［J］．新中医，1984（12）：41.

[3] 陈可冀．岳美中教授用经方起大症之经验［J］．新中医，1983（4）：8.

[4] 邓朝纲．当归四逆加吴茱萸生姜汤治冻疮［J］．吉林中医药，1986（1）：31.

十一、温经汤

【组成】吴茱萸三两，当归、川芎、芍药、人参、桂枝、阿胶、生姜、牡丹皮（去心）、甘草各二两，半夏半升，麦门冬一升（去心）。

【用法】上十二味，以水一斗，煮取三升，分温三服。亦主妇人少腹寒，久不受胎。兼取崩中去血，或月水来过多及至期不来。

【功用】温经散寒，养血祛瘀。

【主治】冲任虚寒、瘀血阻滞证。治漏下不止，血色暗而有块，淋漓不畅，或月经超前或延后，或逾期不止，或一月再行，或经停不至，而见少腹里急，腹满，傍晚发热，手心烦热，唇口干燥，舌质暗红，脉细而涩。亦治妇人宫冷，久不受孕。

【原文】问曰：妇人年五十所，病下利，数十日不止，暮即发热，少腹里急，腹满，手掌烦热，唇口干燥，何也？师曰：此病属带下。何以故？曾经半产，瘀血在少腹不去。何以知之？其证唇口干燥，故知之。当以温经汤主之。（《金匮要略·妇人杂病脉证并治第二十二》）

【运用】

1. **痛经** 周腊莲[1]运用加味温经汤治疗寒凝血瘀型原发性痛经。将70例寒凝血瘀型原发性痛经患者均分为观察组和对照组，观察组采用加味温经汤治疗，对照组采用西药治疗，比较两组总有效率、治疗后3个月复发率和治疗前治疗后3个月痛经积分。结果观察组总有效率为97.14%，高于对照组的80%；治疗后3个月的复发率为2.86%，低于对照组的17.14%；治疗后3个月的痛经积分低于治疗前和对照组。表明寒凝血瘀型原发性痛经患者采取加味温经汤治疗呈现良好效果，且复发情况较少。

严肃云[2]运用加味温经汤治疗痛经。许某，20岁。14岁月经初潮，经期无规律，经前及经期小腹疼痛难忍，轻按则舒，重按痛甚，遇寒加重，得温则减，经量较少，色暗红而夹片状瘀块，平时白带较多，质稀无臭气。妇科检查无特殊发现，诊为膜样痛经。诊见面色发青，精神不振，四肢欠温，舌质淡红，苔薄白，脉沉细涩。治宜温经散寒，养血活血。处方：吴茱萸6g，桂枝10g，党参12g，当归12g，川芎5g，赤芍15g，丹皮10g，炮姜3g，滇三

140

七 3g（冲服），炙甘草 5g。煎服 5 剂后，阴道排出一片状瘀块，腹痛大减。守原方去炮姜、三七，加制首乌、阿胶，再服 5 剂，腹痛消失，诸症悉除。嘱用乌鸡白凤丸以巩固疗效。

2. **女性不孕** 张绍舜[3]运用加味温经汤治疗女性不孕。以温经汤为基本方治疗因子宫发育不良而引起的不孕症 25 例，治疗后怀孕者 19 人。吴某，女，28 岁。婚后 5 年未孕，多方治疗无效。月经量少，色淡或紫，时有血块，性欲淡漠，腰膝酸困，少腹经前拘急，胀感明显，时有凉意，发育中等，面色晦滞，舌质淡，苔薄，脉沉迟，两尺尤甚。妇科诊为子宫发育不良、原发性不孕。证属肾虚宫寒，冲任失调，经脉瘀滞。治宜温经散寒，活血调经。予本方加减：吴茱萸 9g，当归 9g，川芎 9g，赤芍 9g，桂枝 6g，制半夏 6g，党参 9g，甘草 6g，淫羊藿 9g，紫石英 15g，阿胶 9g（烊化），泽兰 9g，生姜 3片。煎服 4 剂后，经量较前增多，色紫夹有血块，小腹拘急减轻，脉沉细。仍予本方加减：吴茱萸 9g，当归 9g，川芎 9g，白芍 9g，桂枝 9g，党参 9g，白术 9g，菟丝子 12g，桑寄生 9g，甘草 6g，阿胶 12g（烊化），淫羊藿 9g，生姜 3 片，大枣 4 枚。水煎服。共服两个疗程，同年 6 月怀孕，后生一女孩，母子健康。

3. **带下** 伊智雄[4]运用加味温经汤治疗带下。徐某，女，23 岁。近半年来少腹时有隐痛，带下量多，时白时黄，白多黄少，腰背常有冷感，少腹拘急，喜温喜按，纳差，身倦乏力，口干不喜饮，时有头晕，手心烦热，舌质淡，苔白略滑，脉沉缓。证属冲任虚寒，脾虚湿滞，带脉失约。治当温经散寒，健脾止带。方用加味温经汤煎服 3 剂，带下已少，少腹疼痛消失。按上方加车前子 10g（布包煎），3 剂而愈。

4. **闭经** 伊智雄[4]运用加味温经汤治疗闭经。康某，女，37 岁。月经不调已多年，或前或后，痛经、量少有块。3 个月前因精神刺激而致经水不行，经某医院检查诊为功能性闭经，治疗效果不显。现少腹隐痛，喜温喜按，少腹胀满，矢气略舒，腰困腿酸，舌质淡，苔白略滑，脉沉弦。证属冲任虚寒，气滞血瘀。方用温经汤去半夏、生姜，加香附 10g，乌药 10g，炒枳壳 10g，桃仁 10g，红花 10g，莪术 10g。煎服 3 剂后，腹痛大减。昨夜少腹隐痛加重，此乃经行欲动之势，按上方去莪术，煎服 1 剂后经来，量中等有块，腹微痛。以本方加熟地黄、川断善后。

5. **胎动不安** 伊智雄[4]运用加味温经汤治疗胎动不安。李某，女，28岁。妊娠 3 个多月，少腹隐痛，胎动不安，昨日下部见红，血色淡，时手足

141

心热，口干喜冷饮，但进冷食后腹泻，下肢浮肿，腰酸腿软，时有心悸，舌质淡，苔薄，脉沉略滑。此乃冲任虚寒，胞宫有瘀，胎失所养。改拟温经汤去半夏，加杜仲炭、桑寄生、苏梗各10g。煎服3剂，血止胎安。

【按】辨证要点：月经不调，小腹冷痛，经血夹有瘀块，时有烦热，舌质暗红，脉细涩为辨证要点。本方为妇科调经的常用方，主要用于冲任虚寒而有瘀滞的月经不调、痛经、崩漏、不孕等。方中吴茱萸、桂枝温理冲任，暖血散寒；当归、芍药、阿胶、麦冬滋阴补血；川芎、丹皮助桂枝行血祛瘀；人参、甘草、生姜、半夏益气和胃，资生化源。诸药合用，共奏温通经脉、养血祛瘀之效。临床常用于治疗功能性子宫出血、慢性盆腔炎、痛经、不孕症等属冲任虚寒，瘀血阻滞者。月经不调属实热或无瘀血内阻者忌用，服药期间忌食生冷之品。

参考文献

[1] 周腊莲. 加味温经汤治疗寒凝血瘀型原发性痛经的临床观察 [J]. 光明中医，2019（5）：727－729.

[2] 严肃云. 温经汤治验二则 [J]. 中医杂志，1985（10）：24.

[3] 张绍舜.《金匮》温经汤治疗不孕症25例疗效总结 [J]. 国医论坛，1987（2）：26.

[4] 伊智雄. 温经汤临床应用的体会 [J]. 陕西中医，1983（2）：21.

十二、吴茱萸汤

【组成】吴茱萸一升（洗），人参三两，生姜六两（切），大枣十二枚（掰）。

【用法】上四味，以水七升，煮取二升，去滓。温服七合，日三服。

【功用】温肝暖胃，降逆止呕。

【主治】肝胃虚寒，浊阴上逆证。食后泛泛欲吐，或呕吐酸水，或干呕，或吐清涎冷沫，胸满脘痛，巅顶头痛，畏寒肢冷，甚则伴手足逆冷，大便泄泻，烦躁不宁，舌淡苔白滑，脉沉弦或迟。

【原文】食谷欲呕，属阳明也，吴茱萸汤主之。得汤反剧者，属上焦也。（《伤寒论》第243条）

少阴病，吐利，手足逆冷，烦躁欲死者，吴茱萸汤主之。（《伤寒论》第309条）

干吐，吐涎沫，头痛者，吴茱萸汤主之。（《伤寒论》第378条）

呕而胸满者，吴茱萸汤主之。（《金匮要略·呕吐哕下利病脉证治第十

七》）

干呕，吐涎沫，头痛者，吴茱萸汤主之。（《金匮要略·呕吐哕下利病脉证治第十七》）

【运用】

1. 头痛 张贤媛[1]运用吴茱萸汤治疗颅内高压性头痛。丁某，女，31岁。阵发性前额头痛两周，剧烈呕吐1周。医院检查：双眼底早期水肿改变，诊为颅内高压症。诊见前额头痛，头重如裹，至夜加重，呕吐清水，不能进食，微恶风寒，无汗，苔白厚浊腻，脉细弦。按阳明经寒湿论治，以羌活胜湿汤加减，服1剂后，20分钟周身汗出气臭，头痛、头重略减，继服7剂，已不昏重，但痛转为清晨发作，痛势不减，恶心呕吐未已，有时目眶、两腮作酸，恶寒反而加重，自觉两足胫冷，夜间少腹阵痛，下利清冷。处方：吴茱萸10g，参须9g，大枣5枚，生姜30g，制川乌8g。煎服3剂后，周身转暖，四肢皆温，微微汗出，呕吐停止，头痛轻微。继用前方合苓桂术甘汤，又服7剂，头痛尽除，饮食正常。改六君子汤加味而善后。1个月后复查，除左眼黄斑色素稍紊乱外，双眼底无异常发现。

2. 美尼埃综合征 郑启仲[2]运用吴茱萸汤治疗美尼埃综合征。曹某，女，67岁。头晕目眩，恶心呕吐，反复发作两年。近来加重，头晕目眩，旋转不定，如立舟中，耳如蝉鸣，呕吐清涎，畏寒肢冷，诊为美尼埃综合征。经多方治疗无效。诊见舌淡，苔白厚腻，脉弦细。证属肝寒犯胃，浊阴上扰。治宜温肝暖胃，升清降浊。处方：吴茱萸24g，人参9g，生姜30g，大枣3枚。煎服1剂，呕吐、呻吟渐止，安然入睡。次晨，能举目环视，饮牛奶半杯。原方再进1剂，已能坐起进食，除肢体困倦、耳塞、头沉、纳呆外，余症均除。仍以上方加减：吴茱萸9g，党参12g，半夏9g，白术12g，陈皮6g，砂仁6g，生姜12g，大枣3枚。续服5剂，诸症悉除。观察12年，未见复发。

3. 神经性呕吐 陆干甫[3]运用吴茱萸汤治疗神经性呕吐。晋某，女，33岁。呕吐反复发作4年，常因情志不舒或劳倦而发，亦偶因气候变化而作。呕吐时伴有头痛，尤以巅顶为甚，用手按压头顶，痛可暂缓。西医诊断为神经性呕吐，经多方治疗未见明显好转。近年来病情加剧，神疲身倦，畏寒肢冷，呕吐黄色酸水，间歇20分钟，则又呕吐，舌淡苔白，脉沉弦细。证属中焦虚寒，脾胃升降失调。治宜温中散寒，升清降浊。用吴茱萸汤加味：米炒党参30g，吴茱萸12g，生姜15g，大枣15g，公丁香6g，荜茇6g，半夏12g，茯苓15g。煎服1剂后疗效不显，继以生姜30g取汁分3次兑服，药后呕吐止。为巩固疗效以上方为末，姜汁为丸，长期服用，经治疗后未再复发。

4. 幽门梗阻 刘常世[4]运用吴茱萸汤治疗幽门梗阻。郝某，男，40 岁。食后脘腹胀满，朝食暮吐，暮食朝吐，吐后即觉舒适，经钡透诊为十二指肠球部溃疡合并幽门梗阻。诊见面色少华，神疲消瘦，上腹饱满，可见胃形，并有振水声，舌淡胖，苔薄白，脉细缓无力。证属脾胃虚寒，中阳不运。治宜温中化饮，降气和胃。处以吴茱萸汤加减：吴茱萸 6g，大枣、茯苓、白术、枳壳各 12g，桂枝、制半夏、旋覆花（包煎）各 10g，代赭石 20g（先煎），炙甘草 3g，姜汁为引。煎汤少量频服，服药两剂，呕吐即止。原方再进 3 剂，症状大减，大便通畅，进食不呕。继以上方加减，又服 5 剂而愈。

5. 尿毒症呕吐 刘常世[4]运用吴茱萸汤治疗尿毒症呕吐。张某，男，38 岁。患慢性肾炎 5 年，近日尿少浮肿，呕吐清涎，口中有尿臭味，大便次数增多，利下黏胨不爽，畏寒肢冷，胸闷腹胀，头昏嗜睡，时而烦躁，舌淡胖，苔白腻，脉细濡，经尿检、血检，确诊为慢性肾炎、尿毒症。证属肾气衰竭，水毒潴留，脾肾阳虚，浊阴上逆。治以温阳泄浊、降逆和中之法。方用吴茱萸汤化裁：吴茱萸、制大黄、旋覆花（布包煎）各 6g，炮姜、红参、熟附子、法半夏、枳壳、陈皮各 10g，焦白术、茯苓、大枣各 12g，代赭石 20g（先煎），苏合香丸 1 粒（姜汁化服）。水煎服，进药 3 剂，呕吐减轻，大便通畅。续服 5 剂，精神食欲转佳，但水肿较前明显。原方去旋覆花、代赭石、半夏、枳壳、大黄，加黄芪 30g，仙灵脾 12g，桂枝 10g，泽泻 15g，赤小豆 30g，以温阳利水。治疗半月，水肿消退。后予金匮肾气丸、十全大补丸、胎盘粉以固本。

6. 缩阳症 李寿山[5]运用吴茱萸汤治疗缩阳症。王某，男，44 岁。患者体质素健，3 个月前睡卧寒湿地，引起腰疼阳痿，继则阴茎及阴囊向上挛缩，喜热怕冷，时急时缓，伴小腹寒冷拘急，甚觉痛苦，经中医多方诊治乏效。诊见舌淡红，苔白腻而滑，脉寸微尺弦，双侧睾丸大小如常，阴茎上缩。证属肾阳不足，寒湿内困。予金匮肾气丸改汤加蛇床子，连服 6 剂，病未减轻，反增痞满溏泻，纳呆口苦，舌苔腻更甚。后改吴茱萸汤加减：吴茱萸 25g，党参 15g，炒白芍 20g，炙甘草、干姜各 10g，大枣 5 枚。水煎服。服药 3 剂，少腹寒冷拘急大减，囊缩已缓，痞满溏泻等症皆除。继服原方 3 剂，病去七八，腻苔全退，脉转弦滑。守方吴茱萸减为 15g，干姜易生姜，继服 3 剂，阳事能举，诸症霍然。

【按】辨证要点：阳明病，大便难而急迫者。虚证，食谷欲吐。方中吴茱

144

萸温肝暖胃，下气降逆；生姜温胃止呕；人参补气健脾；大枣甘缓和中，既制吴茱萸、生姜之辛燥，又助人参之补虚扶中。四药合用，共奏温肝暖胃、降逆止呕之功效。临床常用于治疗慢性胃炎、妊娠呕吐、神经性呕吐、神经性头痛、耳源性眩晕等属肝胃虚寒者。热呕吐、阴虚呕吐或肝阳上亢之头痛禁用此方。

参考文献

［1］张贤媛．吴茱萸汤加味治疗颅内压增高性头痛 2 例［J］．中医杂志，1984（5）：56.

［2］郑启仲．吴茱萸汤的临床扩大运用举例［J］．中医杂志，1983（9）：43.

［3］陆干甫．吴茱萸汤临证举隅［J］．成都中医学院学报，1986（4）：18.

［4］刘常世．吴茱萸汤的临床应用［J］．陕西中医，1986；（9），407.

［5］李寿山．吴茱萸汤治缩阳症［J］．新中医，1986（2）：51.

第八章　寒热并用经方

一、附子泻心汤

【组成】大黄二两，黄连一两，黄芩一两，附子一枚（炮，去皮，破，别煮取汁）。

【用法】上四味，切三味，以麻沸汤二升渍之，须臾，绞去滓，内附子汁，分温再服。

【功用】泄热消痞，扶阳固表。

【主治】热痞兼表阳不足证。症见心下痞满，按之柔软不痛，心下或胸中烦热。口渴。恶寒汗出，舌淡，苔薄黄，脉浮。

【原文】心下痞而复恶寒汗出者，附子泻心汤主之。（《伤寒论》第155条）

【运用】

1. **胃脘痛**　李祥舒[1]运用附子泻心汤加味治疗胃脘痛。共治疗31例。胀痛甚窜两胁，加醋柴胡6g，炒枳壳6g；呕恶不能食，加佛手6g，白蔻仁3g（打）；气短乏力，加炒山药12g，炙黄芪10g；大便软，易生大黄为熟大黄。若有表证，则先解表。结果显效14例，好转15例，无效2例。

柴馥馨[2]介绍柴瑞霁运用附子泻心汤治疗胃脘痛。燕某，男，68岁。近半年来胃脘不适，自觉胃脘至咽喉部有憋胀感。某医院诊为慢性胃炎，服用西药效不明显。刻诊：食后胃脘痞塞，有灼热感，按之濡软，时有呃逆泛酸，嗳气不畅，咽部干涩；食欲渐少，逐日消瘦；大便微干、两日1次。询及脚凉明显。舌黯红，苔白微腻，脉弦微滑。证属上热下寒，胃气痞塞。药用大黄、黄连、黄芩、附子（先煎30分钟）各10g。每日1剂，水煎服，共服24剂，诸症基本消除，无明显不适。

2. **热厥下利**　王伯章[3]运用附子泻心汤加味治疗热厥下利。李某，女，72岁。因饮食不慎而腹痛腹泻，排出血水样大便，日30余次，每次量少带黏液，里急后重，发热恶寒，体温40℃。烦躁谵语。以10%水合氯醛20mL灌肠，即被排除，选用镇静药及杜冷丁肌注，仍不能控制。次晨，烦躁狂乱不减，四肢逆冷，腹胀甚，舌淡红，苔干发黄，脉沉弦。证属热厥于里，真阳不足，病情危笃。处以附子泻心汤：黄连10g，附子10g，黄芩10g（炒黑），大黄10g，水煎服。另用驱风油擦腹，生理盐水足三里注射。服药后当天下午小便3次，先有矢气并大便两次，四肢转温，一夜安睡。继服两剂，痊愈出院。

3. **久痢** 戴克敏[4]介绍姜寿华教授运用附子泻心汤加味治疗久痢。何某，男，28岁。面色青，患下痢3年，日3～5次，便脓血，里急后重，曾服多种抗生素、白头翁汤等，腹痛下痢缓解，停药又复发，缠绵至今，少气乏力，常自汗出，恶寒重，虽盛夏仍穿毛衣，手足厥冷，苔黄腻，脉弱。证属脾肾阳虚，湿热郁滞。处以附子泻心汤去大黄加味：附子、黄芩各9g，黄连3g，铁苋菜15g，煨肉果12g，诃子6g。煎服5剂后大便次数减少，仍少气乏力，上方加黄芪9g，续进5剂告愈。随访两年，未复发。

4. **齿衄** 刘一民[5]运用附子泻心汤加味治疗齿衄。李某，男，38岁。患牙龈脓肿、出血年余，以手挤压患处，出紫色脓血甚多，时轻时重。重时不能咬物，水谷难入。诊见咽喉淡紫，扁桃体I°肿大，色紫，舌嫩红，苔白，边尖有红点，脉左寸浮大，两尺微细。自述平素畏寒，面烘热，口淡纳呆，食凉物即腹痛便溏不已。此属阴盛于下，虚阳浮越之证。治宜温下清上。处以炮附子12g，干姜炭15g，甘草10g，黄连、黄芩、酒大黄、山栀子、连翘、薄荷各2g（后六味共捣粗末另包），前三味煎一小时与后六味滚水泡汁兑服。6剂尽，脓尽肿消，齿衄告愈。

【按】辨证要点：心下痞、恶寒汗出者。本方乃泻心汤加附子而成，主治里热结、卫阳虚之证。方中大黄泄热破结、消痞，黄连、黄芩燥湿泄热消痞，附子温经扶阳固表。诸药合用，有泄热消痞、扶阳固表之功。

参考文献

[1] 李祥舒. 附子泻心汤加味治疗胃脘痛21例 [J]. 北京中医，1986（6）：38－39.
[2] 柴馥馨. 柴瑞霁运用附子泻心汤验案 [J]. 山西中医，2017，33（4）：46－47.
[3] 王伯章. 附子泻心汤治疗热厥下利 [J]. 湖北中医杂志，1985（4）：34.
[4] 戴克敏. 姜春华教授运用泻心汤验案 [J]. 辽宁中医杂志，1988（1）：13.
[5] 刘一民. 经方治验二则 [J]. 吉林中医药，1985（2）：24.

二、半夏泻心汤

【组成】半夏半升（洗），黄芩、干姜、人参、甘草（炙）各三两，黄连一两，大枣十二枚（擘）。

【用法】上七味，以水一斗，煮取六升，去滓，再煎取三升。温服一升，日三服。

【功用】和胃降逆，开结除痞。

【主治】寒热错杂之痞证。心下痞，但满而不痛，或呕吐，肠鸣下利，舌苔腻而微黄。

【原文】伤寒五、六日，呕而发热者，柴胡汤证具，而以他药下之，柴胡证仍在者，复与柴胡汤。此虽已下之，不为逆，必蒸蒸而振，却发热汗出而解。若心下满而鞕痛者，此为结胸也，大陷胸汤主之。但满而不痛者，此为痞，柴胡不中与之，宜半夏泻心汤。（《伤寒论》第 149 条）

呕而肠鸣，心下痞者，半夏泻心汤主之。（《金匮要略·呕吐哕下利病脉证治第十七》）

【运用】

1. **非糜烂性反流病**　孙玉锋[1]运用半夏泻心汤联合西药治疗非糜烂性反流病，观察对血清胃促生长素、血管活性肠肽表达的影响。将 134 例患者随机分为对照组 66 例和观察组 68 例，对照组采用西医常规治疗，观察组在此基础上给予半夏泻心汤治疗，均连续治疗 4 周，观察两组反流性疾病诊断问卷（RDQ）评分、血清 Ghrelin 和 VIP 水平和不良反应，随访 3 个月了解复发情况。结果：观察组的 RDQ 评分、症状频率评分和症状程度评分均有明显低于对照组；有效率为 92.65%，高于对照组的 80.30%；治疗后血清 Ghrelin 和 VIP 水平均有明显改善，Ghrelin 水平高于对照组，VIP 水平低于对照组；不良反应发生率为 10.29%，与对照组的 7.58% 比较差异无统计学意义，但随访 3 个月的复发率为 13.24%，低于对照组的 30.30%。结论：半夏泻心汤联合西药治疗可有效调节 NERD 患者血清 Ghrelin 和 VIP 的表达，改善临床症状和体征，提高疗效，减少复发风险。

2. **食管贲门癌术后反流性食管炎**　赵鑫[2]等运用半夏泻心汤加减浓煎剂治疗食管贲门癌术后反流性食管炎。将 60 例患者随机分为治疗组和对照组，每组 30 例。对照组给予奥美拉唑、多潘立酮片口服，治疗组采用半夏泻心汤加减浓煎剂加奥美拉唑、多潘立酮片口服，治疗周期为 8 周。比较两组的胃镜下黏膜分级改善疗效、主要症状积分和患者满意度。结果治疗组的胃镜下黏膜分级改善总有效率为 93.33%，高于对照组的 70%；症状积分较治疗前明显降低。结论：半夏泻心汤加减浓煎剂联合奥美拉唑、多潘立酮可有效改善食管贲门癌术后并发反流性食管炎患者的临床症状和胃镜下的黏膜损伤，提高患者的满意度。

3. 浅表性胃炎 梁民里道[3]运用加味半夏泻心汤治疗浅表性胃炎。30 例患者均经纤维胃镜检查和病理活检而确诊。处方：半夏、黄连、炒黄芩、失笑散各 9g，干姜、厚朴、石菖蒲各 6g，党参、龙葵、丹参各 15g，红枣 5 枚，甘草 3g。日 1 剂，水煎服 2 次。若呕酸，加海螵蛸 20g，煅瓦楞 20g，吴茱萸 1.5g；嗳气者，加旋覆花 9g（布包煎），代赭石 24g；热偏盛，重用黄芩、黄连，加地丁草 15g；寒偏盛，重用干姜、半夏；合并十二指肠球部溃疡、中焦虚寒证候突出者，加炙黄芪 30g，桂枝 3g，炒白芍 15g。1 个月为 1 个疗程，无效者行第二个疗程，间隔 5~7 天。结果：显效（临床症状和体征消失，随访半年未见复发者）9 例，有效（临床症状和体征有不同程度改善）18 例，无效 3 例。

4. 胃窦炎 董良太[4]运用加味半夏泻心汤治疗胃窦炎。潘某，女，60岁。脘腹胀痛、大便溏泻七八年。症见不思饮食，甚或嘈杂呕恶，嗳气频作，口中黏腻而苦，平素大便多黏不爽，脘腹痛剧时则下利稀便。舌体较胖，苔薄黄腻，脉细小弦。经胃镜检查诊断为胃窦炎、胃肠功能紊乱。证属湿热蕴结，肝气乘脾。治宜辛开苦降，调整气机。处方：半夏 10g，黄连 3g，黄芩10g，干姜、炮姜各 3g，厚朴 5g，茯苓 10g，木香 5g，太子参、防风、白芍、陈皮各 10g。煎服 10 剂，诸症消失，近期随访未复发。

5. 上消化道出血 乐才文[5]运用加味半夏泻心汤治疗上消化道出血 39例。所有患者皆有柏油样便，量 150~500g；12 例吐血量 300~600mL。实验室检查：血红蛋白 60~80g/L 者 5 例，80~100g/L 者 20 例，100g/L 以上者 19 例；大便潜血（＋＋~＋＋＋）。出血前后，经胃镜检查，胃黏膜脱垂者 2例，十二指肠球部溃疡者 8 例，胃窦炎 3 例；钡餐检查：胃溃疡 5 例，十二指肠球部溃疡者 3 例，慢性胃炎 14 例，未发现异常 4 例，内服半夏泻心汤加味治疗。处方：半夏、党参、花蕊石各 12g，黄连、干姜各 9g，黄芩炭、甘草各10g，藕节、白及各 15g，大枣 7 枚。水煎服，伴肝郁胃热，加丹皮、青皮、栀子炭；气血虚，加黄芪、白术、当归；胃阴亏虚，加沙参、玉竹、生地黄。并配合静脉输液，其中 10 例出血量较大而伴有贫血者给予输血 300~600mL；胃痛剧者，针刺内关、足三里。治疗结果：38 例吐血停止，大便潜血连续 3次转阴，止血时间为 3~6 天，平均 4.3 天。1 例因胃穿孔而转外科治疗。

【按】 辨证要点：呕而肠鸣、心下痞硬者。半夏泻心汤为和解剂，具有调和肝脾、寒热平调、消痞散结之功效，主治寒热错杂之痞证。方中黄连、黄

149

芩苦寒，降火除热；干姜、半夏辛温，开结散寒；参、草、大枣甘温，益气补虚。诸药相配，寒热并用，辛开苦降，共奏和胃降逆、开结除痞之效。临床常用于治疗急慢性胃肠炎，慢性结肠炎，慢性肝炎，早期肝硬化等属中气虚弱、寒热错杂者。湿热蕴结中焦，呕甚而痞，中气不虚，或舌苔厚腻者，可去人参、甘草、大枣、干姜，加枳实、生姜以下气消痞止呕。本方主治虚实互结证。若因气滞或食积所致的心下痞满，不宜使用。

参考文献

[1] 孙玉锋. 半夏泻心汤对非糜烂性反流病患者疗效及 Ghrelin、VIP 表达的影响 [J]. 河南中医，2018（11）：1639 – 1642.

[2] 赵鑫，陆晔. 半夏泻心汤加减浓煎剂治疗术后反流性食管炎临床观察 [J]. 上海中医药大学学报，2018（6）：15 – 18.

[3] 梁民里道. 加味半夏泻心汤治疗浅表性胃炎 30 例初步报告 [J]. 福建中医药，1983（1）：27.

[4] 董良太. 半夏泻心汤治胃窦炎案 [J]. 江苏中医杂志，1985（8）：34.

[5] 乐才文. 半夏泻心汤加味治疗上消化道出血 39 例 [J]. 湖北中医杂志，1987（3）：22.

三、生姜泻心汤

【组成】生姜四两（切），甘草三两（炙），人参三两，干姜一两，黄芩三两，半夏半升（洗），黄连一两，大枣十二枚（掰）。

【用法】上八味，以水一斗，煮取六升，去滓，再煎取三升。温服一升，日三服。

【功效】和胃消痞，宣散水气。

【主治】伤寒汗后，胃阳虚弱，水饮内停，心下痞硬，肠鸣下利；妊娠恶阻，噤口痢。

【原文】伤寒汗出解之后，胃中不和，心下痞鞕，干噫食臭，胁下有水气，腹中雷鸣下利者，生姜泻心汤主之。（《伤寒论》第 157 条）

【运用】

1. 腹泻型肠易激综合征（irritable bowel syndrome，IBS）　刘克帅[1]等探讨了生姜泻心汤对腹泻型 IBS 的治疗作用和作用机理。采用番泻叶煎液灌胃 – 夹尾刺激打斗方法制备大鼠腹泻型 IBS 模型，随机分为模型组、生姜泻心汤组、中和低剂量组，另加空白组。比较各组粪便含水量和腹部回缩反射（AWR）最小阈值，观察生姜泻心汤对腹泻型 IBS 的治疗作用；通过比较促肾上腺皮质激素释放激素（CRH）和促肾上腺皮质激素（ACTH）血清浓度探讨生姜泻心汤治疗腹泻性IBS的作用机制。结果显示，与空白组比较，模型组粪便含水量增加、AWR最小阈值下降，ACTH和CRH血清浓度明显升高；与模型组比较生姜泻心汤组的粪便含水量减少、AWR最小阈值上升，ACTH和CRH的血清浓度降低。结论：生姜泻心汤尤其是高剂量泻心汤可明显改善腹泻型IBS大鼠腹泻、高内脏敏感性症状。通过抑制HPA轴激素分泌亢进是生姜泻心汤治疗腹泻型IBS的重要途径。

2. 慢性胃炎 刘渡舟[2]运用生姜泻心汤治疗慢性胃炎。赵某，男，63岁。病已三月，自觉心下痞闷不适，尤以食后为甚。伴干噫食臭，大便溏而不爽、日三四行，不思饮食等。舌苔滑腻，脉沉弦，重按则无力，上腹部濡软。治宜调和脾胃，宣散水饮。处方：生姜12g，干姜3g，党参10g，半夏10g，茯苓10g，炙甘草6g，黄芩6g，黄连6g，大枣7枚。煎服4剂后，心下痞塞大减，嗳气得除，食欲转佳，舌苔见净。效不更方，继服五剂，而得痊愈。

3. 顽固性呃逆 刘渡舟[2]运用生姜泻心汤治疗顽固性呃逆。郭某，男，46岁。呃逆连作不休八月余，服丁香柿蒂汤、旋覆代赭汤、香砂六君子汤等方百余剂，不能控制，自述心下素觉堵塞不畅，周身疲倦，不能坚持工作。大便日一两次，溏薄而不成形，舌苔水滑，脉沉弦无力。治宜辛开苦降，宣散水饮。处方：生姜12g，干姜3g，半夏12g，黄连6g，黄芩6g，党参10g，炙甘草10g，大枣7枚，刀豆子10g。水煎服，连服6剂，呃逆不作，心下痞与下利俱蠲，病遂告愈。

4. 下痢 路志正[3]运用生姜泻心汤治疗下痢。王某，女，30岁。腹痛，下黄白色脓性便1日3次，伴里急后重、肠鸣口苦，无寒热，近年来，凡进食生冷即易腹泻，劳累则右眼睑、右口角抽搐。苔薄微白，舌淡红而润，脉细无力。证属饮食不当而感湿热，加之素体气血不足。治宜清热祛湿，益脾养血。选用本方加当归、白芍、枳壳。3剂后胃肠湿热清，腹痛、里急后重、脓性大便均除。

【按】 辨证要点：心下痞满、干噫食臭、肠鸣下利者。本方即半夏泻心汤减干姜用量，加生姜而成。方中生姜和胃降逆，宣散水气，配干姜能驱逐寒积。半夏化饮散痞，黄芩、黄连泄热燥湿，参、枣补益脾胃，甘草调和诸药。诸药合用，共奏和胃消痞、宣散水气之效。临床常用于治疗胃脘痛、胃下垂、胃扩张、慢性胃炎等。

参考文献

[1] 刘克帅，孙春斌，赵芸芸．生姜泻心汤对腹泻型肠易激综合征的治疗作用和机制探索 [J]．世界最新医学信息文摘，2016（57）：12，17．

[2] 刘渡舟．经方临证治验 [J]．中医杂志，1984（3）：10-12．

[3] 路志正．五种泻心汤的临床运用和体会 [J]．广西中医药，1984（2）：25-27．

四、甘草泻心汤

【组成】甘草四两（炙），黄芩三两，干姜三两，半夏半升（洗），大枣十二枚（掰），黄连一两，人参三两。

【用法】上六味，以水一斗，煮取六升，去滓，再煎取三升，温服一升，日三服。

【功用】益气和胃，消痞止呕。

【主治】伤寒中风，医反下之，其人下利，日数十行，谷不化，腹中雷鸣，心下痞硬而满，干呕，心烦不得安；狐惑，蚀于上部。

【原文】伤寒中风，医反下之，其人下利，日数十行，谷不化，腹中雷鸣，心下痞硬而满，干呕，心烦不得安。医见心下痞，谓病不尽，复下之，其痞益甚。此非结热，但以胃中虚，客气上逆，故使鞭也，甘草泻心汤主之。（《伤寒论》第158条）

狐惑之为病，状如伤寒，默默欲眠，目不得闭，卧起不安，蚀于喉为惑，蚀于阴为狐，不欲饮食，恶闻食臭，其面目乍赤、乍黑、乍白，蚀于上部则声喝（一作嘎）。甘草泻心汤主之。（《金匮要略·百合狐惑阴阳毒病脉证治第三》）

【运用】

1. **十二指肠球部溃疡**　万潜光[1]运用甘草泻心汤治疗十二指肠球部溃疡。陈某，男，60岁。胃痛多年，近来加重，饥时为甚，得食稍安，嗳气泛酸，胃纳欠佳。经胃肠钡透确诊为十二指肠球部溃疡。虽经中西医多方治疗，效果不显。诊见舌质红，苔薄白，脉弦。证属寒热互结，气机痞塞。处方：炙甘草15g，黄连3g，黄芩5g，半夏10g，太子参30g，干姜3g，大枣30g。水煎服，连服20余剂，症状消失。经X线复查，十二指肠球部溃疡愈合。随访数年，未见复发。

李恒[2]等运用甘草泻心汤加味治疗寒热错杂型消化性溃疡取得了很好疗效。

2. **急性胃肠炎**　毕明义[3]运用甘草泻心汤治疗急性胃肠炎。应用本方不予加减，只按比例加重其剂量，共治疗 60 例急性胃肠炎。处方：甘草 60g，干姜 45g，大枣 30g（去核），黄连 15g（捣），半夏 100g，黄芩 45g。将上药加水 2000mL，煎至 1000mL，去渣浓缩为 500mL，日分 3 次服完，全部用本方治愈。

朱豫珊[4]运用甘草泻心汤治疗急性胃肠炎 200 例，取得良好疗效。

赵翠丽[5]等运用甘草泻心汤加味治疗伪膜性肠炎，疗效显著。

3. **结肠炎** 姜春华[6]运用甘草泻心汤加味治疗溃疡性结肠炎。刘某，女，63 岁。患慢性泄泻 3 年余，常心下痞闷，肠鸣辘辘，大便溏薄，夹有白色黏液，日 2～3 次。若进食稍多或略进油腻发作尤剧，伴失眠眩晕。苔白微腻，脉细弱。西医诊断为"溃疡性结肠炎"。证属胃虚痞结。处方：炙甘草、党参各 12g，黄连 3g，黄芩、半夏、干姜、白术、茯苓、厚朴各 9g，大枣 4枚。水煎服。5 剂后大便成形，胃纳增多，睡眠转佳，尚有眩晕。续服 5 剂，以归脾丸善后。随访 3 年，未复发。

李福章[7]、崔凤魁[8]等运用甘草泻心汤加减治疗慢性结肠炎，疗效显著。

4. **白塞病** 林永[9]运用甘草泻心汤加味配合苦参汤外洗治疗白塞病。选择白塞病患者 60 例，随机分为治疗组 32 例，对照组 28 例。治疗组口服甘草泻心汤加味。组成：生甘草 30g，黄芩 25g，人参 25g，干姜 25g，大枣 15g，半夏 30g。前阴溃疡加地肤子，肛门蚀烂加炒槐角，眼部损害加密蒙花、草决明，口腔溃疡外用冰硼散，肝经湿热明显加龙胆草、黄柏、赤小豆。水煎服，日 1 剂，每次 200mL，每天 2 次。前后阴蚀烂者用苦参汤熏洗，日 2～3 次。对照组口服强的松 10mg，日 2 次；硫唑嘌呤 100mg，日 1 次，病情稳定后减量，每两周减 5mg，维持量为 5mg/d，均两个月为 1 个疗程。结果显示，治疗组总有效率为 94.10%，明显高于对照组的 71.43%。

妥艳花[10]运用甘草泻心汤加味治疗白塞综合征 48 例，疗效显著。

【按】辨证要点：半夏泻心汤证中气更虚或见口舌糜烂、肠鸣腹泻、前后阴溃疡者。甘草泻心汤具有益气和胃，消痞止呕之功效，主治伤寒痞证。本方即半夏泻心汤加重甘草的用量，意在取其补中益气，以缓客气上逆，强主而弱客，使邪去胃虚得复，则逆气平，痞满除，呕利止。《备急千金要方》《外台秘要》用此方均有人参，《金匮要略·百合狐惑阴阳毒病脉证治第三》用本方也有人参。根据病机，本方应该有人参。临床常用于急慢性胃肠炎症、白塞综合征等。

参考文献

［1］万玉华．万潜光老中医运用仲景方治验举隅［J］．江苏中医杂志，1985

（1）：13.

　　［2］李恒，樊振．甘草泻心汤加味治疗消化性溃疡寒热错杂型65例［J］．甘肃中医学院学报，2006，23（4）：19－20.

　　［3］毕明义．重剂甘草心汤治疗急性胃肠炎60例［J］．山东中医杂志，1986（3），14.

　　［4］朱豫珊．甘草泻心汤治疗急性胃肠炎200例［J］．湖北中医学院学报，2002，4（3）：51－52.

　　［5］赵翠丽，蔡智刚，邓鸣．甘草泻心汤加味治疗伪膜性肠炎疗效观察［J］．中国中医急症，2013，22（1）：117－118.

　　［6］姜春华．甘草泻心汤加味治疗溃疡性结肠炎［J］．辽宁中医杂志，1988（1）：13.

　　［7］李福章．甘草泻心汤加减治疗慢性结肠炎124例［J］．光明中医，2006，21（11）：86.

　　［8］崔凤魁．甘草泻心汤治疗慢性结肠炎72例［J］．新疆中医药，2010，28（3）：18－19.

　　［9］林永．甘草泻心汤加味配合苦参汤外洗治疗白塞病32例［J］．现代中医药，2011，31（1）：21－22.

　　［10］妥艳花．甘草泻心汤加味治疗白塞氏综合征48例疗效观察［J］．青海医药杂志，2010，40（7）：81－82.

五、黄连汤

　　【组成】黄连三两，甘草三两（炙），干姜三两，桂枝三两（去皮），人参二两，半夏半升（洗），大枣十二枚（掰）。

　　【用法】上七味，以水一斗，煮取六升，去滓温服，昼三夜二。

　　【功用】平调寒热，和胃降逆。

　　【主治】伤寒，胸中有热，胃中有邪气，腹中痛，欲呕吐者。

　　【原文】伤寒，胸中有热，胃中有邪气，腹中痛，欲呕吐者，黄连汤主之。（《伤寒论》第173条）

　　【运用】

　　1. 腹痛　施丽婕[1]认为，黄连汤由小柴胡汤化裁而来，为和解之剂。小柴胡汤之和重在和脾胃，胃气之升者。柴胡出表，胃气之降者；黄芩入里，脾胃和则表里俱和。黄连汤亦然，坐镇中焦，平衡阴阳，饮随胃气上而散郁热，随胃气下而温滞阴，可谓"握枢而运，以渐透于上下"。但上下可调，寒热难测，黄连汤的用药应进退有度，法寒热而用药，上热盛当进而从阳，加入辛凉之药物，发散郁于上之热邪，下寒盛当退而从阴，可减辛凉药物，或加入温阳散寒之品。

2. 过敏性结肠炎　王德元[2]等运用黄连汤治疗过敏性结肠炎。陈某，男，35岁。泄泻五载，屡治不效，某医院诊断为过敏性结肠炎。症见胸脘痞闷，时时嗳气，肠鸣攻痛，腹痛即泻，泻后痛缓，矢气频作，每日腹泻4~6次，均为稀糊状黄便，时夹黏液，舌苔薄白，脉细弦。证属肝郁乘脾。治宜苦泄甘缓。处方：黄连5g，黄芩15g，潞党参、白术、白芍、姜半夏各10g，炙甘草、干姜、桂枝各5g，大枣6枚。煎服3剂后，便次减少，腹痛亦轻。继服15剂，痛泻均止，食增神奕。

3. 嗜睡　王德元[2]等运用黄连汤治疗嗜睡。李某，男，48岁。体倦寐多两月，形体丰盛肥胖，身重肢楚，困倦嗜睡，胸闷泛恶，痰多，日眠20小时，身处大庭广众之中，亦能伏案作鼾，苔白腻，脉濡缓。证属痰湿困扰。治宜燥湿化痰，和中悦脾。处方：黄连、干姜、桂枝各5g，法半夏、焦苍白术各8g，潞党参10g，六一散15g（包），大枣5枚，荷叶一角。煎服3剂后腻苔化，脉濡起，精神渐振。原方续进10剂而愈。

4. 慢性肠炎　邵继棠[3]运用黄连汤治疗慢性肠炎。李某，女，成人。腹痛、泄泻两年余，大便如溏，1日2~3次，便时腹痛绕脐，肛门坠胀。曾服温中健脾之剂，疗效不显。苔滑润黄腻，脉弦缓。证属脾胃湿热，升降失调。处方：黄连6g，桂枝6g，干姜6g，法半夏6g，党参10g，炒白术10g，甘草3g，大枣4枚。水煎服，日1剂。治疗半月，大便逐渐成形，腹痛消失。

【按】辨证要点：心烦、心下痞满、腹痛或干呕下利者。黄连清胸中之热；干姜、桂枝祛胃中之寒；人参、甘草、大枣益气和胃，以复中焦升降之职；半夏和胃止呕。诸药配合，共奏平调寒热、和胃降逆之效。

参考文献

［1］刘苏仪，施丽婕．施丽婕应用黄连汤和解上下［J］．长春中医药大学学报，2018，34（5）：895-897.

［2］王德元，贾美华．黄连汤双向调节的实践例证［J］．江苏中医杂志，1984（4）：17-18.

［3］邵继棠．黄连汤在脾胃病中的运用［J］．云南中医杂志，1983（1）：37.

六、麻黄升麻汤

【组成】麻黄二两半（去节），升麻一两一分，当归一两一分，知母十八铢，黄芩十八铢，葳蕤十八铢（一作菖蒲），芍药六铢，天门冬六铢（去

155

心），桂枝六铢（去皮），茯苓六铢，甘草六铢（炙），石膏六铢（碎，绵裹），白术六铢，干姜六铢。

【用法】上十四味，以水一斗，先煮麻黄一两沸，去上沫，内诸药，煮取三升，去滓。分温三服。相去如炊三斗米顷，令尽。汗出愈。

【功用】发越郁阳，清上温下。

【主治】伤寒六七日，大下后，寸脉沉而迟，手足厥逆，下部脉不至，咽喉不利，吐脓血者。

【原文】伤寒六七日，大下后，寸脉沉而迟，手足厥逆，下部脉不至，喉咽不利，唾脓血，泄利不止者，为难治，麻黄升麻汤主之。（《伤寒论》第357条）

【运用】

1. **慢性肺源性心脏病**　刘绍峰[1]运用麻黄升麻汤加减治疗慢性肺源性心脏病。将60例患者分为观察组和对照组，每组30例。观察组采用麻黄升麻汤加减治疗，对照组采用常规西医治疗，比较两组治疗效果。结果显示，观察组的总有效率为86.67%，高于对照组的76.67%。表明采用麻黄升麻汤辨证加减治疗慢性肺源性心脏病效果明显，能够降低毒副作用。

2. **自主神经功能紊乱**　李寿山[2]运用麻黄升麻汤加减治疗自主神经功能紊乱。柳某，女，52岁。经常腰以上热，腰以下冷，手热足寒，在炎热酷夏，仍穿毛裤厚袜，时至严冬，却不欲穿棉上衣。头眩耳鸣，面烘多汗，短气心悸，夜寐不安，口干少津，舌质嫩红尖赤，苔中部剥脱，脉寸关部弦滑，尺部沉细小数。诊为自主神经功能紊乱。证属阴虚火旺。遂投知柏地黄汤少佐肉桂，滋阴清热，引火下行。服药3剂，诸症反剧，且增大便清泻日3～4行，胃中痞满，不思饮食。此药不对证，仔细推敲，总的病机系气阴两虚，上热下寒。治宜升阳和中，补益气阴，调和寒热。拟麻黄升麻汤化裁：炙麻黄、干姜各3g，升麻、桂枝、白芍、知母、党参、云茯苓、白术各15g，姜半夏、黄芩、当归各10g，甘草7.5g。两剂后，泻止胃开，痞满已除，上热下寒诸症大减，舌上有微薄苔生长，脉弦小数。原方去半夏、黄芩，加黄芪、百合各15g，续服6剂，剥落苔消失，舌红润，脉滑，诸症痊愈。嘱服三才汤（天冬、党参、生地黄）熬膏常服以善后。随访半年，康复如常。

3. **无菌性肠炎**　和贵章[3]运用麻黄升麻汤加减治疗无菌性肠炎。焦某，女，44岁。泄泻10余年，多方诊治不效。近日溏泻，日五六行，晨起必如厕，胃纳尚可，咽痛，口微干，面部时有烘热感，手足发冷，舌质稍红，苔白，脉寸关滑、尺独沉，咽部轻度充血，大便常规（－），细菌培养（－）。诊为无菌性肠炎。证属上热下寒。治用本方干姜易为炮姜炭20g，天冬易为麦冬10g。煎服3剂后日泻减为3次。将炮姜增至30g，继进40剂，大便正常，诸症消失。追访3个月，未见复发。

【按】辨证要点：伤寒表里不解，上热下寒，症见咽喉不利、腹泻、手足逆冷、脉沉迟者。本方重用麻黄、升麻为君，发越郁阳；当归为臣，温润养血以助汗源，且防麻、升发越之弊；佐以知母、黄芩、葳蕤、天冬、石膏、芍药、甘草清肺滋阴；复佐白术、干姜、茯苓、桂枝等温阳理脾。正伤邪陷，肺热脾寒，寒热错杂之证，可用本方。

参考文献

[1] 刘绍峰. 麻黄升麻汤辨证加减治疗慢性肺源性心脏病的效果分析［J］. 临床医药文献电子杂志，2018，5（10）：141＋143.

[2] 李寿山. 麻黄升麻汤治验［J］. 新中医，1984（7）：46.

[3] 和贵章. 麻黄升麻汤治久泻［J］. 湖北中医杂志，1986（3）：36.

第九章 补益经方

一、小建中汤

【组成】桂枝三两（去皮），甘草二两（炙），大枣十二枚（掰），芍药六两，生姜三两（切），胶饴一升。

【用法】上六味，以水七升，煮取三升，去滓，内饴，更上微火消解。温服一升，日三服。呕家不可用建中汤，以甜故也。

【功效】温中补虚，缓急止痛，调和阴阳。

【主治】虚劳里急，悸衄，腹中痛，梦失精，四肢酸痛，手足烦热，咽干口燥；虚劳萎黄，小便自利；伤寒阳脉涩、阴脉弦、腹中急痛；心中悸而烦。

【原文】伤寒，阳脉涩，阴脉弦，法当腹中急痛，先与小建中汤；不差者，小柴胡汤主之。（《伤寒论》第100条）

伤寒二三日，心中悸而烦者，小建中汤主之。（《伤寒论》第102条）

虚劳里急，悸、衄、腹中痛，梦失精，四肢酸疼，手足烦热，咽干口燥，小建中汤主之。（《金匮要略·血痹虚劳病脉证并治第六》）

男子黄，小便自利，当与虚劳小建中汤。（《金匮要略·黄疸病脉证并治第十五》）

【运用】

1. **胃脘痛** 边广军[1]等运用小建中汤治疗胃脘痛。选取96例患者为研究对象。基本方：饴糖30g，白芍12g，桂枝、生姜各9g，炙草3g，大枣9枚。1日1剂，水煎去渣，加入饴糖溶化，温服，早晚各1次。寒重加蜀椒、干姜、炮姜；气滞加枳壳、厚朴、木香；大便溏稀加炒白术、山药；体虚乏力加党参、黄芪；大便血加槐花、地榆、藕节；呕血加白及、侧柏叶；吐酸水加瓦楞子、乌贼骨。结果显示，症状消失89例，症状明显减轻5例，总有效率98%。

2. **习惯性便秘** 蔡渔琴[2]运用小建中汤治疗习惯性便秘。共治疗11例，全部病例均先后接受过中西药治疗，效果不佳，均存在大便数日一行或秘结、腹部隐隐作胀、食欲欠佳、精神体力较差等症，腹部可扪及硬便样包块。基本方：饴糖 30g，白芍 15g，桂枝 6g，炙甘草 5g，生姜 3 片，红枣 3 枚。后 5 味用清水 600mL，煎取 400mL，滤渣，入饴糖加温令化，空腹热服，每日 2 次，7 天为 1 个疗程。结果 11 例全部治愈。4 例服 1 个疗程后大便通畅。为巩固疗效，又服第 2 个疗程。6 例服第 1 疗程时，排便间隔时间明显减少，且无排便困难；第 2 个疗程结束后，每日能自行排便。仅 1 例病程达 16 年之久的老年病人，于第 2 个疗程时始见效果；于第 3 个疗程明显进步，坚持治疗 5 个疗程始愈。其中 6 例临床症状解除后又将原方加大剂量至 10 倍，浓缩成膏剂口服以善后。11 例均经半年随访，无 1 例复发。

么世成[3]、张春蓉[4] 等治疗习惯性便秘也取得了很好的疗效。

3. 松果体瘤 李凤翔[5] 运用小建中汤治疗松果体瘤。某男，17 岁。患松果体瘤已半年，曾服大黄䗪虫丸治疗，效果不显。每天下午发热，身体赢瘦，面色㿠白，肌肤甲错，食少，便秘（非灌肠不下），脉沉细而微，舌质淡，苔中间黑润。辨为虚劳。先拟小柴胡加芒硝汤。服两剂后，热退食增，便软自下。复诊改用小建中汤加党参、黄芪、当归，每日 1 剂，连服 40 余剂，诸症悉除。

4. 粟粒性肺结核 李凤翔[5] 运用小建中汤治疗粟粒性肺结核。某女，5 岁。患粟粒性肺结核 3 个多月，下午低烧，久治不愈，体瘦食少，精神萎靡，大便干、日 1 次，舌质淡，苔正常。脉沉细无力。辨为虚劳。处以小建中汤加党参、黄芪、当归，服两剂后，热退食增，精神转佳；7 剂后复诊又有低热，依上方继服 14 剂而愈。

【按】辨证要点：桂枝汤证兼见腹中急痛，或见心悸而不呕者。本方即桂枝汤倍芍药、加饴糖而成。芍药益阴、缓急、止痛，饴糖甘缓、补中、缓急，辅以桂枝、生姜、大枣、甘草，补中有行，调和诸药。诸药合用，有温中补虚、缓急止痛、调和阴阳之功。对中焦虚寒、阴阳不调所引起的胃脘疼痛、午后发热诸症，用之最宜。临床常用于治疗胃及十二指肠溃疡、慢性肝炎、神经衰弱、再生障碍性贫血、功能性发热属于中气虚寒，阴阳气血失调者。呕吐或中满者不宜使用；阴虚火旺之胃脘疼痛忌用。

参考文献

[1] 边广军，王志辉，吕登仕. 小建中汤治疗胃脘痛 96 例 [J]. 陕西中医，2007，28（9）：1150 - 1151.

[2] 蔡渔琴. 小建中汤治疗习惯性便秘 11 例 [J]. 辽宁中医杂志，1988（4）：29.

[3] 么世成. 关于小建中汤治疗老年习惯性便秘 45 例的临床观察 [J]. 内蒙古中医药，2014，33（6）：60.

［4］张春蓉．小建中汤加白术治疗习惯性便秘 20 例［J］．新中医，2004，36（2）：61－61.

［5］李凤翔．运用小建中汤的临床体会［J］．国医论坛，1987（1）：23.

二、黄芪建中汤

【组成】黄芪一两半，桂枝二两（去皮），甘草三两（炙），大枣十二枚，芍药六两，生姜三两，胶饴一升。

【用法】上六味，以水七升，煮取三升，去滓，内胶饴，更上微火消解。温服一升，日三服。气短胸满者，加生姜；腹满者，去枣，加茯苓一两半。及疗肺虚损不足，补气加半夏三两。

【功用】益气补虚。

【主治】虚寒性胃痛。用于气虚里寒，腹中拘急疼痛，喜温慰，自汗，脉虚。

【原文】虚劳里急，诸不足，黄芪建中汤主之。（《金匮要略·血痹虚劳病脉证并治第六》）

【运用】

1. **慢性萎缩性胃炎** 曹国武[1]等运用黄芪建中汤联合柴胡疏肝散治疗慢性萎缩性胃炎。将 88 例患者随机分为对照组 44 例和研究组 44 例。对照组采用常规西药治疗，研究组在对照组的基础上应用黄芪建中汤合柴胡疏肝散治疗。结果显示，两组的症状积分均降低，但研究组优于对照组；研究组的治疗总有效率显著高于对照组。

2. **胃溃疡** 何俊敏[2]等运用黄芪建中汤治疗胃溃疡。将 78 例脾胃虚寒型患者，分为观察组 39 例采用黄芪建中汤治疗，对照组 39 例采用常规治疗，比较其临床效果及复发情况。结果：观察组的临床效果显著高于对照组，复发情况明显较低，表明黄芪建中汤治疗脾胃虚寒型胃溃疡临床效果显著，可有效降低复发率。

3. **小儿腹泻** 刘迎涛[3]运用黄芪建中汤治疗小儿腹泻。将 80 例患儿随机分为对照组和观察组，每组 40 例。对照组服用蒙脱石散，观察组服用黄芪建中汤，比较两组患儿的症状消退时间、中医证候积分和不良反应发生情况。结果：观察组患儿的止泻、退热时间均短于对照组，中医证候积分和不良反应发生率均低于对照组。提示黄芪建中汤治疗小儿腹泻不仅有效，而且可减少不良反应的发生。

4. **胃癌前病变** 施伟国[4]等运用黄芪建中汤加味联合西乐葆治疗胃癌前

病变。将80例胃癌前病变中医辨证为太阴虚寒证的患者分为观察组和对照组，每组40例。两组均采用对因和对症基础治疗，观察组在此基础上黄芪建中汤加味联合西乐葆治疗，对照组加用西乐葆治疗。疗程均为8周，观察治疗前后胃镜下组织学变化，外周血 IFN－α、IFN－γ、IL－2、IL－4、IL－6、IL10、IL－17A 表达水平，血常规改变等。结果显示，与治疗前比较，观察组在肠上皮化生、萎缩、异型增生、炎症方面均部分逆转，对照组仅在炎症上缓解；治疗组外周血 IFN－γ、IL10、IL－17A 明显升高，血红蛋白明显上升。结论：黄芪建中汤加味联合西乐葆通过上调 IFN－γ、IL－10、IL－17A 的表达水平，对太阴虚寒型胃癌前病变患者的组织学有改善作用。

【按】辨证要点：里急腹痛、汗出恶风甚者宜本方主之。本方即小建中汤加黄芪而成。小建中汤温中补虚，和里缓急。黄芪为补气要药，得饴糖甘温益气，配桂枝则温阳以化气，伍白芍又有益气和营之效。诸药相配，益气补虚之效优于小建中汤。对于胃热肠寒或胃寒肠热导致的消化不良、吸收障碍皆适用。但必须详辨其寒热之偏胜，调整姜、连用量之轻重，恰到好处，才能达到预期的疗效。

参考文献

［1］曹国武，康慧. 黄芪建中汤联合柴胡疏肝散治疗慢性萎缩性胃炎的效果［J］. 临床医学研究与实践，2019，4（5）：112－113.

［2］何俊敏，杨宏. 黄芪建中汤治疗胃溃疡（脾胃虚寒型）的临床效果及复发情况分析［J］. 世界最新医学信息文摘，2019，19（9）：132.

［3］刘迎涛. 黄芪建中汤在小儿腹泻治疗中的应用效果观察［J］. 江西中医药，2018，49（7）：51－52.

［4］施伟国，应华娜，郭淦华. 黄芪建中汤加味联合西乐葆对太阴虚寒型胃癌前病变的组织学和 IL－10/IL－17A 等影响［J］. 中国中西医结合消化杂志，2017，25（11）：815－819.

三、大建中汤

【组成】蜀椒二合（去汗），干姜四两，人参二两。

【用法】上三味，以水四升，煮取二升，去滓，内胶饴一升，微火煎取一升半，分温再服，如一炊顷，可饮粥一升，后更服，当一日食糜，温覆之。

【功用】温中散寒，补虚缓急。

【主治】中阳衰弱，阴寒内盛之脘腹剧痛证。心胸中大寒痛，呕不能食，腹中寒，上冲皮起，出见有头足，上下痛而不可触近，手足厥冷，舌质淡，苔白滑，脉沉伏而迟。

【原文】心胸中大寒痛，呕不能饮食，腹中寒，上冲皮起，出见有头足，上下痛不可触近，大建中汤主之。（《金匮要略·腹满寒疝宿食病脉证治第十》）

【运用】

1. 胃、肠多发性溃疡　史载祥[1]应用大建中汤治疗胃、肠多发性溃疡。赵某，男，65 岁。6 个半月前无明显诱因出现进食中胃脘部不适感，开始为偶发，持续数秒钟，可自行缓解。后出现进食后上腹部及右上腹部疼痛，呈刀割样。每次持续数秒到两分钟，平卧时可加快缓解，两个月前疼痛转移到左下腹，呈绞痛样，每次持续 5~8 秒，每天 50~60 次，向腰背部、胸部放射。胃镜示：复合性溃疡，萎缩性胃炎。肠镜示：末段回肠、盲肠近段、升结肠溃疡性质待定。诊为腹痛原因待查。症见腹痛阵发，呈刀割样，向胸背部放射，夜间疼痛程度加重，需注射吗啡镇痛，平时口服奥施康定每天 20mg，腹痛发作时可见隆起的肠型，恶心，不能进食，胃管鼻饲营养液，查体：极度消瘦，精神尚可，全腹压痛（＋），无反跳痛，肠鸣音 7 次/分。舌质偏红，苔黄厚腻，脉沉弦紧。处方大建中汤加味：川椒 15g，干姜 15g，甘草 15g，党参 15g，百合 30g，沙参 15g，丹参 30g，当归 15g，乳香 4g，没药 4g，桂枝 20g，赤芍 15g，大枣 20g，白芍 15g。水煎服，日 1 剂，7 剂。服 3 剂后腹痛大减，吗啡用量维持不变，压痛已不明显．上方去生姜，加茯苓 15g，又服 5 剂。药后腹痛明显减轻，仅局限于胃脘部隐隐灼痛，活动如常，奥施康定改为每天 10mg，可进少量流质饮食。改以半夏泻心汤加减调理脾胃。

任涛[2]、王科山[3]、赵昌[4]等运用大建中汤治疗胃、肠多发性溃疡，取得了很好疗效。

2. 结肠腺癌术后腹痛　史载祥[1]应用大建中汤治疗结肠腺癌术后腹痛。姚某，男，80 岁。两个月前发现结肠肿物，行腹腔镜下右半结肠切除，回肠—结肠侧侧吻合术，病理示：结肠腺癌。术后 1 个月出现腹痛，部位不固定，呈走窜性，伴胸部刺痛，后背痛，疼痛经常下午出现，夜间明显加重，每晚需服用止痛药，仍疼痛不能入睡，清晨疼痛减轻。伴有纳差、呃逆、肠鸣，大便成形，每日 1 次，手足凉，怕冷，查体右上腹压痛，无反跳痛和肌紧张，舌质紫暗，苔黄厚，有剥脱，脉沉弦细。既往高血压、糖尿病病史。处以大建中汤加味：川椒 15g，干姜 12g，党参 10g，百合 30g，炙甘草 15g，全瓜蒌

162

30g，薤白30g，丹参30g，当归15g，乳香4g，没药4g，沙参15g，半夏15g。水煎服，日1剂，7剂。服3剂后疼痛减半，已不必服止痛药，只需热敷，夜间可睡片刻，仍纳差，肠鸣，手足冷，舌质紫暗，苔黄厚，有剥脱，脉沉弦滑。上方巩固7剂，腹痛明显减轻，胸痛、背痛减半，夜间基本不用止痛剂，大便干、4天未行，口干，手足稍温，舌质暗红，苔黄腻、花剥，右脉弦滑，左脉沉细弦。处方：川椒15g，干姜15g，丹参30g，当归20g，乳香6g，没药6g，炙甘草15g，党参15g，大枣15g，生地黄15g，全瓜蒌60g，薤白30g。7剂。水煎服，日1剂。后出现饮水呛咳，语言不利。头颅CT疑为脑梗死，收入院治疗，随访腹痛无复发。

3. 慢性表浅性胃炎 董品军[5]等运用大建中汤加味治疗慢性浅表性胃炎。80例患者采用大建中汤加味。处方：蜀椒、桂枝各9g，干姜、川厚朴、白芍各12g，党参、黄芪各20g，木香、半夏、大枣各15g，砂仁、甘草各10g。以上12味药物组成协定处方，对症辨证加减。日1剂，水煎至300mL，日服3次（饭后）。治疗后80例患者症状消失，胃镜检查正常，治愈58例；症状减轻，胃痛发作次数减少，胃镜检查胃窦黏膜变细，好转20例，无效2例。服药最少6剂，最多20剂。李某，男，66岁。患慢性胃炎3月余，近因饮冷茶复发，胃脘隐隐作痛、嗳气。饭后闷胀，神疲乏力，手足不温，舌淡，苔白，脉沉细无力。为脾胃虚弱，夹宿食积滞。方用大建中汤加味。连服3剂痛缓解，7剂病愈，胃镜复检正常。

4. 胃扭转 唐伟[6]等运用手法整复合大建中汤治疗胃扭转。选择胃扭转患者36例，均为门诊均经X线钡餐透视证实，其中合并胃溃疡3例，胃炎24例，胃窦炎2例，胃下垂2例。治疗采用手法整复和药物结合，手法复位有颠簸法、掌握法、摩胃法、立位掌托法。中药治疗，除3例胃溃疡外，均同时口服温中补虚、降逆止痛之大建中汤加味，药物组成：蜀椒10g，干姜10g，党参30g，茯苓15g，白术10g，甘草9g，胶饴10g。水煎服，日1剂，早晚两次分服，5天为1个疗程。治疗后，36例均7天内治愈，X线透视复查，胃恢复正常形态，蠕动排空正常。

【按】辨证要点：心腹痛剧、呕逆不能食属虚寒者；中焦寒重。本方为脾胃虚寒之腹满剧痛而设，主治中阳衰弱、阴寒内盛之脘腹剧痛证。方中饴糖温中缓急为君，臣以干姜、蜀椒温中散寒，佐以人参补脾益气，配合饴糖重建中脏。服后饮糜粥，以助补养脾胃之气。本方辛甘温热之性较强，素体阴虚者慎用，寒凝气滞者亦不宜应用。

参考文献

[1] 李春岩. 史载祥教授应用大建中汤治疗寒性腹痛经验 [J]. 中国中医急症, 2013, 22 (2): 244 – 245.

[2] 任涛. 大建中汤联合西医治疗胃溃疡（脾胃阳虚型）的临床观察 [J]. 中国医药指南, 2018, 16 (5): 196 – 197.

[3] 王科山. 黄芪建中汤治疗胃溃疡患者的效果观察 [J]. 医药前沿, 2018, 8 (11): 15 – 16.

[4] 赵昌, 王卫星. 大建中汤治疗胃溃疡的疗效观察 [J]. 中医临床研究, 2014 (5): 108 – 109.

[5] 董品牟, 路康新. 大建中汤加味治疗慢性表浅性胃炎 80 例 [J]. 四川中医, 2002, 20 (6): 45.

[6] 唐伟, 李葵葵, 姚春玲. 手法整复合大建中汤治疗胃扭转 36 例 [J]. 山东中医杂志, 2004, 23 (7): 430 – 430.

四、理中丸

【组成】人参、干姜、甘草（炙）、白术各三两。

【用法】上四味，捣筛，蜜和为丸，如鸡子黄许大。以沸汤数合，和一丸，研碎，温服之，日三四，夜二服。腹中未热，益至三四丸，然不及汤。汤法：以四物依两数切，用水八升，煮取三升，去滓，温服一升，日三服。若脐上筑者，肾气动也，去术加桂四两；吐多者，去术，加生姜三两；下多者，还用术；悸者，加茯苓二两；渴欲得水者，加术，足前成四两半；腹中痛者，加人参，足前成四两半；寒者，加干姜，足前成四两半；腹满者，去术，加附子一枚。服汤后如食顷，饮热粥一升许，微自温，勿发揭衣被。

【功用】温中祛寒，补益脾胃。

【主治】主治脾胃虚寒，自利不渴，呕吐腹痛，不欲饮食，中寒霍乱，阳虚失血，胸痹虚证，病后喜唾，小儿慢惊。

【原文】霍乱，头痛，发热，身疼痛，热多欲饮水者，五苓散主之；寒多不用水者，理中丸主之。（《伤寒论》第 386 条）

大病瘥后，喜唾，久不了了，胸上有寒，当以丸药温之，宜理中丸。（《伤寒论》第 396 条）

胸痹，心中痞气，气结在胸，胸满，胁下逆抢心，枳实薤白桂枝汤主之，人参汤亦主之。（《金匮要略·胸痹心痛短气病脉证治第九》）

【运用】

1. 肠易激综合征 李丽[1]等运用理中汤加味治疗太阴阴结便秘型肠易激综合征。将 80 例患者随机分为治疗组和对照组，每组 40 例。治疗组采用理中汤合枳术汤（红参、干姜、炙甘草、生白术、枳实）治疗，对照组给予枸橼酸莫沙必利片、酪酸梭菌肠球菌三联活菌片治疗，疗程均为 4 周，观察治疗前后和停药 1 个月后完全自主排便次数（CSBM）、自主排便次数（SBM）、症状体征积分的变化情况，评价综合疗效。治疗 4 周后，治疗组的总有效率为 87.5%，高于对照组的 62.5%。提示理中汤加味治疗太阴阴结便秘型肠易激综合征疗效显著，且复发率低。

2. 胃癌术后胃肠功能障碍 王华中[2]等运用理中汤加减治疗胃癌术后胃肠功能障碍。将 64 例患者随机分为观察组和对照组，每组 32 例。对照组采用常规治疗，观察组采用常规加理中汤加减治疗。结果观察组胃肠功能恢复情况较对照组改善明显。观察组的不良反应发生率为 3.13%，明显低于对照组的 25%。表明胃癌术后胃肠功能障碍患者采用理中汤加减治疗，可加快胃肠功能改善，安全性高，总体效果显著。

3. 非萎缩性胃炎 赵可香[3]运用理中汤加减治疗非萎缩性胃炎脾胃虚寒证。将 110 例患者随机分为对照组和观察组，每组 55 例。对照组采用西药治疗，观察组采用理中汤加减治疗。结果观察组的总有效率高于对照组，表明理中汤加减治疗非萎缩性胃炎脾胃虚寒证疗效较好。

【按】 辨证要点：心下痞，大便溏泄，小便少者。方中人参甘温入脾，补中益气为君；干姜辛热，温中扶阳为臣；白术甘苦温，燥湿健脾为佐；炙甘草补中扶正，调和诸药为使。四药合之，共为温中祛寒、补气健脾之剂，多用于急慢性胃炎、胃窦炎、溃疡病、胃下垂、慢性肝炎等属脾胃虚寒者。

参考文献

[1] 李丽，章浩军，阙茂棋，等．理中汤合枳术汤治疗太阴阴结便秘型肠易激综合征临床观察［J］．广州中医药大学学报，2019，36（3）：332-336.

[2] 王华中，欧阳灿，吴玉华．理中汤合六君子汤加减治疗胃癌术后胃肠功能障碍临床效果观察［J］．内蒙古中医药，2018，37（10）：4-5.

[3] 赵可香．理中汤加减治疗非萎缩性胃炎脾胃虚寒证临床观察［J］．实用中医药杂志，2018，34（9）：1034-1035.

五、肾气丸

【组成】 干地黄八两，山茱萸、山药各四两，泽泻、茯苓、牡丹皮各三两，桂枝、附子（炮）各一两。

【用法】上八味末之，炼蜜和丸，梧子大，酒下十五丸，日再服。

【功用】温补肾阳。

【主治】肾阳不足证。腰痛脚软，身半以下常有冷感，少腹拘急，小便不利，或小便反多，入夜尤甚，阳痿早泄，舌淡而胖，脉虚弱，尺部沉细或沉弱而迟，以及痰饮、水肿、消渴、脚气等。

【原文】崔氏八味丸，治脚气上入，少腹不仁。（《金匮要略·中风历节病脉证并治第五》）

虚劳腰痛，少腹拘急，小便不利者，八味肾气丸主之。（《金匮要略·血痹虚劳病脉证并治第六》）

夫短气有微饮，当从小便去之，苓桂术甘汤主之；肾气丸亦主之。（《金匮要略·痰饮咳嗽病脉证并治第十二》）

男子消渴，小便反多，以饮一斗，小便一斗，肾气丸主之。（《金匮要略·消渴小便不利淋病脉证并治第十三》）

【运用】

1. **消渴合并水肿**　陈洪艳[1]运用金匮肾气丸联合西药治疗消渴合并水肿。将133例患者随机分为两组，对照组63例，采用降糖、降压药物和金水宝胶囊进行治疗；试验组70例，采用降糖、降压药物和金匮肾气丸进行治疗，均治疗20天。比较两组治疗后的临床总有效率、中医证候积分改善、空腹血糖、餐后2小时血糖、血压、尿微量白蛋白、肌酐、尿素氮水平。结果显示，试验组的总有效率明显优于对照组，表明金匮肾气丸联合西药治疗消渴合并水肿效果显著，能够改善患者的临床症状，降低蛋白尿，调节肾脏功能。

2. **良性前列腺增生症**　王茜[2]运用金匮肾气丸加味治疗良性前列腺增生症。将114例患者随机分为对照组和观察组，每组57例。对照组采用特拉唑嗪联合非那雄胺治疗，观察组在此基础上采用金匮肾气丸合益肾降浊汤联合治疗。比较两组的临床治疗效果、不良反应发生率及治疗前后前列腺体积、最大尿流率、残余尿量、国际前列腺症状（IPSS）评分。结果显示，观察组的总有效率为92.98%，高于对照组的78.95%；治疗两个月后，观察组的前列腺体积、残余尿流量较对照组小，最大尿流率较对照组高，IPSS评分较对照组低；观察组的不良反应发生率为8.77%，与对照组的5.26%（3/57）比较差异无统计学意义。结论：金匮肾气丸合益肾降浊汤治疗BPH患者，效果显著，可促进前列腺体积缩小，改善临床症状，且安全性较高。

3. **糖尿病肾病** 陈熹[3]等对金匮肾气丸治疗糖尿病肾病疗效进行了 Meta 分析。采用 Meta 分析的方法，系统评价金匮肾气丸治疗糖尿病肾病的临床疗效。方法是通过检索 CNKI、万方数据库、VIP、CBM 及 Pub Med 数据库，收集金匮肾气丸治疗糖尿病肾病的随机对照试验，根据纳入、排除文献标准和结局指标对所有文献进行筛选，采用 Rev Man5.3 软件进行 Meta 分析。共纳入文献 10 篇，累计患者 716 例。结果显示，金匮肾气丸治疗糖尿病肾病，与对照组相比，可显著提高临床疗效。

4. **慢性肾炎** 钱伯文[4]运用金匮肾气丸治疗慢性肾炎。刘某，男，43 岁。头面、四肢浮肿，腰腿酸冷，两足微软，五更泄泻，舌体胖嫩，脉沉迟。诊为慢性肾炎。证属肾阳不足，不能化气行水。药用附子、肉桂、茯苓、熟地黄、山药、山茱萸，车前子、牡丹皮、炮姜，泽泻、牛膝等。煎服 28 剂，诸症明显减轻，续以香砂六君子汤调理脾胃而获全功。

5. **早泄** 陆柱尊[5]运用金匮肾气丸治疗早泄。唐某，男，32 岁。临房早泄半年，伴形寒肢冷，面㿠气短，腰膝酸软，阳痿滑精，舌质淡，脉沉细。证属肾之阴阳俱虚，精关不固。治宜阴阳双补，固肾涩精。方用金匮肾气丸加味：熟地黄 12g，山茱萸、牡丹皮、泽泻、茯苓、附子、桂枝各 10g，山药、党参各 30g，芡实、金樱子各 15g。煎服 10 剂，症情好转。

6. **精子缺乏症** 内藤善文[6]等运用肾气丸治疗精子缺乏症。对 52 例患者进行观察。予肾气丸散剂（地黄 6g，山茱萸 3g，山药 3g，茯苓 3g，泽泻 3g，牡丹皮 2.5g，桂枝 1g，附子 0.5g），每次 2.5g，日 2 次，饭前服，连续服用 12 周以上。结果妊娠成功 11 例，有效 18 例，总有效率 55.8%。

7. **慢性前列腺炎** 喻峰[7]运用肾气丸治疗慢性前列腺炎。匡某，男，48 岁。间歇性小便淋漓涩痛 30 年。近 20 年来逐渐加重，伴头昏痛，腰酸腿软，四肢麻木，少腹冷痛，大便干结，2～3 日一行。舌体胖大质淡，苔薄白，脉沉弦。前列腺指诊：约鸡蛋大。证属肾阳不足，水火不交，阴阳不调。肾气丸加味：熟地黄 15g，山药 12g，茯苓 15g，泽泻 10g，山茱萸 10g，牡丹皮 10g，肉桂 5g，附子 10g，沉香 5g，山甲珠 10g，甘草 5g。水煎服。药后当晚小便即通畅，精神爽快。继续服药两个月，前列腺缩至板栗大小。追访 1 年未发。

【按】辨证要点：临床应用以腰痛脚软，小便不利或反多，舌淡而胖，脉虚弱而尺部沉细为辨证要点。本方以附子、桂枝为君，配地黄、山茱萸、山药为臣，补益肾阴以摄阳，并防附、桂之辛燥伤阴；佐以茯苓、泽泻、丹皮利湿泻火，以泻肾浊。诸药相配，阴阳相济，共奏温补肾气之效。虽肾阳亏虚而小便正常者，不宜使用。

参考文献

[1] 陈洪艳. 金匮肾气丸联合西药治疗消渴合并水肿的临床疗效 [J]. 中国药物经济学，2019，14（2）：66-69.

[2] 王茜. 益肾降浊汤联合金匮肾气丸治疗良性前列腺增生症患者的临床效果 [J]. 中国药物经济学，2019（3）：50-53.

[3] 陈熹，张柳婧，吴真，等. 金匮肾气丸治疗糖尿病肾病疗效 Meta 分析 [J]. 吉林中医药，2019，39（2）：186-190.

[4] 钱伯文. 金匮肾气丸的组方意义和临床应用 [J]. 上海中医学院药杂志，1983（3）：13-14.

[5] 陆柱尊. 金匮肾气丸临床运用举隅 [J]. 江苏中医杂志，1988（4）：20-21.

[6] 内藤善文，吉田英机，今村一男，等. 肾气丸对精子缺乏症的临床和内分泌学研究 [J]. 安徽中医学院学报，1987（2）：61.

[7] 喻峰. 肾气丸之临床应用体会 [J]. 湖南中医杂志，1985（1）：16-17.

六、当归生姜羊肉汤

【组成】当归三两，生姜五两，羊肉一斤。

【用法】上三味，以水八升，煮取三升，温服七合，日三服。若寒多者，加生姜成一斤；痛多而呕者，加橘皮二两，白术一两。加生姜者亦加水五升，煮取三升二合，服之。

【功用】养血散寒，补虚止痛。

【主治】寒疝腹中痛及胁痛里急者；产后腹中疞痛，腹中寒疝，虚劳不足。

【原文】寒疝腹中痛及胁痛里急者，当归生姜羊肉汤主之。（《金匮要略·腹满寒疝宿食病脉证治第十》）

产后腹中疞痛，当归生姜羊肉汤主之。并治腹中寒疝，虚劳不足。（《金匮要略·妇人产后病脉证治第二十一》）

【运用】

1. 产后疼痛 李翠萍[1]等运用当归生姜羊肉汤治疗产后腹痛。刘某，女，27 岁。产后第 5 天，腹部冷痛，得温少舒，恶露量少色暗，舌淡苔白，脉细弱无力。系产后血虚肝寒之腹痛证。用当归生姜羊肉汤加味治之：当归

10g，羊肉1斤，生姜、大曲香、桂皮、葱白适量，盐少许，共煮取汤，以汤煮挂面、鸡蛋，与羊肉共食之。1剂而愈。

洪芳[2]对《备急千金要方》产后心腹痛方用药配伍组方特点探析，认为其以当归生姜羊肉汤为基础，以散寒、止痛、祛瘀、养血为主要治法，虚、寒、瘀为病机关键，结合心腹痛的部位、性质及兼夹症，灵活组方。

杨洪安[3]等运用当归生姜羊肉汤加味治疗产后身痛96例，也取得了很好疗效。

2. 产褥感染　张介眉[4]等运用当归生姜羊肉汤治疗产褥感染。胡某，女，38岁。剖腹产后第3日出现高热，体温39～39.5℃之间，为术后感染。治疗10余日不效。诊见发热，微恶寒，口干喜热饮，二便调，食减，面色苍白，腹软，无压痛，恶露少许，色淡红，无异味，舌质淡，苔薄白，脉弦数，重取无力。白细胞11.6×10^9/L，中性82%，淋巴18%。此为产后失养，气弱血虚，阳浮外越之证。治宜温里散寒，补益气血。处方：当归50g，生姜10g，羊肉100g。炖服，每日1剂。3剂热退，喜热饮，舌质淡，脉弦细，续进1剂，调养而愈。血虚而卫外不固，寒伤于外，则多见发热恶寒等。当归生姜羊肉汤不仅能温补气血，以散内寒，还能补内调外，以退寒热。本方治血虚外寒者，总因补气血即所以调营卫，况且方中生姜，可于补虚基础上，不失辛温表散之性，故本案应用此方效果甚佳。

3. 冬季闭经　刘爱国[5]运用当归生姜羊肉汤治疗冬季闭经。李某，女，19岁。冬季经水不潮3年。15岁初潮，50天左右一行，色淡量少，一日即净，每逢冬季则信水不至，待到春季复来。停经期间，白带淋漓，质清稀，周身困倦乏力。诊时经水50余天未行，面色萎黄，畏寒身冷，四肢不温，诉其脐下时时有凉气，若置于冰箱，大便溏薄，舌质淡，苔薄白，脉细。此乃血虚寒凝之证。治宜补血温中。方用当归生姜羊肉汤。处方：当归50g，生姜100g，羊肉半斤。加水250mL，煎取1000mL，每次温服250mL，日服2次。服药12天，面现华色，自觉有力，畏寒身冷、小腹寒凉消失，手足转温，白带减少。又服5天，月经来潮。遂嘱月经净后20天，继服上药6天，以资巩固。随访两年，经水每月按期而行，病告痊愈。

【按】辨证要点：血虚腹痛里急者。方中当归养血止痛，生姜温中散寒，羊肉补虚温中止痛。三味合用，共成补虚温里良剂。本方主治产后腹中疗痛的血虚里寒证。腹中疼痛，不论急痛或缓痛，凡系血虚内寒所致者，皆可用本方治疗。痛经属虚寒证型亦可应用本方。现代常用本方治疗疝气、闭经、产后腹痛、崩漏等。阴虚火旺或肝经郁火治病者不宜。当归生姜羊肉汤的制服法，可先煮羊肉，以羊肉汤煎当归、生姜，然后去归、姜而服食羊肉汤。

参考文献

[1] 李翠萍，马文侠.《金匮》方治疗妇科肝病举隅 [J]. 国医论坛，1987 (4)：38.

[2] 洪芳.《千金方》产后心腹痛方用药配伍组方特点探析 [C]. 2014：240 - 242.

[3] 杨洪安，邢秀云，安良毅. 当归生姜羊肉汤加味治疗产后身痛 96 例 [J]. 中国民间疗法，2004，12（2）：30 - 31.

[4] 张介眉，王友明. 经方运用举隅 [J]. 湖北中医杂志，1987（5）：26.

[5] 刘爱国. 当归生姜羊肉汤治冬季闭经案 [J]. 河南中医，1988（6）：43.

七、芍药甘草汤

【组成】 芍药、甘草（炙）各四两。

【用法】 上二味，以水三升，煮取一升五合，去滓，分温再服。

【功用】 养血柔肝，缓急止痛。

【主治】 伤寒伤阴，筋脉失濡，腿脚挛急，心烦，微恶寒，肝脾不和，脘腹疼痛。

【原文】 伤寒，脉浮，自汗出，小便数，心烦，微恶寒，脚挛急，反与桂枝，欲攻其表，此误也。得之便厥，咽中干，烦躁吐逆者，作甘草干姜汤与之，以复其阳；若厥愈足温者，更作芍药甘草汤与之，其脚即伸；若胃气不和，谵语者，少与调胃承气汤；若重发汗，复加烧针者，四逆汤主之。（《伤寒论》第 29 条）

【运用】

1. **腓肠肌痉挛** 赵玉海[1]运用加味芍药甘草汤治疗腓肠肌痉挛。臧某，男，52 岁。在平卧或跑步时单侧或双侧腓肠肌痉挛 3 年。曾经理疗、针灸和西药治疗，只能缓解一时，移时又发。现每晚发作 2～3 次，每次 1～30 分钟不等。发作时腓肠肌挛急、僵硬、疼痛，不得屈伸，遇热较舒，舌苔薄白，脉沉细。药物组成：芍药 30g，桂枝 15g，木瓜 10g，甘草 15g。3 剂，痉挛即止。3 个月后复发，又服 3 剂而止，未再复发。

杨志勇[2]运用芍药甘草汤加伸筋草治疗老年腓肠肌痉挛，取得很好疗效。

2. **面肌痉挛** 郑建周[3]等运用加味芍药甘草汤治疗面肌痉挛。王某，女，38 岁。面部及四肢肌肉阵发性跳动两年，多处医治效果不显。现面部及四肢肌肉阵发性跳动，以面部为甚，每次发作持续数秒至数分钟不等。每因精神紧张而加重，伴有四肢蚁行感，心烦不安，头晕目眩，月经后期，量少色紫有块，舌质淡红有瘀点，脉沉细。此乃肝血不足，夹有瘀滞，筋脉失养所致。治以养肝补血缓急为主，佐以养血通络。拟芍药甘草汤加味：芍药60g，甘草40g，当归15g，丹参30g，地龙15g，熟地黄30g。煎服5剂，肌肉跳动次数及持续时间均减少。继服上方15剂，诸症悉除，月经亦按期来潮。观察半年，再未发作。

武玥[4]采用芍药甘草汤结合清铃揿针治疗面肌痉挛，也取得了很好疗效。

3. 不安腿综合征 单亦璞[5]运用加味芍药甘草汤治疗不安腿综合征。药物组成：白芍30g，甘草10g，葛根30g，丹参30g，木瓜15g，怀牛膝15g。治疗不安腿综合征21例，获效显著。21例中年龄最小15岁，最大62岁。病程最短两个月，最长12年。更年期综合征4例，神经衰弱6例，外感高烧2例，妊娠期4例，慢性肝炎2例，慢性肾炎3例。结果服药最少6剂，最多25剂而愈。1年后随访，只有两例自感轻度不适。

4. 三叉神经痛 黄冬度[6]运用加味芍药甘草汤治疗三叉神经痛。加味芍药甘草汤组成：白芍50g，炙甘草30g，酸枣仁20g，木瓜10g。治疗三叉神经痛42例，服药7～25剂疼痛消失，随访1年未复发者30例；半年后复发，但发作次数减少，疼痛明显减轻者12例。如治一女性李某，左侧面颊阵发性抽搐样疼痛3年，在某医院神经科诊断为三叉神经痛，服西药治疗可暂缓疼痛，停药后如故。现每天发作1～2次，每次约2分钟，面颊灼热。心烦易怒，失眠多梦，舌干、红赤裂纹，无苔，脉弦细而数。投上方5剂疼痛明显减轻，再服7剂疼痛消失。1年后随访未复发。

5. 哮喘、喘息性支气管 李富生[7]等运用加味芍药甘草散治疗哮喘、喘息性支气管。用芍药甘草汤治疗支气管哮喘和喘息性支气管炎35例，取得较好疗效。治疗方法：白芍30g，甘草15g，共为细末。每次10～15g，加开水250～350mL，煮沸3～5分钟，澄清温服。结果：显效8例，有效23例，总有效率88.6%。芍药甘草汤治疗哮喘主要是取其缓急解痉作用，借以缓解支气管平滑肌痉挛的病理状态，调整并恢复肺的宣降功能，从而使喘息得以控制或改善。

【按】辨证要点：四肢、胃腹等处挛急疼痛者。本方以芍药为君，养营和血，缓急止痛；甘草补中缓急，为佐使。二药合用，酸甘化阴，共奏养血柔肝、缓急止痛之效。现用于血虚津伤所致的腓肠肌痉挛、肋间神经痛、胃痉挛、胃痛、腹痛、坐骨神经痛、妇科炎性腹痛、痛经；以及十二指肠溃疡、萎缩性胃炎、胃肠神经官能症、急性乳腺炎、颈椎综合征等属阴血亏虚，肝脾失调者。

参考文献

［1］赵玉海．加味芍药甘草汤治疗腓肠肌痉挛 85 例［J］．中医杂志，1985（6）：50.

［2］杨志勇．芍药甘草汤加伸筋草治疗老年腓肠肌痉挛的疗效观察［J］．心理医生，2018，24（26）：37.

［3］郑建周，陶镇岗．浅谈芍药甘草汤的临床应用［J］．山东中医杂志，1983（6）：4 - 5.

［4］武玥．清铃撤针结合芍药甘草汤治疗面肌痉挛临床观察［D］．辽宁中医药大学，2017（4）：.

［5］单亦璞．加味芍药甘草汤治疗不安腿综合征 21 例报告［J］．山东中医杂志，1986（2）：17.

［6］黄冬度．加味芍药甘草汤治疗三叉神经痛 42 例［J］．中医杂志，1983（11）：9.

［7］李富生，石昕昕，刘新智，等．芍药甘草散治疗哮喘证 35 例小结［J］．国医论坛，1987（4）：37.

八、麦门冬汤

【组成】麦门冬七升，半夏一升，人参二两，甘草二两，粳米三合，大枣十二枚。

【用法】上六味，以水一斗二升，煮取六升，温服一升，日三夜一服。

【功用】滋养肺胃，降逆下气。

【主治】胃有虚热，津液不足，气火上逆呕吐，阴虚肺痿，咳唾涎沫，气喘短气，咽干口燥，舌干红少苔，脉虚数。

【原文】大逆上气，咽喉不利，止逆下气者，麦门冬汤主之。（《金匮要略·肺痿肺痈咳嗽上气病脉证治第七》）

【运用】

1. **肺纤维化** 雷宁宁[1]等对肺纤维化发病机制及麦门冬汤的治疗研究进展进行总结，连建伟[2]运用麦门冬汤治疗肺纤维化。李某，女，75 岁。年高形瘦体弱，不禁风寒，外感后出现发热咳嗽，未得及时治疗，迁延时日，至今虽外邪自解，但口干咽燥，气喘息促，咳嗽频繁，咳吐大量白色涎沫，面色萎黄，纳食少进，口淡乏味，精神疲惫，卧床不起，舌淡红少苔，脉虚缓。证属肺痿，气阴两伤。治宜培土生金，降逆下气。麦门冬汤加茯苓煎服 3 剂，食欲增加，口干、咳嗽、精神均见好转，能起床活动。守方加山药 12g，炙黄芪14g。又服7剂，诸症悉除。

2. 呼吸系统感染 林长泰[3]运用麦门冬汤治疗慢性支气管炎。黄某，女，51岁。咳喘反复发作5年，此次发作1周。咳嗽痰少，喘促短气，胸透示肺纹理增粗，诊断为慢性支气管炎。症见喘促短气，咳声低弱，咽喉不利，口干面红，舌红无苔，脉细弱。证属肺之气阴不足。治宜滋阴润肺，益气定喘。处方：麦冬15g，党参10g，半夏、川贝母、五味子各5g，茯苓12g，百合、苏子各9g，甘草3g，大枣3枚。水煎服，2剂后喘促大减。以原方加减，继服6剂，诸症消失。

任蕊[4]运用麦门冬汤加味治疗小儿肺炎、迟文[5]等运用加味麦门冬汤治疗感冒后咳嗽，均获得很好疗效。

3. 支气管扩张咯血 王光晃[6]运用麦门冬汤加味治疗支气管扩张咯血。李某，男，58岁。3月前曾发热咯血，经治疗血止。现又咯血，精神疲惫，面色不荣，形体羸瘦，气促咽干，纳谷不香，大便干燥，舌质红，苔薄黄，脉细数。证属阴虚火旺，肺络损伤。治宜滋阴降火宁络止血。处方：西洋参、沙参、麦冬、桑叶、黄芩、生地黄、山药、阿胶（烊化）、甘草各10g、半夏5g，大枣5枚。煎服7剂，咯血减少，精神好转，饮食增加。以原方治疗月余，咯血止，面色转红，诸恙悉除。

4. 肺结核 张谷才[7]运用麦门冬汤加味治疗肺结核。赵某，男，42岁。患肺结核3年，咳嗽咯血，反复发作，面白颧红，形体消瘦，精神疲倦，咳嗽多痰，口干舌燥，饮食不多，大便偏稀，舌红苔白，脉细。证属肺阴不足，脾气虚弱。治以清肺养阴，补气健脾。处方：麦门冬15g，党参、茯苓、白术各10g，甘草4g，法半夏5g，橘络3g，贝母、款冬花各6g。水煎服。以上方加减服药20剂，咳嗽渐止，痰咳已少，饮食渐增，形体渐实。后仍用原方加减调治，病情稳定。

【按】 辨证要点：咳唾涎沫，短气喘促，或口干呕逆，舌干红少苔，脉虚数。麦门冬汤为治燥剂，具有清养肺胃、降逆下气之功效，主治虚热肺痿。本方以麦冬为君，滋养肺胃之阴，且清虚火。人参、甘草、大枣、粳米补益脾胃之气阴；半夏降逆化痰，与麦冬相合则滋阴且不腻滞，降逆而不伤阴，共为辅佐。生甘草清热利咽，调和诸药为使。诸药合用，共奏滋养肺胃、降逆下气之效。临床常用于治疗慢性支气管炎、支气管扩张、慢性咽喉炎、矽肺、肺结核等属肺胃阴虚、气火上逆者，亦治胃及十二指肠溃疡、慢性萎缩性胃炎、妊娠呕吐等属胃阴不足、气逆呕吐者。

参考文献

[1] 雷宁宁, 叶传冬, 刘锐. 肺纤维化发病机制及麦门冬汤对其治疗研究进展 [J]. 亚太传统医药, 2017, 13 (17)：69 – 71.

[2] 连建伟. 重温《金匮》谈肺痿 [J]. 浙江中医学院学报, 1982 (2)：25.

[3] 林长泰.《金匮》麦门冬汤的临床应用 [J]. 浙江中医学院学报, 1983 (1)：31.

[4] 任蕊. 麻杏石甘汤加麦门冬汤治疗小儿肺炎的临床疗效分析 [J]. 中医临床研究, 2017, 9 (11)：55 – 56.

[5] 迟文, 陈贞. 加味麦门冬汤治疗感冒后咳嗽疗效观察 [J]. 北京中医药, 2012, 31 (6)：446 – 447.

[6] 王光晃. 麦门冬汤临床应用举隅 [J]. 吉林中医药, 1987 (4)：24.

[7] 张谷才. 从《金匮要略》谈相反的配伍方法 [J]. 安徽中医学院学报, 1983 (2)：39 – 42.

九、猪肤汤

【**组成**】猪肤一斤。

【**用法**】上一味，以水一斗，煮取五升，去滓，加白蜜一升，白粉五合，熬香，和令相得，温分六服。

【**功用**】滋阴润燥，和中止利。

【**主治**】少阴病，下利咽痛，胸满心烦。

【**原文**】少阴病，下利，咽痛，胸满，心烦，猪肤汤主之。（《伤寒论》第 310 条）

【**运用**】

1. **慢性咽炎**　聂彦阁[1]运用猪肤膏加减治疗慢性咽炎。将 140 例虚火上炎型患者随机分为观察组和对照组，每组 70 例。对照组给予西地碘含片；观察组采用猪肤汤加减，疗程均为 4 周。记录治疗前后咽部症状和体征，并进行 3 个月随访计算复发率。治疗结果：观察组的痊愈和显效率为 72.86%，高于对照组的 58.57%，表明猪肤汤加减治疗慢性咽炎（虚火上炎型）能改善症状、体征，降低复发率。

2. **牙痛**　王宗伦[2]运用猪肤汤加减治疗牙痛。本方加生地黄、地骨皮治疗 35 例虚火牙痛，疗效满意。取地骨皮 60g 入 5000mL 水中，文火煎取约 4000mL 后去渣，再将 1 斤猪肤切细与 60g 生地黄纳入地骨皮药液中，文火炖取约 2000mL 后，加糯米粉 50g 及适量蜂蜜，须臾即可。早晚饭前半小时服。熊某，女，35 岁。反复牙痛 5 年，加重 1 年。近月来出现牙齿松动，饮食困难。曾以清胃散、知柏地黄丸加减治疗半月不效。诊见形体消瘦，两颧潮红，牙龈微红略肿，咽干，舌质红，苔少，脉细数。证属肾阴不足，虚火上炎。投猪肤汤加味，1剂后牙痛顿效，诸症大减，前后共服药2剂，追访3年未见复发。

3. 原发性血小板减少性紫癜 郭泗训[3]运用猪肤膏加减治疗原发性血小板减少性紫癜。华某，女，34岁。两年来自觉疲乏无力，牙龈出血，双下肢反复出现紫癜。近两个月加重，月经增多，四肢紫斑增多，头痛头晕，惊悸失眠，少食，全身无力，不能参加体力劳动。检查：全身有散在瘀点，双下肢有弥漫性瘀斑。心尖区可闻及Ⅲ级收缩期吹风样杂音，脾在左乳中线肋下1.5cm，出血时间7分钟，凝血时间6分钟，血红蛋白70g/L，血小板42×10^9/L，红细胞3.2×10^{12}/L，毛细血管试验阳性。诊断为原发性血小板减少性紫癜。服猪肤胶（猪肤胶30g，烊化或做成胶胨，白开水送服，每日2次，8天为1个疗程）两个疗程后，临床症状全部消失，能参加劳动。心尖区可闻及Ⅱ级收缩期吹风样杂音，脾未扪及，血液检查基本正常。随访1年，未复发。

4. 再生障碍性贫血 郭泗训[3]运用猪肤汤加减治疗再生障碍性贫血。邓某，女，22岁。3年前开始头晕乏力，全身有紫点和紫斑，鼻经常出血，有时1次可出200mL左右，月经量多，持续时间可长达10余天。近1年病情加重。经骨髓穿刺，诊断为再生障碍性贫血。用输血和激素治疗，病情稳定而出院，出院后反复发作。现眩晕乏力，呼吸困难，不能行动。检查：贫血貌，心尖区可闻及1级收缩期吹风样杂音，脾在左乳线肋下3cm，全身有弥漫性瘀点和瘀斑，以下肢为重，血红蛋白55g/L，红细胞2.7×10^{12}/L，白细胞2.9×10^9/L，血小板20.4×10^9/L。服猪肤胶（服法同上例）3个疗程后，临床症状大部分消失，面色红润，全身瘀斑全部消退，仍有少量瘀点，心尖区可闻及Ⅱ级收缩期吹风样杂音，脾在肋下2cm，血红蛋白80g/L，红细胞4.2×10^{12}/L，白细胞4×10^9/L，血小板51×10^9/L。

【按】辨证要点：口干咽痛心烦、舌红少津、脉细数。方中猪肤甘而微寒，润燥退热；白蜜甘寒能清虚热，润燥以止咽痛；米粉甘淡，和中止利。三药合用，清热而不苦寒，润燥而不呆滞，对于咽痛证属阴亏而热不甚者，最为适宜。

参考文献

[1] 聂彦阁. 猪肤汤加减治疗慢性咽炎（虚火上炎型）临床观察［J］. 新中医，

2015，47（8）：183－184.

[2] 王宗伦. 猪肤汤加味治疗虚火牙痛 [J]. 四川中医，1985（9）：50.

[3] 郭泗训. 猪皮膏在临床上应用的体会 [J]. 新中医，1979（4）：33.

十、薯蓣丸

【组成】山药三十分，当归、桂枝、神曲、干地黄、豆黄卷各十分，甘草二十八分，人参七分，川芎、芍药、白术、麦门冬、杏仁各六分，柴胡、桔梗、茯苓各五分，阿胶七分，干姜三分，白蔹二分，防风六分，大枣百枚为膏

【用法】上二十一味，末之，炼蜜和丸如弹子大。空腹酒服一丸，一百丸为剂。

【功用】补气养血，调和营卫，疏散风邪。

【主治】用于气血两虚，脾肺不足所致之虚劳，胃脘痛，痹症，闭经，月经不调。

【原文】虚劳诸不足，风气百疾，薯蓣丸主之。（《金匮要略·血痹虚劳病脉证并治第六》）

【运用】

1. 肿瘤患者营养不良 徐培培[1]等运用加减薯蓣丸改善晚期肺癌患者营养不良。选取 64 例随机分为观察组（32 例）与对照组（32 例）。对照组予以口服甲地孕酮、常规饮食指导及基础营养支持治疗，观察组在此基础上加用薯蓣丸治疗，两组皆连续治疗 4 周。比较两组治疗前后营养状况指标和生活质量变化情况。结果：观察组的血清总蛋白（TP）、血红蛋白（HB）指标皆高于对照组，生活质量评分（QOL）明显高于对照组。结论：加减薯蓣丸能够有效改善晚期肺癌患者的营养不良，有助于提高患者生活质量。

夏克春[2]等运用薯蓣丸治疗癌性疲乏，将 26 例中晚期胃癌及非小细胞肺癌随机分为治疗组（薯蓣丸组 13 例）和对照组（西医组 13 例）。两组均给予西医标准方案全身化疗，治疗组加服薯蓣丸，连续观察 3 个周期，比较两组治疗前后情况。结果显示，治疗 3 个周期后，治疗组的生活质量较之前有显著改善，与对照组比较，各维度均有显著改善。结论：薯蓣丸应用 3 个周期对癌性疲乏改善明显，患者的生活质量明显提高。

2. 原发性膝骨性关节炎 吴起浩[3]等运用薯蓣丸加味方治疗轻中度老年原发性膝骨性关节炎。将 60 例随机分为对照组和观察组，每组 30 例。对照组采用塞来昔布口服治疗，观察组予薯蓣丸加味方口服治疗，连续治疗 4 周。

比较两组治疗前后血清 IGF－1、TNF－α 水平及 WOMAC 评分。结果两组治疗后血清 IGF－1、TNF－α 水平及 WOMAC 评分均明显改善，但观察组的改善程度更显著。结论：薯蓣丸加味方治疗轻中度老年原发性膝骨性关节炎疗效优异。

3. 阿尔茨海默症 李贤炜[4] 运用加减薯蓣丸治疗轻、中度阿尔茨海默病。将 68 例患者随机分为中药治疗组 33 例（脱落 2 例）和西药对照组 35 例（脱落 3 例）。在针对原有疾病用药的基础上，中药治疗组予以口服加减薯蓣丸浓缩液，西药对照组予以口服盐酸多奈哌齐，治疗 12 周，比较治疗前后两组的 ADAS－Cog、MMSE、SDSD、ADL 积分，三大常规、肝肾功能、心电图等安全性指标，以及不良反应情况。结论：中药治疗组的临床疗效肯定，在改善 ADAS－Cog、MMSE、ADL 积分方面，疗效与盐酸多奈哌齐效果相当；在改善 SDSD 积分方面，疗效优于盐酸多奈哌齐，且安全性可靠。

4. 空洞性肺结核 王玉芝[5] 运用加减薯蓣丸治疗空洞性肺结核。宋某，男，56 岁。患者有肺结核史。近两周咳嗽加剧，咯血增多，夜间气不足息，饮食骤减，腹痛腹胀，大便稀溏，小便色黄。检查：形体消瘦，面色暗黑，头发、皮肤干枯。舌体瘦小，舌边稍红，苔薄黄燥，脉弦细数。X 线透视：两肺上部有三个空洞形成，空洞周围有云雾状阴影，边缘模糊不清。证属脾肺两亏，虚火内炽。治用薯蓣丸去桂枝、川芎、干姜、大枣，加仙鹤草 30g，侧柏叶炭 15g。煎服 5 剂后咳嗽减轻，咯血减少，食欲增加，夜间仍感气紧，睡眠不佳。加用五味子 15g，继服 10 剂病情好转，时有干咳，痰白而黏，无咯血。原方减仙鹤草、侧柏叶炭，研末，以蜜枣为丸，20g1 丸，1 日 1 丸，连服 3 个月，随访两年，病未复发。X 线复查：两肺肺纹理增强，呈现广泛的斑点状钙化阴影，右肺上部外侧仍有两个未闭合的厚壁空洞。

5. 贫血 王玉芝[5] 运用加减薯蓣丸治疗贫血。申某，男，37 岁。3 个月前无明显诱因出现疲乏、头晕，曾用中药治疗效果不显。现心悸气短，食欲减退，时而恶心，烦躁失眠，头晕、疲乏较前更甚。检查：形体消瘦，面色萎黄，舌体胖大、色淡、边有齿痕，苔薄白，脉滑数无力。实验室检查：红细胞计数 3.1×10^{12}/L，血红蛋白 90g/L。证属心脾两虚。方以薯蓣丸去大豆黄卷，加五味子 12g，柏子仁 12g，酸枣仁 15g，黑豆 30g。煎服 10 剂后，心悸、气短消失，食欲增加。但仍感头晕无力，舌边齿痕消失，脉较前有力。继服原方 10 剂，精神充沛，面色红润，舌质淡，苔白，脉滑。实验室检查：红细胞计数 3.9×10^{12}/L，血红蛋白 120g/L。改用养血归脾丸以巩固疗效。

【按】辨证要点：气血两虚、脾肺不足所致之虚劳。本方重在补益脾胃，滋养气血。方中山药、大枣、甘草培土补脾为君；臣以人参、当归、地黄、桂枝补阴阳气血之不足；佐以白术、茯苓健脾益气，白芍、川芎调营和血，阿胶、麦冬滋阴润燥，干姜温中暖脾；神曲、大豆黄卷宣通运化，使补而不滞、寓消于补；柴胡、防风、白蔹、杏仁、桔梗宣肺驱风，于大队补益药中少佐此疏利之品，以收扶正祛邪、补不留邪之效。本方忌油腻食物；感冒者不宜服用；服本品同时不宜服藜芦、五灵脂、皂荚或其制剂；不宜喝茶和吃萝卜。

参考文献

［1］徐培培，陈惠东，苏坤，等. 加减薯蓣丸改善晚期肺癌患者营养不良的临床观察［J］. 临床医药文献电子杂志，2018，5（A1）：1－2.

［2］夏克春，曾永蕾，郝皖蓉. 薯蓣丸治疗癌性疲乏的临床疗效观察［J］. 中日友好医院学报，2018，32（5）：288－289，292.

［3］吴起浩，张喜奎，曾维铨，等. 薯蓣丸加味方治疗轻中度老年原发性膝骨性关节炎临床观察［J］. 福建中医药，2018，49（3）：25－26.

［4］李贤炜. 加减薯蓣丸治疗肾虚髓减型轻、中度阿尔茨海默病的临床研究［D］. 湖北中医药大学，2017.

［5］王玉芝. 薯蓣丸在慢性疾病中的应用［J］. 河南中医，1988（3）：10.

十一、当归芍药散

【组成】当归三两，芍药一斤，茯苓四两，白术四两，泽泻半斤，川芎半斤（一作三两）。

【用法】上六味，杵为散，取方寸匕，酒和，日三服。

【功用】补血调肝，健脾利湿。

【主治】妇人妊娠或经期，肝脾两虚，腹中拘急，绵绵作痛，头晕心悸，或下肢浮肿，小便不利，舌质淡、苔白腻者。

【原文】妇人怀娠，腹中疗痛，当归芍药散主之。（《金匮要略·妇人妊娠病脉证并治第二十》）妇人腹中诸疾痛，当归芍药散主之。（《金匮要略·妇人杂病脉证并治第二十二》）

【运用】

1. 妊娠腹痛 孙淑芳[1]等运用当归芍药散治疗妊娠腹痛。选择21例患者为观察对象。处方：当归12g，白芍20g，茯苓12g，白术9g，川芎6g，甘草3g。每日1剂，水煎服，早晚各1次。结果显示，服3剂治愈18例，服5

剂治愈 3 例，治愈后者再无复发，安全度过妊娠期。

穆焕成[2]重用当归芍药散治疗妊娠腹痛。认为此方用于怀孕后腹痛是因运动不慎，引起轻微胎位移动而不见血者。若见少量血，嘱孕妇不动多休息，方中再加阿胶、艾叶或用华佗保胎方。若胎动不安加砂仁、黄芩、紫苏，不食加山楂、鸡内金。此方对大量见血者效果不佳，需用另方或中西医结合治疗。对腹内严重炎症、穿孔、子宫外孕、肠梗阻、肠套叠、肠粘连、胆囊炎、胰腺炎、阑尾炎、尿结石、肾结石、痢疾、受凉腹泻用此方无效。临产时腹痛，应慎用。

2. 卵巢囊肿 李兰舫[3]运用当归芍药散治疗卵巢囊肿。丁某，女，28岁。婚后 3 年不孕，经常小腹隐痛，腰酸痛，带下量多，经行量少，质稀色淡，行经期腹痛增剧。妇检：子宫正常大、后位，右侧卵巢囊肿（4cm×4cm×5cm），嘱手术治疗，患者未同意，故门诊求治。右侧少腹按之胀痛，面色欠华，食纳不甘，且口干不欲饮水，舌质紫，苔白腻，脉沉而弦。证属肝郁气滞，血行不畅，脾虚湿阻，运化失常，瘀湿凝结成积。治以当归芍药散加味，全当归、茯苓各12g，赤白芍、苍白术、泽泻各9g，川芎、炒薏苡仁各10g，香附12g，制莪术10g。煎服 1 月后，自觉腹痛、腰痛减轻，食纳转佳，带下减少，经行量增多，夹有紫色小块。原方加炙䗪虫 3g，生水蛭 3g，炙黄芪12g，以 10 剂量研粉蜜水泛丸，早晚各服 9g。药后形症日减，半年后妇科复查，右侧卵巢囊肿消失。本例由肝气郁结，气滞瘀凝，木旺侮土，土虚湿聚，日久形成癥积之症。治用当归芍药散，补养肝血以疏肝用，化湿邪以健脾元，加香附、泽兰、莪术、薏苡仁增强理气化瘀利湿之功，药效颇著。因病程久，故加黄芪、䗪虫、水蛭等药，攻补兼施，丸剂缓图，使攻积而不伤正，扶正而不得邪。

3. 先兆流产 戚广崇[4]运用当归芍药散治疗先兆流产。马某，女，31岁。婚后 5 年曾先后两次自行流产，现停经 45 天，尿妊娠试验（＋）。两天前发现漏红，量多色红，伴有小腹隐痛下坠，面色不荣，恶心呕吐，神疲肢倦，腰膝酸软，苔薄腻，舌淡红，脉细滑。证属肝虚脾弱，气血不足，胎元失养。治宜养血健脾。予当归芍药散，每次 5g，日服 3 次。服药后漏红减少，3 天后已止，腹痛腰酸减轻，恶心呕吐尚未除。仍以原方续服一个半月，诸症均退。1 年后随访，平安产一男婴，母子均健。

刘春丽[5]运用当归芍药散加味治疗先兆流产 30 例，也取得很好疗效。

4. 经闭水肿 扶兆民[6]运用当归芍药散治疗经闭水肿。吴某，女，19

179

岁。13~16 岁时月经应期而至；17 岁时，两三月 1 次或四五月 1 次，经来量少色暗，偶见紫块，渐至月经停闭。伴身倦乏力，食欲减退，晨起眼泡浮肿，面色有紧急感，日久则面目四肢悉肿，身体强着不利，难于转侧，精神欠佳，记忆力减退，性情急躁，小便色白量少。多次尿常规化验未发现异常。面色㿠白，脚胫部可见凹陷性水肿，舌质光红，苔薄白，脉弦细。患者先经断后病水肿，病在血分，乃肝郁血滞、经络不通、脾运不健、水气不行之故。治当养血柔肝，活血利水。方用当归芍药散加味：当归 8g，白芍 24g，川芎 6g，白术 15g，泽泻 12g，茯苓 24g，柴胡 12g，郁金 12g。煎服 8 剂后，月经复来，水肿渐消，余症亦随之减轻。1 个月后复诊，但觉纳食尚差，拟参苓白术散加当归、柴胡调治。追访 1 年余，月经正常，水肿未复发。

5. **胃溃疡、浅表性胃炎**　周文川[7]等运用当归芍药散治疗胃溃疡、浅表性胃炎。王某，40 岁。自述 3 年前因精神刺激，引起胃脘部隐隐作痛，间断服用胃友、香砂养胃丸等，病情时轻时重。近月来胃脘疼痛加剧，痛及两胁，餐后为甚，泛酸纳呆，大便干结、3 日一行。某医院纤维胃镜检查：胃底部黏膜水肿、充血，胃窦部大弯侧有两处破溃面，分别为 0.4cm×0.6cm 和 0.3cm×0.7cm 大小，溃疡面边界不规则，基底部附着白苔，边界充血，新鲜渗面。诊断：①胃溃疡活动期；②浅表性胃炎。舌偏暗，苔黄厚，脉弦数。证属肝气不舒，脾胃滞浊。先与调胃承气汤加味，药后便秘得通，结粪后续柏油便盈碗，余症如前。改用当归芍药散加减：当归 12g，白芍 20g，川芎 10g，白术 15g，茯苓 10g，蒲黄 10g，枳壳 10g，水煎服。服 6 剂后，胃脘疼痛减轻，饮食大增。上方加太子参 15g，砂仁 10g，以健脾和胃，扶助正气。续进 6 剂，自觉症状消失，大便 1 日 1 次，色黄成形，舌转淡红，苔薄白。为巩固疗效，继服上方 3 剂。8 月 20 日胃镜复查，胃底黏膜轻度水肿，溃疡面进入结疤愈合期。大便常规化验，潜血转阴，病告痊愈。

参考文献

［1］孙淑芳，周爱珍．当归芍药散治疗妊娠腹痛 21 例［J］．中国民间疗法，1999（5）：29.

［2］穆焕成．重用"当归芍药散"治疗产前腹痛［C］．第二届全国"五方"临床应用研讨会．北京：中国中医药药会，1998：200-201.

［3］李兰舫．当归芍药散的临床运用［J］．江苏中医杂志，1982（5）：36.

［4］戚广崇．当归芍药丸在妇科病中的应用［J］．中成药研究，1984（6）：18.

［5］刘春丽．当归芍药散加味治疗先兆流产 30 例［J］．安徽中医学院学报，2000，19（4）：33-33.

[6] 扶兆民. 当归芍药散治疗水肿医案 [J]. 中医杂志, 1983 (10): 20.

[7] 周文川, 邢增修. 当归芍药散权变治验 [J]. 河南中医, 1985 (6): 18-19.

十二、炙甘草汤

【组成】甘草四两（炙），生姜三两（切），人参二两，生地黄一斤，桂枝三两（去皮），阿胶二两，麦门冬半升（去心），麻仁半升，大枣三十枚（掰）。

【用法】上九味，以清酒七升，水八升，先煮八味，取三升，去滓，内胶，烊消尽。温服一升，日三服。一名复脉汤。

【功用】滋阴养血，通阳复脉。

【主治】治阴血阳气虚弱，心脉失养证。脉结代，心动悸，虚羸少气，舌光少苔，或质干而瘦小者。

【原文】伤寒脉结代，心动悸，炙甘草汤主之。(《伤寒论》第177条)

【运用】

1. **心律失常** 吴铁[1]运用炙甘草汤治疗冠心病、心肌炎、病态窦房结综合征。有四条经验：①药物用量：本方之主药应增加剂量，如生地黄可用至250g，炙甘草可用至60g。根据应用体会，炙甘草不应少于50g，但如有下肢浮肿、脘腹胀满者，可适当减量至20g；生地黄不应少于30g；其他药物可在15~25g之间。②随症加减：应用时多去掉麻仁，兼血瘀者，加丹参、红花；心动过速者，加苦参、龙骨；心动过缓者，加附子。③疗程：运用本方时要恒守一方，勿轻易变换，应连续应用几十剂方能获效。④要谨守病机，正确运用辨证与辨病相结合的原则才能奏效。

2. **克山病期前收缩** 杨新青[2]等报道了用炙甘草汤加减，对24例潜在型、慢性克山病有期前收缩的患者进行了1个月的疗效观察。处方：炙甘草12g，党参15g，当归15g，苦参15g，麦冬15g，桂枝10g，阿胶15g（烊化），生地黄15g，大枣9g。上药加水两升煎煮，余半升，去渣早晚分服，连服30剂。除个别病情较重（心功能Ⅲ级者）服用本方并维持原有地高辛每日1片外，一般不加服其他西药。结果：临床主要症状、体征消失，心功能恢复正常，3分钟脉象规整，常规9个导联心电图中无期前收缩发生者12例；临床主要症状、体征减轻，心功能较前改善，3分钟脉象较前规整，常规9个导联心电图中期前收缩较前明显减少者8例；无效4例。

3. **病毒性心肌炎** 徐德先[3]运用炙甘草汤治疗病毒性心肌炎。处方：炙甘草10g，人参6g，生地黄30g，阿胶9g（烊化），麦冬12g，麻仁9g，桂枝

6g，生姜 6g，红枣 6 个。邪盛者，加黄芩、蒲公英、大青叶；阴虚重者，加龟板、黄精；心神不宁者，加炒枣仁、珍珠母。水煎，日服 1 剂。共治疗 38 例，结果症状消除，体征、心电图恢复正常者 30 例；症状消除或体征、心电图三项中有两项正常者 4 例；无效 2 例；死亡 2 例（系Ⅲ°房室传导阻滞）。

李某，男，12 岁。患儿于重症流行性感冒后期突感胸闷、心悸，并时有心跳暂停样感觉。症见神疲，舌尖红，边有齿印，苔薄白，脉细数，时有结代。心率 102 次/分，心律不齐，频发期前收缩（平均 12 次/分左右），心尖区第一心音减弱，可闻Ⅱ级收缩期杂音。心电图提示频发室早及窦性心动过速。X线胸片示左室轻度扩大。病属气阴两虚。治宜益气养阴，佐以解毒。方以炙甘草汤加味：炙甘草 6g，人参 5g，生地黄 20g，阿胶 6g（烊化），麦冬 9g，麻仁 5g，桂枝 3g，黄芩 6g，大青叶 20g，红枣 5 个。煎服 5 剂后，心率降至86 次/分，期前收缩减为 8 次左右/分，胸闷、头晕减轻。原方去黄芩、大青叶，又予 5 剂，心率 80 次/分，心脏听诊及心电图检查均已正常。再服前方 5剂；舌脉复常，随访两年，未见复发。

4. **大动脉炎** 杨立生[4]运用炙甘草汤治疗大动脉炎。刘某，女，49 岁。左手无脉，伴阵发性心绞痛 1 年。半年前医院诊为冠心病、无脉症，经治半年无效。现左上肢发凉麻木，心悸失眠，头目眩晕，记忆力减退，全身乏力，舌质淡，苔薄白，左脉无，右脉沉细。辨为气血两虚，阳气不宣。方用炙甘草汤加味：炙甘草 10g，人参 3g，生地黄 10g，麦冬 10g，阿胶 10g（烊化），火麻仁 12g，当归 10g，天麻 9g，钩藤 10g，桂枝 6g，肉桂 3g，生姜 9g，大枣5 枚为引。水煎温服。服 8 剂后头晕、失眠、乏力大减，加活血祛瘀之桃仁9g，赤芍 9g，红花 6g。服药 20 剂而诸症已愈，左脉略现。继用炙甘草 15g，人参 5g，麦冬 9g，阿胶 9g（烊化），天竺黄 9g，牡蛎 15g，竹茹 9g，枳实 9g，天麻 9g，钩藤 9g，红花 3g，赤芍 9g。水煎服。15 剂后诸症消，左脉已如常人。

5. **脑外伤后遗症** 吴巩新[5]运用炙甘草汤治疗脑外伤后遗症。马某，男，61 岁。两个月前因车祸头部受伤，当即昏迷，不省人事，约 10 分钟后始醒。医院诊为脑震荡，经住院治疗 1 个月后出院。出院后仍觉眩晕不减。诊见面色苍白，神疲肢倦，纳寐尚可，口干不苦，舌质淡红，苔薄白，脉细弱。诊为脑震荡后遗症。证属跌打损伤血脉，气血不畅，阳气不升。治宜滋阴补血，益气升阳通脉。拟炙甘草汤去阿胶加鸡血藤、何首乌、升麻，水煎服。服 3 剂后，精神转佳，眩晕减，口仍干，舌脉同前。继服 3 剂，面色红润，眩晕除，余症消失。仍服上方 3 剂巩固疗效，嘱注意调理，适当增加营养。追访数年，眩晕未复发。

【按】辨证要点：心动悸、脉结代气阴两虚者。治虚劳肺痿。干咳无痰，或咳吐涎沫，量少，形瘦短气，虚烦不眠，自汗盗汗，咽干舌燥，大便干结，脉虚数。方中重用炙甘草，甘温益气补中，为主药；辅以党参、大枣，补气益胃，为生脉之本；阿胶、生地黄、麦冬、麻仁，补心血、养心阴，以充养血脉；桂枝、生姜和酒辛温走散，能通心阳、利心脉。诸药相配，共奏益气复脉、滋阴通阳之效。临床常用于功能性心律不齐、期外收缩、冠心病、风湿性心脏病、病毒性心肌炎、甲状腺功能亢进等而有心悸、气短、脉结代等属阴血不足、阳气虚弱者。

参考文献

［1］吴铁. 炙甘草汤的临床应用［J］. 吉林中医药，1987（5）：22.

［2］杨新青，杨正义，赵颜海，等. 炙甘草汤加减治疗 24 例克山病期前收缩疗效观察［J］. 山西中医，1987（6）：19.

［3］徐德先. 炙甘草汤治疗病毒性心肌炎 38 例［J］. 江苏中医杂志，1984（1）：25.

［4］杨立生. 炙甘草汤加味治疗无脉症的经验［J］. 河北中医，1988（2）：30.

［5］吴巩新. 炙甘草汤治疗脑外伤后遗症［J］. 新中医，1985（12）：41.

第十章　固涩经方

一、桂枝加龙骨牡蛎汤

【组成】 桂枝、芍药、生姜各三两，甘草二两，大枣十二枚，龙骨、牡蛎各三两。

【用法】 上七味，以水七升，煮取三升，分温三服。

【功用】 调和阴阳，收敛固涩。

【主治】 虚劳少腹弦急，阴部寒冷，目眩发落，男子失精，女子梦交，或心悸，遗溺，脉虚大芤迟，或芤动微紧。

【原文】 夫失精家，少腹弦急，阴头寒，目眩（一作目眶痛），发落，脉极虚芤迟，为清谷、亡血、失精。脉得诸芤动微紧，男子失精，女子梦交，桂枝加龙骨牡蛎汤主之。（《金匮要略·血痹虚劳病脉证并治第六》）

【运用】

1. **汗证**　金石声[1]运用桂枝龙骨牡蛎汤治疗盗汗。陈某，男，37岁。患盗汗4年余，每年入冬盖被入睡后即汗出不止，往往湿透内衣与棉被。曾按阴虚盗汗论治，方用玉屏风散、一贯煎及增液汤类加减治疗，均无效。察其面色少华，精神略差，舌质红，苔薄白，脉虚大。此汗出过多，既损心之液，又伤心之阳，阴阳失调，营卫失养。治宜扶阳固表。遂投桂枝加龙骨牡蛎汤：桂枝15g，芍药15g，甘草10g，生姜10g，大枣15g，煅龙骨20g，煅牡蛎20g。煎服10剂后，汗出显著减少，但神疲肢凉未已。即重用桂枝、芍药各20g，并佐以附子、黄精两味，再服10剂，精神渐佳，汗出亦止。继服月余巩固而瘥。

程双丽[2]运用桂枝加龙骨牡蛎汤治疗汗证疗效显著。

2. **失眠**　叶益丰[3]运用桂枝龙骨牡蛎汤治疗失眠。华某，女，48岁。因烦劳过度而失眠年余，寐则乱梦，惊惕不安，头昏汗多，面色㿠白，舌淡苔薄，脉缓弱。证属心阴不足，心阳亏损，神不守舍。治宜益阴复阳，养心安神。处方：桂枝、甘草各15g，白芍、远志、酸枣仁各10g，龙骨、牡蛎各30g，生姜3片，大枣10枚。水煎服，连服10剂而愈。

周山[4]运用桂枝加龙骨牡蛎汤加味治疗顽固性失眠 40 例，取得很好疗效。

3. 癔症 叶益丰[3]运用桂枝龙骨牡蛎汤治疗癔症。金某，56 岁。体质素弱，因与人口角时对方突用冷水泼湿其头身，当即昏仆约 5 分钟，醒后全身僵硬，四肢抽动，常自惊惕，自汗出，寐不敢寐，寐则噩梦，不食不渴，某医院诊为癔症，治疗乏效。诊见舌质淡，苔薄白，脉乍大乍小，时数时迟。为心气素虚，突受惊骇，心气散乱，虚风内动。治宜协调阴阳，养心安神，定志息风。处方：桂枝、白芍、甘草、党参、当归、酸枣仁、僵蚕各 10g，龙骨、牡蛎各 30g，全蝎 3g，生姜 3 片，大枣 10 枚。煎服 2 剂后，身僵转软，肢抽已止，减僵蚕、全蝎，继进 3 剂而愈。

4. 寒厥 白炳森[5]等运用桂枝加龙骨牡蛎汤治疗寒厥。赵某，男，38 岁。1 年前因感冒期间房事劳累而汗出过多，四肢厥冷，少腹阴冷，易患感冒，久治不愈。诊见畏寒，腰痛困重，舌质淡，苔薄白，脉沉细无力。证属阴阳两虚、寒凝脉络。治宜调补阴阳，温养脉络。方用桂枝加龙骨牡蛎汤加味：桂枝、白芍各 12g，枸杞子、龙骨、牡蛎各 15g，附子、炙甘草各 5g。水煎服。连服 15 剂，精神好转，畏寒有减，四肢稍温。守上方加川续断、杜仲、巴戟天各 10g。连服 20 余剂，肢温病除，以玉屏风散善后。本案感冒未愈，病中行房，耗气伤精，下元虚弱，阴阳不相维系，营卫不固，脉络空虚，寒邪凝遏，阳气不达四末，故见厥冷诸症。本方以桂枝、白芍通阳固阴，甘草、姜枣调和营卫，使阳能生阴，龙、牡潜阳摄纳，宁心安神。辅以益气温阳、养阴填精之品，使阳密阴固，故其症能愈。

5. 不射精 王宗铁[6]运用桂枝加龙骨牡蛎汤治疗不射精。杨某，30 岁，结婚 3 年，性交从不射精，但时有梦遗。素体羸弱，复加用脑过度，经常头痛头昏，夜寐多梦，少腹弦急，阴冷潮湿，下肢畏寒，饮食极少，大便不畅，舌淡少津，脉虚无力。证属阴阳两虚、精关失调之候。治宜调和阴阳，启闭精关。拟桂枝加龙骨牡蛎汤：生龙骨、生牡蛎、炙甘草各 30g，桂枝 10g，生白芍 20g，大枣 100g，生姜 5 片。每日 1 剂，水煎取浓汁，频服，每次少饮。旬日后患者精神振作，饮食睡眠俱佳，头痛已瘥，少腹弦急减轻，且无梦遗。守方再进 6 剂，行房能正常射精。继用原方化裁，调治 3 月余，其妻已怀孕。以本方治疗不射精是取其能调和阴阳，从而使精关开启正常。不射精与遗精虽症情不同，但如其病机符合桂枝加龙骨牡蛎汤证，用之亦效。

【按】 辨证要点：桂枝汤证兼见失精梦交、脉见虚象者多可与本方。本方以桂枝汤调阴阳、和营卫，加龙骨、牡蛎涩敛固精、潜阳入阴。本方具有调和阴阳、潜镇摄纳之功效。现代用于治疗癔症、失眠、遗精或滑精、不孕症、先兆流产、久泻、更年期综合征、盗汗、小儿支气管炎、慢性荨麻疹、颈椎病属上述病机者。心肾虚热证慎用本方。服药期间忌服海藻、菘菜、生葱、猪肉、冷水。

参考文献

［1］金石声.桂枝龙牡汤治疗汗证初探［J］.广西中医药，1982（3）：29.

［2］程双丽，杨欣怡，王晶，等.桂枝加龙骨牡蛎汤在汗证治疗中的应用［J］.亚太传统医药，2017，13（17）：128-129.

［3］叶益丰.桂枝龙骨牡蛎汤的临床运用［J］.山东中医杂志，1985（5）：21.

［4］周山.桂枝加龙骨牡蛎汤加味治疗顽固性失眠40例［J］.陕西中医，2011，32（10）：1311-1312.

［5］白炳森，杨增文.桂枝加龙骨牡蛎汤治验［J］.河南中医，1986（6）：19.

［6］王宗铁.经方新用三则［J］.新中医，1988（5）：44.

二、桃花汤

【组成】 赤石脂一斤（一半全用，一半筛末），干姜一两，粳米一升。

【用法】 上三味，以水七升，煮米令熟，去滓。温服七合，内赤石脂末方寸匕，日三服。若一服愈，余勿服。

【功用】 温中涩肠。

【主治】 虚寒血痢证。下痢日久不愈，便脓血，色黯不鲜，腹痛喜温喜按，小便不利，舌淡苔白，脉迟弱或微细。

【原文】 少阴病，下利，便脓血者，桃花汤主之。（《伤寒论》第306条）

少阴病，二三日至四五日，腹痛，小便不利，下利不止，便脓血者，桃花汤主之。（《伤寒论》第307条）

下利便脓血者，桃花汤主之。（《金匮要略·呕吐哕下利病脉证并治第十七》）

【运用】

1. 菌痢 吕奎杰[1]运用桃花汤治疗菌痢。李某，女，63岁。因患菌痢，给予补液及抗菌止泻药物治疗，入院6天不见好转，乃请中医会诊。患者精神萎靡，形体消瘦，大便日行七八次，腹中隐痛，略有后重之感，少进米饭即欲登厕，纳呆，时而欲呕，脉细弦中取无力，苔根部薄黄腻。年高气弱，泄泻两周，中阳受戕，受纳运化无权，以致湿浊恋于大肠。治宜温涩固下，降逆和中。处方：赤石脂25g（另5g研粉冲服），干姜4.5g，粳米1撮，炒薏苡仁20g，清半夏9g，川黄连9g，广木香6g，罂粟壳8g。煎服2剂后，泄泻明显减轻，欲呕好转。续进1剂，泻全止。继以健脾和胃法调治两剂，痊愈出院。

刘爱真[2]运用经方桃花汤治疗久痢36例，取得很好疗效。

2. 慢性腹泻 张欣欣[3]运用桃花汤治疗小儿慢性迁延性腹泻。将102例患儿随机分为观察组和对照组，每组51例。观察组使用桃花汤治疗。方药：桃花6g（干），甘遂7.5g（炒），郁李仁15g（去皮和双仁），海蛤15g（捣碎并炒），枳实15g（去瓤并麸炒），大黄15g（锉并炒），木香7.5g，陈橘皮7.5g（汤浸，去白并炒）。按年龄加减剂量，煎时，150mL水煎至80mL，每日分4次服，连续治疗4天。对照组使用十六角蒙脱石治疗，比较两组的治疗效果。结果：观察组无不良反应，总有效率96%；对照组发生不良反应2例，总有效率84.4%。结论：使用桃花汤治疗小儿慢性迁延性腹泻效果显著，且起效快，无后遗症和并发症。

【按】辨证要点：少阴病见下利者，下利不止。桃花汤为固涩剂，具有温中涩肠止痢之效。主治虚寒血痢。方中赤石脂涩肠止泻而固脱，干姜温中散寒，粳米补脾益胃。三药相配，标本兼顾，共奏温中涩肠之效。临床常用于治疗慢性细菌性痢疾、慢性阿米巴痢疾、慢性结肠炎、胃及十二指肠溃疡出血、功能性子宫出血等属阳虚阴盛、下焦不固者。《成方切用》："盖下利至于不止，热势已大衰，而虚寒滋起矣。故非固脱如石脂不可。且石性最沉，味涩易滞，故稍用干姜之辛散佐之。用粳米独多者，取其和平而养胃也。"热痢便脓血，里急后重，肛门灼热者，禁用本方。

参考文献

[1] 吕奎杰. 桃花汤之临床应用 [J]. 北京中医杂志，1983（1）：40–45.

[2] 刘爱真. 经方桃花汤治疗久痢36例 [J]. 中国中医药现代远程教育，2010，8（1）：28.

[3] 张欣欣. 桃花汤治疗51例小儿慢性迁延性腹泻的疗效 [J]. 中医临床研究，2012，4（11）：83–84.

第十章　固涩经方

第十一章　调神经方

一、桂枝甘草龙骨牡蛎汤

【组成】桂枝一两（去皮），甘草二两（炙），牡蛎二两（熬），龙骨二两。

【用法】上四味，以水五升，煮取二升半，去滓。温服八合，日三服。

【功用】温通心阳，潜镇安神。

【主治】心阳不足证，烦躁不安，心悸，或失眠，心胸憋闷，畏寒肢冷，气短自汗，面色苍白，舌淡苔白，脉迟无力。

【原文】火逆下之，因烧针烦躁者，桂枝甘草龙骨牡蛎汤主之。（《伤寒论》第 118 条）

【运用】

1. **心悸**　谷俭[1]运用桂枝甘草龙骨牡蛎汤治疗心悸。观察 40 例患者，症见心悸怔忡，气短喘促，畏寒肢冷，面色㿠白黯滞，自汗，心胸憋闷，舌淡胖嫩，苔白滑，脉迟弱。采用桂枝甘草龙骨牡蛎汤加味。桂枝 15g，龙骨、牡蛎各 20g，党参 18g，熟附子 12g，茯苓 15g，甘草 6g。水煎服。兼阴伤，加麦冬 10g，玉竹 10g，五味子 10g；病情严重，汗出肢冷，面青唇紫，喘不得卧，重用人参 30g，附子 15g，加服黑锡丹；心中空虚而悸，脉沉迟，形寒肢冷尤甚，为心肾阳气皆虚，阴寒内盛，用麻黄附子细辛汤加党参、炙甘草治之。早晚各 1 次服用，1 个疗程为 4 周。结果显示，显效 21 例，有效 16 例，总有效率 92.5%。

2. **癔症**　丁世名[2]运用桂枝甘草龙骨牡蛎汤加减治疗神经官能症。常某，女，50 岁。因精神创伤，其后哭笑无常，常欲寻死，诊为癔症，经治半年无效。诊见形体消瘦，面色萎黄，表情淡漠，舌淡苔白，脉弦细。证属肝气郁结，气机不畅，日久气营渐耗，心神失养。治以益心气、养心阴、镇静安神为法。处方：桂枝 10g，甘草 20g，龙骨 30g，牡蛎 30g，黄芪 30g，当归 10g，白芍 20g，大枣 12 枚。煎服 3 剂后，精神好转，心情舒畅，症状减轻。继服原方 21 剂，精神一如常人。

【按】辨证要点：桂枝甘草汤证又见烦躁惊悸者。桂枝入心助阳，甘草补中益气，二者相配，辛甘化阳；龙骨、牡蛎潜镇心神而止烦躁。四药合用，有温通心阳、潜镇安神之功，适用于心阳虚损、心神浮越之烦躁证。现代常用于各种原因引起的心律失常（心动过速，心动过缓，期前收缩，病态窦房结综合征等）以及心功能不全，神经官能症之烦躁心悸等证属心阳不足、心神浮越而致者。本方用量适宜心阳虚烦躁证轻者，若病重者，用量当酌情增加。应用本方时还当注意用量的调配，切不可盲目改变方中药物用量调配。心阴虚烦躁证禁用。

参考文献

［1］谷俭. 桂枝甘草龙骨牡蛎汤治疗心悸临床疗效观察［J］. 心理医生，2018，24（9）：77－78.

［2］丁世名. 桂枝甘草龙骨牡蛎汤加减治疗神经官能症38例［J］. 湖北中医杂志，1983（1）：11.

二、黄连阿胶汤

【组成】黄连四两，黄芩二两，芍药二两，鸡子黄二枚，阿胶三两（一云三挺）。

【用法】上五味，以水六升，先煮三物，取二升，去滓，内胶烊尽，小冷，内鸡子黄，搅令相得。温服七合，日三服。

【功用】育阴清火。

【主治】少阴病，心中烦，不得卧；邪火内攻，热伤阴血，下利脓血。

【原文】少阴病，得之二三日以上，心中烦，不得卧，黄连阿胶汤主之。（《伤寒论》第303条）

【运用】

1. **失眠** 李贞[1]运用黄连阿胶汤化裁方治疗失眠。他认为，黄连阿胶汤是治疗不寐的滋阴降火代表方，出自《伤寒论》，后世用于阴虚火旺型不寐，效果良好。临床用黄连阿胶汤化裁治疗阳气偏盛所致的热盛型不寐也有很好的效果。马萍[2]等运用黄连阿胶汤加味治疗老年高血压并发失眠，将80例患者分为治疗组和对照组，每组40例。对照组采用甜梦口服液，治疗组采用黄连阿胶汤加味治疗，结果：治疗组的效果明显优于对照组。

2. **萎缩性胃炎** 陈开基[3]运用黄连阿胶汤化裁方治疗萎缩性胃炎。吴某，男，48岁。胃脘痛6年余，某医院诊为萎缩性胃炎。胃脘及肝区疼痛，食辛辣食物加剧，食欲不振，大便秘结，眠差多梦，舌质红，脉弦细。证属阴虚阳亢，肝气犯胃。治以黄连阿胶汤加减：黄连3g，黄芩10g，白芍15g，阿胶19g（烊化冲），鸡子黄2枚（冲），川楝子10g，青木香10g，制香附10g，炙甘草6g。煎服3剂后胃痛减轻，失眠、多梦好转，大便通畅。上方去黄芩加熟地黄15g，服10余剂痊愈。

3. 肺结核大咯血 陈开基[3]运用黄连阿胶汤化裁方治疗肺结核大咯血。某男，37岁。骨蒸潮热，多寐多梦，干咳，痰中带血，胸痛6年，经胸透诊为空洞性肺结核。1周前因外感而高热，经服中药后汗出热退。近两天出现大咯血，每次约300mL，日1~2次，中西药治疗无效。诊见身微热，口渴，便秘，心烦。证属热邪未清，肺肾阴虚，心肝火旺。治宜滋阴降火止血。处方：黄连3g，黄芩10g，白芍10g，鸡子黄2枚（冲），阿胶30g（烊化），牡丹皮12g，麦冬10g，百合10g，生地黄15g，白及30g，炙冬花10g，杏仁10g。煎服1剂咯血即止，后以西药抗结核药物治疗而愈。

4. 尿血 陈开基[3]运用黄连阿胶汤化裁方治疗尿血。余某，男，28岁。4月前因饮酒过量，入房后即感腰酸，继则出现早泄，尿血，腰部酸胀，目眩耳鸣，眠差，尿中带血，有时为全血，色暗无痛，食辛辣食物后有轻微尿痛及灼热感，舌质红，脉细数。肾盂造影未见异常。证属肾阴亏虚，阴虚火旺。处方：黄连3g，黄芩10g，阿胶30g（烊化），鸡子黄2枚，熟地黄30g，黄柏（盐水炒），龟板10g，丹皮10g。煎服3剂后尿血明显减少，继服10剂病愈。

5. 功能性子宫出血 吴士元[4]运用黄连阿胶汤化裁方治疗功能性子宫出血。占某，女，15岁。月经四旬未尽，经来如崩，血块累累，诊为"功血"，曾用多种止血药不效。现面色苍黄，脉细数。此乃肝肾两虚，冲任失摄。处方：黄连4.5g，酒黄芩9g，阿胶（烊化冲）、鹿角霜、仙灵脾、锁阳、巴戟肉各10g，生白芍、生地黄、旱莲草各1g，女贞子30g，生黄芪20g。煎服5剂血止，继服7剂以巩固疗效。

【按】 辨证要点：虚烦心悸不得眠、手足心热或下利便脓血者。本方为治疗肾阴不足、心火亢盛的常用方。方中芩、连直折心火，以清烦热；胶、芍滋养肝肾，以补益阴血；鸡子黄佐芩、连，于泻心中补心血；芍药伍阿胶，于补阴中敛阴气。五味合用，可使心肾交合，水升火降。方中鸡子黄为血肉有情之品，擅长养心滋肾，需生用；纯实火所致的不寐证不宜用本方。

参考文献

[1]李贞. 黄连阿胶汤化裁方治疗热盛型不寐的临床体会［J］. 世界最新医学信息文

摘, 2019, 19 (12): 175 – 177.

[2] 马萍, 王广勇, 颜廷强. 老年高血压并发失眠应用黄连阿胶汤加味的治疗效果研究 [J]. 系统医学, 2019 (3): 130 – 132.

[3] 陈开基. 黄连阿胶汤的临床运用 [J]. 黑龙江中医药, 1985 (5): 24 – 25.

[4] 吴士元. 黄连阿胶汤治疗"功血"[J]. 浙江中医学院学报, 1987 (1): 31.

三、百合地黄汤

【组成】百合七枚（擘），生地黄汁一升。

【用法】上以水洗百合，渍一宿，当白沫出，去其水，更以泉水二升煎取一升，去滓，内地黄汁煎取一升五合，分温再服。中病，勿更服，大便当如漆。

【功用】润养心肺，凉血清热。

【主治】百合病，神志恍惚、精神不定，不经吐、下、发汗，病形如初。

【原文】百合病，不经吐、下、发汗，病形如初者，百合地黄汤主之。（《金匮要略·百合狐惑阴阳毒病脉证治第三》）

【运用】

1. 精神疾病　孟彦[1]等对百合地黄汤在神经精神系统中的应用进行总结，百合地黄汤在多种抑郁症（如阈下抑郁、产后抑郁、更年期抑郁等）、多种失眠症（如更年期失眠、老年失眠等）、焦虑症、心理亚健康等疾病应用广泛。

周长发[2]运用百合地黄汤治疗精神分裂症。以百合地黄汤与甘麦大枣汤合用，治疗146例精神分裂症，取得满意疗效。本组病例均是病程较长，已用多种抗精神病药治疗无效或疗效较差的病例。处方：炙甘草10g，淮小麦30g，大枣5枚，野百合10g，生地黄10g。神经运动性兴奋明显，加龙牡；幻觉明显，加磁石；妄想明显，加石菖蒲、萱草；失眠明显加酸枣仁、合欢等。结果痊愈11例，显效44例，好转64例，总有效率81.4%，较氯丙嗪治疗精神分裂症为高。

2. 神经症　孙忠年[3]运用百合地黄汤治疗脏躁。景某，女，36岁。眩晕、呕吐、烦躁欲哭40余日，加重半月。因家庭不睦而精神不快，复感寒邪，遂致上症。经服药，寒邪已去，唯神志恍惚，悲伤欲哭，惊悸多梦，食则呕恶，时而沉默，时而自语，自觉口苦，胃脘嘈杂，月经量少色淡，溲黄便软，舌质红，苔薄黄，脉细微数。证属气滞复感寒邪，郁久化火，致心肺阴虚，脏腑失调。治宜清热养阴。处方：百合50g，生地黄30g，知母15g，麦冬、竹茹各 10g，甘草 9g，小麦 60g，大枣 5 枚。煎服 1 剂呕止，4 剂神志已定，继服 3 剂后，嘱服人参归脾丸善后。随访近 5 年，未复发。

胡辰生[4]等、马献中[5]等运用百合地黄汤加味治疗癔症、金杰[6]等运用加味百合地黄汤治疗抑郁性神经症 35 例、强亚[7]等运用百合地黄汤治疗阈下抑郁 48 例、王爱平[8]等运用百合地黄汤治疗耳鸣焦虑抑郁情绪障碍，均取得很好疗效。

3. **癫痫**　卢麟[9]等运用百合地黄汤合甘麦大枣汤加味治疗癫痫。卢某，女，16 岁。1 年前某晚突然惊叫一声，昏倒在地，不省人事，两目直视，手足抽动，频吐涎沫，呼之不应，10 余分钟后苏醒，1 个月后再次发作。西医诊为癫痫，服用抗癫痫西药治疗年余无效。现症见食欲减退，睡眠佳，智力减退，发作频繁，每日 1 次，间或一日数发。视其发育中等，面色无华，自诉头常昏痛，口干苦，二便调，舌质淡、尖红，苔根部微腻，脉弦细而滑，证属肝风内动，痰火上扰，心神失守。投定痫丸（改汤）加味，并吞服磁朱丸，服 10 剂无效。详问病情，其家长介绍每发作后，乍看如常人，但表情呆滞，对人淡漠，精神恍惚，沉默少语，呵欠频作，与人相处，感情一反以往，捉摸不定，时而喜，时而怒，心悸多梦，夜卧不安。望其面目，色萎神呆，有如痴如愚之状，脉象细数。综观诸症，正虚较著。盖以孱弱素质，久病癫痫，反复发作不已，导致气虚血少而见正（本）虚邪（标）实之候。拟百合地黄汤合甘麦大枣汤加味，意在补益心脾，滋阴养血，安神通窍。百合 15g，甘草 10g，党参 12g，黄芪 12g，生、熟地黄各 10g，炒枣仁（杵）12g，炒柏子仁（杵）12g，石菖蒲 4g，生龙骨（碎）15g，生牡蛎（碎）15g，淮小麦 15g，黑大枣（掰开）4 枚。5 剂，日 1 剂，水煎，分早、中、晚 3 次服用。另给柏子养心丸 1 瓶，每次服药时，以药汤送服 30 粒。服 3 剂后，癫痫发作 1 次，但发作时间缩短，症状亦轻。服完 5 剂，未再发。继服 5 剂，以资巩固，后嘱以食养善后。追访两年余，从未发作，学习成绩尚可。

井蓉琳[10]报道了马融教授运用百合汤治疗儿童癫痫，疗效显著。

【按】辨证要点：临床应用当以神志恍惚、精神不定为辨证要点。百合病是以神志恍惚、精神不定为主要表现的情志病。因其治疗以百合为主药，故名百合病。百合地黄汤为养阴清热剂，具有养阴清热、补益心肺之功效，为百合病之心肺阴虚内热证的常用方剂。本方以百合润肺清心，益气安神；生地黄益心营，清血热。合之共成润养心肺、凉血清热之剂。现在常用于神经官能症、癔症、自主神经功能紊乱，更年期综合征、肺结核等属心肺阴虚内热者。"大便当如漆"，为服药后大便呈黑色，为地黄本色，停药后即可消失，不必惊惧。用药当宜清淡为宜，实热者不宜使用。

参考文献

[1] 孟彦，贾怡，武嫣斐，等. 百合地黄汤在神经精神系统中的应用研究进展 [J]. 中草药，2018，49（1）：251-255.

[2] 周长发. 用程门雪老师的经验治疗146例"精神分裂症"临床报告 [J]. 上海中医药杂志，1982（9）：12.

[3] 孙忠年. 经方治验二则 [J]. 陕西中医，1985（1）：27.

[4] 胡辰生，景秋芝. 百合地黄汤加味治疗癔症40例 [J]. 四川中医，2003，21（5）：32.

[5] 马献中，王保平. 加味百合地黄汤治疗癔症疗效观察 [J]. 新中医，2013，45（4）：20-21.

[6] 金杰，陈海燕，赵铎，等. 加味百合地黄汤治疗抑郁性神经症35例 [J]. 山西中医，2001（2）：21-21.

[7] 强亚，武嫣斐. 百合地黄汤治疗阈下抑郁48例临床观察 [J]. 中西医结合心脑血管病杂志，2015（2）：256-257.

[8] 王爱平，孙海波，冷辉. 百合地黄汤治疗耳鸣焦虑抑郁情绪障碍的疗效观察 [J]. 内蒙古中医药，2014，33（35）：34-35.

[9] 卢麟. 百合地黄汤合甘麦大枣汤加味治疗癫痫1例 [J]. 中医杂志，1982（11）：28.

[10] 井蓉琳. 马融教授运用"百合汤"治疗儿童癫痫验案举隅 [C]. 中华中医药学会儿科分会第三十一次学术大会论文汇编，2014：33-34.

四、百合知母汤

【组成】百合七枚（擘），知母三两（切）。

【用法】上先以水洗百合，渍一宿，当白沫出，去其水，更以泉水二升，煎取一升，去滓；别以泉水二升煎知母，取一升，去滓；后合和煎，取一升五合，分温再服。

【功用】养阴润肺，清热除烦。

【主治】百合病误汗后，津液受伤，虚热加重，心烦口渴。

【原文】百合病发汗后者，百合知母汤主之。（《金匮要略·百合狐惑阴阳毒病证治第三》）

【运用】

1. 抑郁症 姜浩[1]运用百合知母汤加味治疗抑郁症。张某，男，32岁。

既往体健，突然出现持续情绪低落，时有莫名悲伤，体力持续减退，坐立时哈欠连连，记忆力减退，对以往喜欢的运动丧失兴趣，夜间失眠严重，多梦，注意力不能集中，思考能力下降，体质量减少，食欲减退，同时伴有心悸，大便干结、数日一行。刻诊：面色黧黑，精神萎靡，舌红，苔厚、黄腻，脉弦数。西医诊为抑郁症，中医诊为郁证。证属心肺阴虚内热。治宜养阴清热安神。用百合知母汤加味。处方：百合 30g，生地黄 30g，知母 15g，青皮 15g，黄连 6g，生大黄 15g，薏苡仁 30g，磁石 30g，山药 15g，柴胡 10g，酸枣仁 30g，远志 10g。日 1 剂，水煎 2 次取汁 400mL，分早、晚两次服。药后诸症消除，精神爽朗，面色红润，体质量增加。瞩适当锻炼，随访两年余，未见复发。

2. **乳癖** 刘胜[2]运用百合知母汤治疗乳癖。严某，女，53 岁。双乳胀痛 3 周，时有刺痛，心烦，急躁，浑身不适，夜寐欠安，腰酸，曾口服乳癖消、逍遥丸等中成药，效果不佳。体检发现双乳无明显肿块，触痛明显。舌尖红，苔少，脉细数。证属肝郁化火，阴虚内热。治拟养阴舒肝。药用：百合 30g，知母 12g，甘草 6g，淮小麦 30g，红枣 20g，郁金 12g，香附 9g，延胡索 12g，莪术 30g，三棱 12g，巴戟肉 15g，肉苁蓉 12g，八月札 30g，川楝子 9g，杜仲 15g。并鼓励患者在生活、工作中放松自己，保持怡悦心情。服 14 剂后，双乳胀痛明显改善，情绪较前稳定，夜寐转安。以后随症加减，服药 3 个月后，诸症渐消。

3. **乳腺癌术后** 刘胜[2]运用百合知母汤治疗乳腺癌术后。郑某，女，39 岁。左乳癌术后两年两个月，近来情绪波动较大，心烦燥热，坐立不安，夜寐难以入睡，睡后易醒，醒后彻夜不眠，不能自已，神疲乏力，小便频数。舌边尖红，苔薄，脉弦细。诊断：乳癌术后。证属气阴两虚，冲任失调，心神失养。治拟养阴安神，益气补肾。药用：百合 30g，知母 12g，生黄芪 30g，党参、茯苓各 12g，白术 9g，枸杞子、南沙参、淫羊藿各 15g，肉苁蓉、巴戟肉各 12g，莪术、石见穿各 30g，蜂房、石菖蒲各 12g、磁石（先煎）、丹参各 30g，杜仲 15g，覆盆子、益智仁各 12g，怀牛膝 30g，制黄精 12g，龙葵 30g。同时对患者进行耐心解释和开导，解除顾虑，树立信心，劳逸结合，稳定情绪。服 14 剂后，夜寐明显好转，心烦躁热有所改善，小便次数减少。再服两个月，夜寐转安，情志舒畅，小便正常。

4. **副伤寒** 何任[3]运用百合知母汤治疗副伤寒。陈某，男，42 岁。身热不除两周，头痛便闭，诊为副伤寒收入院。抗生素治疗后，身热退，胃纳不

194

佳，虽思食但又不欲食，精神恍惚，懒怠倦乏，神情沉滞，少言少动，曾服多酶素等药物均不见效。症见口苦，大便欠畅，小便黄赤，舌质红，苔薄，脉微数。此为热病后余邪未清，属百合病。处方：百合30g，知母9g，生地黄15g，天水散15g。水煎服。初投1剂，未见呕吐，续服1周，共进药8剂，精神转清。又予和中健胃之剂而愈。

【按】辨证要点：虚热加重、心烦少寐口渴者。百合知母汤具有补虚清热、养阴润燥之功效，主治百合病误汗伤津。百合甘平入肺，润肺清心；知母苦寒，养阴清热。二药合之，甘苦合化，共奏养阴润肺、清热除烦之效。在百合病本证（百合地黄汤证）的基础上，更见心烦少寐、口燥口渴等症，即燥热尤甚，可用本方治之。现代常用于治疗百合病、失眠、乳腺病及长期低热等。

参考文献

［1］姜浩．百合知母汤加味治疗抑郁症1例［J］．河北中医，2012，34（4）：542.

［2］高秀飞，刘胜．刘胜运用百合知母汤治疗乳腺病的经验［J］．辽宁中医杂志，2006，33（9）：1068 - 1069.

［3］何任．《金匮》撷记（二）［J］．上海中医药杂志，1984（7）：27 - 28.

五、百合鸡子汤

【组成】百合七枚（掰），鸡子黄一枚。

【用法】上以水洗百合，渍一宿，当白沫出，去其水，更以泉水二升，煎取一升，去滓，内鸡子黄，搅匀，煎五分，温服。

【功用】养阴除烦，清热润燥。

【主治】百合病吐之后伤阴。

【原文】百合病吐之后者，用后方（即百合鸡子汤）主之。（《金匮要略·百合狐惑阴阳毒病证治第三》）

【运用】

1. 失眠多梦 徐文华[1]对百合鸡子汤治疗失眠多梦进行总结，认为采用此方治疗阴虚火旺而致失眠多梦、心悸不宁、神经衰弱等，效果较好。方法：取百合10～15g，文火煮沸10分钟后改用武火至大沸；再取鸡子黄1～2枚搅打后入锅内即得，加糖适量或用盐调味均可。每日服1次，一般3日后起效。

2. 久咳 徐文华[1]对百合鸡子汤治疗久咳进行总结，认为此方可治疗阴虚火旺而致久咳。中医学认为，百合味甘，微苦，性平。能润肺止咳，清心安神。特别适用于因肺燥或阴虚引起的咳嗽、咯血者。

【按】辨证要点：心悸，干咳，失眠，盗汗，两颧红，啼笑无常，舌红，少苔，脉虚数或细数。百合鸡子汤具有清滋心肺、益阴养血之功效，主治百合病之心肺虚热证以血虚为主。百合养阴清热，鸡子黄养阴润燥以滋胃阴，共奏养阴除烦、清热润燥之功。现在常用于治疗心脏神经官能症、心动过速、心律失常、自主神经紊乱、大叶性肺炎恢复期、高热性疾病脱水等而见上述症状者。

参考文献

[1] 徐文华. 安神润肺佳品——百合鸡子黄汤 [J]. 家庭医药·快乐养生，2008 (9)：46.

六、酸枣仁汤

【组成】酸枣仁二升，甘草一两，知母二两，茯苓二两，川芎二两。

【用法】上五味，以水八升，煮酸枣仁得六升，内诸药，煮取三升，分温三服。

【功用】养血安神，清热除烦。

【主治】肝血不足，虚热内扰证。虚烦失眠，心悸不安，头目眩晕，咽干口燥，舌红，脉弦细。临床常用于神经衰弱、心脏神经官能症、更年期综合征等属于心肝血虚、虚热内扰者。

【原文】虚劳虚烦不得眠，酸枣仁汤主之。（《金匮要略·血痹虚劳病脉证并治第六》）

【运用】

1. **失眠** 李良[1]对酸枣仁汤用于失眠治疗进行了有效性评价。选择失眠患者88例，采用随机数表法分组，对照组采取常规药物治疗，酸枣仁汤组采取常规药物加中药酸枣仁汤治疗。比较两组治疗效果，睡眠时间增加1小时的时间、入睡时间30分钟内的时间；比较治疗前后匹兹堡睡眠质量量表总评分，副反应。结果：酸枣仁汤组睡眠时间增加1小时的时间、入睡时间30分钟内的时间、匹兹堡睡眠质量量表总评分相比对照组更佳，酸枣仁汤组副反应和对照组无差异，表明酸枣仁汤治疗失眠效果理想。

2. **更年期综合征** 李东伟[2]运用酸枣仁汤加减治疗更年期综合征。将48例患者随机分为观察组和对照组，每组24例。对照组采用西药治疗，观察组采用酸枣仁汤加减治疗，比较两组的治疗效果。结果：观察组的总有效率为

91.67%，明显高于对照组的83.33%；且治疗两个月后，观察组的 E_2、FSH、LH 较对照组改善更明显。结论：酸枣仁汤加减治疗更年期综合征疗效显著，可以有效提高治疗效果，改善 E_2、FSH、LH 水平。

3. 卑慄症 丁德正[3]运用酸枣仁汤加减治疗卑慄症。以酸枣仁汤原方（剂量较原方大）治愈卑慄症1例。主要表现为怠惰沉闷，日处内室，自愧无能，惭惧羞怯，或隐匿而避之，烦而少眠，易惊颤，爪甲枯白而凹，唇舌色淡，脉弦细。煎服30剂告愈。后依方制丸，巩固4个月。随访5年，再未复发。

4. 遗精 王占玺[4]运用酸枣仁汤加减治疗遗精。林某，男，24岁。1个月前排尿时尿道有白膏状物流出，两周前开始遗精。近1周来每日均遗，多于后半夜2~4点钟梦中遗精，睡眠较差，身软无力，两肩酸痛，舌红，脉弦滑。证属阴虚火动，梦遗而滑。拟酸枣仁汤加味：炒枣仁15g，知母10g，川芎6g，茯神10g，蒺藜15g，生龙牡各25g，芡实10g，莲须6g，鳖甲15g，草薢10g。煎服5剂而愈。精血同源，精亏血少则阴虚不能上济心火，心肾不交上扰神明则不得眠，扰动精室则精关不固而自遗。治疗以酸枣仁汤养心肝之阴而安神，更以龙骨、牡蛎、鳖甲、芡实、莲须、蒺藜等滋阴、潜阳、固涩，与缓肝之品共奏其效，使神归其舍，精关乃固。

5. 夜游症 张孟林[5]运用酸枣仁汤加减治疗夜游症。乔某，男，11岁。患儿经常夜间不眠，不自主地运动，自语不休，有时睡中突然起床，下地走动。白天除精神疲倦外，无其他异常。近日发作频繁而就诊。舌淡红，脉数。此乃心阴不足，心气有余所致。治宜滋阴养血，宁心安神。方以酸枣仁汤加味：鲜猪心1具，炒枣仁12g（打），知母9g，茯苓10g，川芎、甘草各6g。米泔水煎，每日午后、傍晚各服1次。服5剂症减，已能安睡，偶尔发作，时间亦短，舌脉已和。继服5剂，症状控制。随访3个月尚安。

【按】 辨证要点：虚烦失眠，咽干口燥。酸枣仁甘酸而平，重用先煎，甘平养血宁心，酸平敛阴柔肝，为君药；知母苦寒，清热润燥除烦；茯苓甘平，健脾和中，宁心安神，与知母同为臣药；川芎辛散入肝，既理气解郁，又配酸枣仁酸收辛散以调肝理血安神，为佐药；甘草甘平，缓急和中，调和诸药，为使药。诸药配伍，共奏养血安神、清热除烦之效。临床常用于治疗神经衰弱、心脏神经官能症、更年期综合征等属心肝血虚、虚热内扰者。

参考文献

[1] 李良. 中药酸枣仁汤用于失眠治疗的有效性评价 [J]. 内蒙古中医药, 2019, 38

（2）：17-18.

[2] 李东伟. 酸枣仁汤加减治疗更年期综合征 48 例临床观察 [J]. 临床医药文献电子杂志, 2018, 5 (62)：82-83.

[3] 丁德正. 卑惵症验案三则 [J]. 中医杂志, 1986 (8)：17.

[4] 孙德华. 王占玺老中医运用酸枣仁汤的经验 [J]. 黑龙江中医药, 1985 (4)：4.

[5] 张孟林. 加味酸枣仁汤儿科治验四则 [J]. 陕西中医, 1985 (7)：316.

七、半夏麻黄丸

【组成】半夏、麻黄各等份。

【用法】上三味，末之，炼蜜和丸，小豆大，饮服三丸，日三服。

【功用】调饮降逆，宣发阳气。

【主治】寒饮停留，心下悸。

【原文】心下悸者，半夏麻黄丸主之。（《金匮要略·惊悸吐衄下血胸满瘀血病脉证治第十六》）

【运用】

1. **心悸**　王丽杰[1]运用半夏麻黄丸治疗心悸。患某，女，57 岁，因"间断心前区不适伴喘咳 1 月余"入院，既往高血压病史。症见阵发心悸，喘咳，咳吐白痰，动甚则剧，时胸闷胀，手足不温，纳少，无头晕、视物旋转，寐欠安，二便可，舌淡暗，苔白腻，脉弦细。查体：神清，血压 130/90mmHg。肺部叩诊清音，呼吸音粗，可闻及少许痰鸣音。双下肢不肿。辅助检查：心电图示：心率 62 次/分，律不齐，室早频发；心脏彩超示：主动脉硬化. 左室壁心肌运动节段性异常；左室舒张功能减低。西医诊为：①冠心病，心律失常，室性期前收缩；②高血压病Ⅰ级。中医诊为心悸。阳气亏虚，痰饮内阻证。治以温阳化饮定悸。方以苓桂术甘汤加味：茯苓 15g，白术 15g，桂枝 8g，生姜 10g，半夏 15g，厚朴 10g，杏仁 10g，紫苏子 12g，葶苈子 10g，炙甘草 12g。共 3 剂。西医予扩冠、营养心肌、降压等对症治疗，治疗后患者未见明显好转，又诊其舌脉，舌暗淡，苔白滑，脉弦细，见其形体不衰，再细问其病史，患者发病前曾感寒，遂辨证为寒闭阳郁，水饮凌心证，治以通阳散饮。改用半夏麻黄丸加味：麻黄 12g，半夏 12g，茯苓 10g，陈皮 9g，桂枝 10g，细辛 3g，炙甘草 9g，百合 10g，酸枣仁 12g。继服 3 剂，患者诉心悸喘咳较前明显减轻。嘱继服前方。

2. **心律失常**　赵勇[2]等运用半夏麻黄丸加减治疗缓慢性心律失常。刘某，女，82 岁。形体适中，少运动。半年前无明显诱因出现头晕乏力，伴心慌不适，未经正规治疗。近 1 个月头晕加重，活动时明显。自测休息时脉率波动于 42～60 次/分，活动后心率可达到 65 次/分以上。Holter 示：①窦性心动过缓，24 小时最慢心率 32 次/分，最快心率 78 次/分；②窦性停搏，RR 间期 >2.5s，24 小时发生 30 次，最长 RR 间期 3.2s；③偶见交界区逸搏。现患者头晕乏力，伴心慌不适，耳鸣如蝉，口干喜饮，自汗盗汗，失眠健忘，食欲正常，小便频，大便干。舌黯红，少苔，脉细缓无力。查脉搏每分钟 44 次，血压 110/65mmHg，两肺未闻及干湿啰音，心界不大，心率 44 次/分，律齐，双下肢不肿。否认冠状动脉粥样硬化性心脏病、风湿性心脏病、高血压、糖尿病病史。考虑该患者缓慢性心律失常且伴有症状，最长 RR 间期达 3.2S，为起搏器植入适应证，建议安装起搏器，但患者要求中药调理。辨证属气阴两虚、血脉瘀阻之证。药用党参 15g，生黄芪 20g，炙麻黄 6g，仙灵脾 10g，川芎 10g，半夏 10g，麦冬 10g，五味子 10g，菟丝子 15g，玄参 10g，丹参 20g，三七粉 6g（分冲），天麻 10g。水煎服，每日 1 剂。以此方为基础加减用药治疗两个月，头晕乏力、心悸汗出症消。复查 Holter 示：①窦性心率，24 小时最慢心率 45 次/分，最快心率 86 次/分；②窦性停搏 4 次/分，最长 2.2 秒，发生于凌晨 4 小时；③偶发房早、室早。遂改汤药为免煎剂服用，嘱每半年复查动态心电图，不适随诊。

【按】辨证要点：心下悸。水饮内停，上凌于心，心阳被遏，故心下悸动。本方治疗水饮致悸。方中半夏蠲饮降逆，麻黄宣发阳气，协半夏通阳化饮，水饮去则心悸止。寒邪袭肺，肺失宣降，水饮停聚，凌于心肺，应用通阳化饮的半夏麻黄丸加味，去除宿根，方能奏效。本方重点在化饮通阳而不是温阳化饮，只有将阻碍阳气布散的饮邪化散，使郁滞的阳气宣通布散，胸阳得以布展，心中悸动才得安宁。

参考文献

[1] 王丽杰. 浅谈《金匮要略》半夏麻黄丸法治疗心悸 [J]. 中国中医急症，2016，25（7）：1452 – 1453，1456.

[2] 赵勇，周笑允，王亚红，等. 复窦合剂治疗缓慢性心律失常 [J]. 中国现代医学杂志，2012，22（20）：106 – 108.

八、奔豚汤

【组成】甘草、川芎、当归各二两，半夏四两，黄芩二两，生葛五两，芍药二两，生姜四两，甘李根白皮一升。

【用法】上九味，以水二斗，煮取五升，温服一升，日三、夜一服。

【功用】养血平肝，和胃降逆。

【主治】奔豚症。

【原文】奔豚，气上冲胸，腹痛，往来寒热，奔豚汤主之。（《金匮要略·奔豚气病脉证治第八》）

【运用】

1. **癔症**　唐孟杰[1]报道了徐成贺运用奔豚汤加味治疗癔症。谢某，女，42岁。自觉气从少腹向上攻冲，气冲到乳房会有针扎样刺痛感，每每发作时头晕严重，身上连同脚底有跳动感，奔冲之气自行恢复则一切如常，唯周身酸痛，气之走窜感仍在。每逢生气大怒时，气冲更甚。病已半年，每周发作数次。平素月经量多，易心烦失眠，纳差，二便正常。舌暗苔白，脉弦紧。双手长满老年斑，就诊前吃诸多补血之品，均无效果。中医诊断：奔豚病。此为肝气奔豚，气血瘀滞。治以养血疏肝，平冲降逆。方用奔豚汤化裁。处方：川芎10g，黄芩15g，法半夏15g，葛根20g（先煎），当归10g，白芍15g，山茱萸30g，代赭石30g，制香附15g，郁金20g，甘草10g，生姜3片，大枣5枚。7剂。每日1剂，水煎服。患者言服药期间未见发作，纳食香，夜寐安。嘱再进7剂以巩固疗效。

2. **顽固性呃逆**　唐孟杰[1]报道了徐成贺运用奔豚汤加味治疗顽固性呃逆。梁某，男，61岁。连续打嗝4年，晨起开始，直至深夜一两点钟方休，自感痛苦异常。呃逆1次连打四五个，言有气从胃中上冲，气急甚则难以喘息。来诊片刻，只言片语间已呃逆频频。自觉胸部来回窜痛，服多潘立酮无效。平素脾气急躁，易口干，纳差，二便调，舌暗苔白，脉左弦右沉。中医诊断呃逆。为肝气上冲，肝胃不和。治以养血疏肝，平冲降逆。方用奔豚汤化裁。处方：川芎10g，黄芩15g，半夏15g，葛根25g（先煎），当归10g，白芍20g，山茱萸30g，代赭石30g，甘草10g，生姜3片，大枣5枚。7剂。每日1剂，水煎服。次日患者来电，1剂药下，4年呃逆已停。速效之神，始料未及。

3. **更年期综合征**　狄民[2]运用奔豚汤加味治疗更年期综合征。高某，女，48岁，患心悸、失眠半年，经妇产科检查诊为更年期综合征，服西药对症治疗后症状好转。1月前因忧伤太过，渐出现阵发性咽喉发紧，发音困难，恶心呕吐，并有心悸气促。近1周来又增恐惧不安之症，常无故自惊。自觉消瘦乏力，纳呆脑胀，胸胁不舒，口常干但不喜多饮，夜寐欠佳多噩梦，大便溏结不定，小便如常，月经 3 个月未至，带下稍多，舌边稍红，苔薄黄微腻，脉弦细。仿奔豚汤方义：当归、白芍、柴胡、黄芩、五味子各 10g，旋覆花 12g（布包），木蝴蝶、甘草各 5g，桔梗 6g。煎服 3 剂后，上述症状明显减轻。减黄芩为 6g，继服 5 剂，家属代述症状基本缓解，仍取原方再服 5 剂，1 周后康复如常。本患者亦起于忧伤太过，发为咽紧惊悸气逆之证，因病机与奔豚气相似，故仿奔豚治法有效。奔豚汤中李根白皮常缺，常以旋覆花代之。

【按】辨证要点：气从少腹上冲胸或至咽喉，时作时止，腹痛，心烦易怒，嗳气呕呃。奔豚汤具有疏肝清热、降逆止痛之功效，主治由惊恐恼怒，肝气郁结，奔豚气上冲胸；肝胃不和，气逆上攻，胁肋疼痛，嗳气呕呃。方中李根白皮专治奔豚气，葛根、黄芩清火平肝，芍药、甘草缓急止痛，半夏、生姜和胃降逆，当归、川芎养血调肝。诸药合用，共奏养血平肝、和胃降逆之效。本方常用于癔症、神经官能症、冠心病、肝胆疾患及更年期综合征等属肝热气逆者。《外台秘要》引《集验方》：忌海藻，菘菜、羊肉、饧。

参考文献

［1］唐孟杰．徐成贺化裁奔豚汤治验 2 则［J］．江苏中医药，2016，48（12）：49 - 50.
［2］狄民．类奔豚证诊治［J］．福建中医药，1988（4）：37.

九、甘草小麦大枣汤

【组成】甘草三两，小麦一升，大枣十枚。

【用法】上三味，以水六升，煮取三升，温分三服。亦补脾气。

【功用】补益心脾，宁心安神。

【主治】脏躁。喜悲伤欲哭，不能自主，心中烦乱，睡眠不安，甚则言行失常，呵欠频作，舌淡红苔少，脉细微数。

【原文】妇人脏躁，喜悲伤欲哭，象如神灵所作，数欠伸，甘麦大枣汤主之。（《金匮要略·妇人杂病脉证并治第二十二》）

【运用】

1. 脏躁　李翠萍[1]等应用甘麦大枣汤治疗脏躁。杨某，女，35 岁。病已年余，因情志不遂而致失眠头晕，心烦易怒，喜笑不休，或悲伤哭泣，目睛无神，便干溲赤，舌淡红，苔薄白，脉细数。证属阴液不足，心神躁动。处方：小麦 45g，甘草、红枣各 12g。煎服 5 剂后睡眠好转，头晕大减，但仍情绪激动，心悸胸闷。上方加逍遥丸 9g，连进 10 剂而愈。随访 1 年，未见复发。

2. 抑郁症 赵凤鸣[2]运用甘麦大枣汤治疗抑郁症。50 例患者均经脑 CT 及其他检查,除外脑部器质性病变。应用中药甘麦大枣汤汤剂治疗,基本方:甘草 10g,小麦 30g,大枣 7 枚。据证酌加当归 15g,白芍 15g,茯神 15g,枣仁 15g,柏子仁 10g,龙齿 20g,牡蛎 25g,百合 20g 等。每日 1 剂,水煎服,15 天为 1 个疗程。结果:显效 18 例,有效 28 例,总有效率 92%。某女,48 岁,患抑郁症半年余。情绪低落,心神不宁,精神恍惚,对往日的爱好和活动缺乏兴趣,焦虑易激惹,坐立不安。给予甘麦大枣汤加味治疗。处方:甘草 10g,小麦 30g,大枣 7 枚,茯神 15g,白芍 15g,龙齿 20g,牡蛎 25g,枣仁 15g,柏子仁 10g,珍珠母 30g,合欢花 15g,夜交藤 20g,远志 5g。水煎服,每日 1 剂,连用 15 天。药后症状较前明显好转,心情平静,情绪正常,睡眠佳。续服 15 天,诸症消失,随访 1 年未复发。

3. 小儿厥证 宗美实[3]运用甘麦大枣汤治疗小儿厥证。许某,1 岁。自出生后性情暴躁,易惊易哭,稍有触动即大哭,继则气厥,面唇青紫,肢体瘫软,须急救良久,方可苏醒。舌质淡红,苔薄白,指纹细涩微青。肝为刚脏,若有触犯则可致怒,怒而不遏则气急,气急不疏则发厥。治宜从调肝中求之,用甘药缓其急,用辛药散之顺其性,用酸药泻之使其平。拟选甘麦大枣汤加味:炙甘草 3g,小麦 10g,大枣 3 枚,柴胡 1g,香附 2g,白芍 4g。水煎服,3 剂后病愈。随访 3 个月未发。

4. 泄泻 刘一民[4]运用甘麦大枣汤治疗泄泻。高某,女,34 岁。泄泻 5 年,反复发作,泻前腹痛如绞,泻后痛减,甚者日泻 10 余次。大便检验:稀粘便,白细胞(++),红细胞(+)。消化道钡透:钡剂通过小肠异常增快,蠕动增强。诊为慢性肠炎、小肠功能亢进。予氯霉素、呋喃唑酮等口服,反呕吐增剧。有癔症发作史,情志不舒则四肢拘急麻木,泄泻加重,每食后半小时即腹泻 3 次。诊见面色萎黄,隐隐带青,精神困顿,形瘦颧突,舌质红,苔薄黄,脉弦细。证属肝虚风动,脾失健运。治宜养肝息风,健脾止泻。处方:甘草 40g,淮小麦 30g,大枣 10 枚,僵蚕 6g,桂枝 2g,白芍 30g,龙牡各 20g。水煎频服,日 1 剂。6 日后,腹泻减轻,食纳有增,唯感肛门胀坠。此系温热蕴肠之象,继投前方加滑石 20g(包煎),枳壳 10g。煎服 6 剂后,大便每日 1 次,诸症消失,便检正常而病愈。

【按】辨证要点:无故喜笑、悲伤欲哭难以自控而偏虚者。又名甘麦大枣汤(《金匮要略》卷下)、大枣汤(《普济本事方》卷十)、枣麦甘草汤(《会约医镜》卷十四)。甘草补中缓急,小麦养心安神,大枣补虚润燥。合之共奏补益心脾、宁心安神之功。现用于癔症、更年期综合征、神经衰弱等属心阴不足者。

参考文献

［1］李翠萍，马文侠.《金匮》方治疗妇科肝病举隅［J］. 国医论坛，1987（4）：4.

［2］赵凤鸣. 甘麦大枣汤治疗抑郁症 50 例［J］. 现代中西医结合杂志，2010，19（15）：1870.

［3］宗美实. 甘麦大枣汤治验两则［J］. 北京中医杂志，1985（4）：47.

［4］刘一民. 经方治验二则［J］. 吉林中医药，1985（2）：24.

十、防己地黄汤

【组成】防己一分，桂枝三分，防风三分，甘草一分。

【用法】上四味，以酒一杯，渍之一宿，绞取汁。生地黄二斤吹咀，蒸之如斗米饭久；以铜器盛其汁，更绞地黄汁，和分再服。

【功用】凉血泄热，活血疏风。

【主治】风入心经，阴虚血热，病如狂状，妄行，独语不休，无寒热，脉浮；或血虚风胜，手足蠕动，瘛疭，舌红少苔，脉虚神倦，阴虚风湿化热，肌肤红斑疼痛，状如游火。

【原文】治病如狂状，妄行，独语不休，无寒热，其脉浮。（《金匮要略·中风历节病脉证并治第五》）

【运用】

1. **围绝经期广泛性焦虑症** 王欣麒[1]等运用防己地黄汤治疗围绝经期肝肾阴虚型广泛性焦虑症。将 70 例患者随机分为两组，对照组常规口服黛力新片，治疗组防己地黄汤加味联合黛力新片口服，疗程 28 天，治疗前后两组分别进行汉密尔顿焦虑量表评分观察临床、中医证候疗效。结果：治疗组总有效率 94.3%，对照组总有效率 71.4%。中医证候方面，治疗组总有效率为91.4%，高于对照组的 65.7%。结论：应用防己地黄汤可有效治疗围绝经期肝肾阴虚型广泛性焦虑症，毒副作用少。

2. **血管性痴呆** 何莉娜[2]等运用防己地黄汤治疗血管性痴呆。将 106 例患者分为治疗组和对照组。两组中均采用基础疗法治疗，治疗组再加服防己地黄汤，3 个月为 1 个疗程。结果：两组在疗效比较上差别具有显著意义；防己地黄汤对改善血管性痴呆患者认知功能具有较好的临床治疗效果。

3. **急性风湿性关节炎** 刘蔼韵[3]运用防己地黄汤治疗急性风湿性关节炎。选择 50 例患者，采用防己地黄汤治疗，所有病例都有明显的游走性关节酸痛症状，有的伴低热或中等度发热，自汗出，少数病例皮肤出现环形红斑，血沉都有明显增速，最高达 162mm/h（魏氏法）。处方：木防己 15g，生地黄 15g，防风 9g，桂枝 9g，甘草 9g，羌活 30g，忍冬藤 30g（或西河柳 30g），蒲公英 30g（或野菊花 30g）。关节红肿、皮肤有环形红斑、舌质红者，去桂枝、羌活、忍冬藤，加生地黄至 60g（个别病例每日最大用至 90g），丹皮 9g，赤芍 9g，水牛角 30g，紫草 15g。水煎服。日 1 剂，分 2~3 次服。治疗期间给予休息，不用任何西药。结果显效 25 例，有效 18 例，无效 7 例。陈某，女，41 岁。诸关节酸痛 1 年余，屈伸不利，经常咽痛，舌苔薄，脉濡，血沉 95mm/h，给予防己地黄汤加味治疗（木防己 15g，羌活 30g，桂枝 9g，生地黄 15g，生甘草 9g，蒲公英 30g，防风 9g，西河柳 30g），共治疗 18 天，关节酸痛消失，咽痛亦除，复查血沉将至 5mm/h。刘氏认为，木防己用量不宜超过 15g，过量会引起恶心纳差等副作用；生地黄凉血清热，甘草既能和中，又能解毒，调和诸药，用量宜加倍。若风湿热在表，应重在祛风胜湿，加羌活、忍冬藤（或西河柳）剂量宜大，每日各用 30g，无任何副作用；若风湿热在里，则重在凉血、活血、解毒，生地黄需用至 30g 以上，少则无济，且加入水牛角、丹皮、赤芍、紫竹或虎杖等品。此外，方中须加入清热解毒药，如蒲公英或野菊花，以祛除外邪，防治咽痛，有助于控制风湿活动。

【按】辨证要点：狂状，妄行，独语不休，无寒热。方中生地黄凉血泄热为君，配以桂枝通经活血祛瘀，且防生地黄寒凉凝血；佐以防风、防己，可疏风通络。诸药相伍，共奏凉血泄热、活血疏风之效。现用于风湿性关节炎、类风湿关节炎、癔症、癫痫等证属阴虚热伏者。

参考文献

［1］王欣麒，岳利峰，李艳青，等．防己地黄汤治疗围绝经期肝肾阴虚型广泛性焦虑症临床观察［J］．中国中医基础医学杂志，2018，24（5）：624－626.

［2］何莉娜，刘燕婉，颜志刚，等．防己地黄汤对改善血管性痴呆患者认知的临床研究［J］．四川中医，2011，29（5）：65－66.

［3］刘蔼韵．防己地黄汤加减治疗急性风湿性关节炎 50 例．新中医，1981（2）：36.

第十二章 理气经方

一、四逆散

【组成】甘草（炙）、枳实（破，水渍，炙干）、柴胡、芍药。

【用法】上四味，各十分，捣筛。白饮和，服方寸匕，日三服。咳者，加五味子、干姜各五分，并主下利；悸者，加桂枝五分；小便不利者，加茯苓五分；腹中痛者，加附子一枚，炮令坼；泄利下重者，先以水五升，煮薤白三升，煮取三升，去滓，以散三方寸匕，内汤中，煮取一升半，分温再服。

【功用】透解郁热，疏肝理脾。

【主治】阳郁厥逆证。手足不温，或腹痛，或泄利下重，或咳，或悸，或小便不利，脉弦；肝脾气郁证，胁肋胀闷，脘腹疼痛，脉弦。

【原文】少阴病，四逆，其人或咳，或悸，或小便不利，或腹中痛，或泄利下重者，四逆散主之。（《伤寒论》，第318条）

【运用】

1. **咳嗽** 崔宗汉[1]运用四逆散加减治疗上呼吸道感染。梁某，男，5岁。发热两天，伴呕吐，咽红肿痛，头痛、咳嗽，腹泻。某医院诊为上呼吸道感染，给予对症治疗，效果不佳。诊见患儿时时恶寒，恶心呕吐，咽红肿痛，舌质红，苔白腻，脉浮数。此系外感时邪，内蕴湿热。治宜解表和里，清热利湿。处方：柴胡4g，枳实3g，白芍6g，甘草3g，黄芩3g，桔梗3g，黄连2g，木香3g，薏苡仁10g，木瓜3g。煎服2剂后寒热已除。于前方加谷芽4g，继进4剂病愈。

王美林[2]运用四逆散加味治疗咳嗽变异型哮喘，疗效显著。

2. **冠心病心绞痛** 陈小珍[3]运用四逆散加减治疗冠心病心绞痛。潘某，女，50岁。素有冠心病史，伴眩晕、失眠、胸痛。近两个月反复出现心悸气短、胸中闷胀，且有烧灼压迫感，痛时向左肩放射，伴四肢厥冷、汗出，心率50～140次/分，律不齐，心电图提示：交界性心动过速、完全性右束支传导阻滞。舌质红，苔黄，脉时迟时数而弦。处方：柴胡10g，白芍10g，枳实12g，炙甘草10g，桂枝10g，丹参10g，瓜蒌皮30g，太子参30g。水煎服。每日1剂，连服7天，诸症减轻，胸痛胸闷、心悸气短消失，四肢转温，复查心电图正常。

3. 小便不利 李涛[4]运用加味四逆散治疗尿道综合征。尿道综合征是一组证候群而非一种疾病，是指下尿路刺激症状，包括尿频、尿急、尿痛、排尿困难、耻骨上不适，甚至出现下腹、尿道、肛门下坠感，而膀胱尿道无器质性病变，尿常规、尿细菌培养无明显异常。加味四逆散基本组成：柴胡10~12g，枳实10~12g，炒白芍10~12g，炙甘草6g，桔梗10~15g，茯苓30g，小茴香5~20g。研究表明，运用加味四逆散治疗尿道综合征疗效显著。

4. 传染性肝炎 樊昕[5]运用四逆散加减治疗传染性肝炎。运用四逆散加味治疗传染性肝炎33例，痊愈29例，好转4例。处方：柴胡、白芍、延胡索、厚朴各10g，枳实9g，甘草3g，郁金7g，丹参12g。水煎服。加减法：湿热发黄，加茵陈、栀子；腹胀便秘，加大黄；脾虚便溏，加白术、茯苓、薏苡仁；纳呆，加麦芽、山楂、陈皮；神昏谵语，加远志、石菖蒲；阴虚低热不退，加地骨皮、青蒿、旱莲草；肝脾肿大，加鳖甲、牡蛎、青皮；精神萎靡不振，加党参。

王付[6]运用四逆散及其合方辨治肝病，取得很好疗效。

5. 慢性胆囊炎 王法德[7]运用四逆散加减治疗慢性胆囊炎。栾某，女，50岁。反复发作性右胁下疼痛3年余，某医院诊为慢性胆囊炎。两天前因恼怒而引发右胁胀痛，寒热往来，嗳气泛恶，纳呆口苦，痛处拒按，舌质红，苔薄黄，脉弦数。证系肝胃不和。治宜疏肝理气，和胃止痛。处方：柴胡9g，白芍9g，枳实6g，黄芩6g，半夏9g，生甘草6g。煎服上方3剂，胁痛减轻，寒热消失，已能稍进饮食，苔薄，脉弦。原方去黄芩继服3剂，疼痛缓解，饮食正常。

张新[8]等运用四逆散加味治疗慢性胆囊炎110例，疗效显著。

6. 阳痿 张宽智[9]运用四逆散加减治疗阳痿。25例患者年龄最小25岁，最大47岁。结果：痊愈18例，显效4例，无效3例。处方：柴胡9~12g，枳实6~9g，白芍15~30g，炙甘草9~12g，蜈蚣3条。两胁胀痛，加川楝子12g；口苦咽干，加栀子9g，丹皮12g；失眠多梦，加炒枣仁12g，熟地黄15g，远志9g，夜交藤12g；四肢厥冷，少腹冷痛，腰膝酸软加枸杞子20g，益智仁30g，紫河车粉10g（冲服），巴戟天12g；胸闷烦躁易怒，加瓜蒌15g，生枣仁30g；头晕胀痛，加白菊花、天麻各9g。

【按】辨证要点：胸胁苦满或腹痛、大便溏泄者。四逆散为和解剂，具有调和肝脾、透邪解郁、疏肝理脾之功效，主治阳郁厥逆证。方中柴胡疏肝解郁，透达阳气；枳实行气散结，宣通胃络；芍药、甘草酸甘合用，制肝和脾，益阴缓急。四味合用，共奏透热、疏肝、理脾之效。咳者，加五味子、干姜温肺散寒止咳；悸者，加桂枝以温心阳；小便不利者，加茯苓以利小便；腹中痛者，加炮附子以散里寒；泄利下重者，加薤白以通阳散结；气郁甚者，加香附、郁金以理气解郁；有热者，加栀子以清内热。临床常用于治疗慢性肝炎、胆囊炎、胆石症、胆道蛔虫症、肋间神经痛、胃溃疡、胃炎等属肝胆气郁，肝胃不和者。

参考文献

［1］崔宗汉．四逆散证验案［J］．吉林中医，1983（6）：24.

［2］王美林．四逆散加味治疗咳嗽变异型哮喘［J］．光明中医，2005，20（3）：59－60.

［3］陈小珍．四逆散临床新用［J］．吉林中医药，1988（4）：32.

［4］李涛．加味四逆散治疗尿道综合征的体会［C］．中华中医药学会内科分会中医内科高峰论坛论文集，2016：169－170.

［5］樊昕．加味四逆散治疗传染性肝炎［J］．陕西中医，1987（5）：225.

［6］王付．四逆散及其合方辨治肝病的临床应用［J］．中医药通报，2016，15（5）：12－15.

［7］王法德．四逆散的临床应用［J］．山东中医杂志，1985（4）：18－19.

［8］张新，罗伟．四逆散加味治疗慢性胆囊炎110例［J］．时珍国医国药，2000，11（10）：930.

［9］张宽智．四逆散的临床应用［J］．中国农村医学，1989（2）：57－58.

二、桂枝去芍药加麻黄附子细辛汤

【组成】桂枝三两，生姜三两，甘草二两，大枣十二枚，麻黄、细辛各二两，附子一枚（炮）。

【用法】上七味，以水七升，煮麻黄，去上沫，内诸药，煮取二升，分温三服。当汗出如虫行皮中即愈。

【功用】温阳散寒，通利气机。

【主治】主治气分，心下坚，大如盘，边如旋杯，水饮所作；心肾阳虚，外感风寒，水饮内停，头痛身痛，恶寒无汗，手足逆冷，心下痞坚，腹满肠鸣，相逐有声，或矢气，或遗尿，脉沉迟而细涩无力。

【原文】气分，心下坚，大如盘，边如旋杯，水饮所作，桂枝去芍药加麻

辛附子汤主之。(《金匮要略·水气病脉证并治第十四》)

【运用】

1. **肝硬化腹水** 扶兆民[1]运用桂枝去芍药加麻黄细辛附子汤治疗肝硬化腹水。闵某,男,43岁。因跌伤腰部而致腹后壁出血,在某医院行手术治疗。术中发现肝硬化、脾肿大。术后1月余腹水渐起,未及十日,腹大如瓮,经多方治疗效果不佳。腹胀不矢气,时觉腹中隐痛,小便极少,口渴不思饮,舌质淡,苔薄白,根部微黄,脉涩。辨证:阳虚气滞不运,血行不畅。拟本方加味:桂枝10g,生姜6g,甘草3g,大枣12枚,麻黄6g,细辛4g,炮附子30g,桃仁12g,红花10g,郁金12g,枳实10g,白术15g。水煎服。药后矢气大作,小便遂通。原方去枳实续进10余剂,腹水消失。

钟连江[2]运用桂枝去芍药加麻黄附子细辛汤加减联合西药治疗脾肾阳虚型肝硬化腹水34例取得了很好疗效。

2. **腹胀** 胡国俊[3]运用桂枝去芍药加麻黄细辛附子汤治疗腹胀。刘某,女,20岁。素体健康,近3个月来腹部渐大如箕,状若十月怀胎。该女尚未婚配,月事也届时来潮。来诊时腹胀难忍,上至剑突,下至耻骨,按之柔软,肝脾未能触及,溲少便秘,纳谷欠馨,神情淡漠,舌质淡,脉弦紧。询之方知家中不睦,情志抑郁。先予芳香理气之品10剂无效。拟本方加味:桂枝10g,麻黄、防风、桔梗、生姜各6g,制附子、细辛、炙甘草各3g,红枣3枚。煎服5剂后腹鸣气动,胀势日渐消减,食纳有增,溲便得畅。后予原方再进5剂即愈。

3. **风湿性关节炎** 胡国俊[3]运用桂枝去芍药加麻黄细辛附子汤治疗风湿性关节炎。胡某,女,22岁。遍体关节游走性疼痛3年,夏已秋微,入冬尤甚,得热则减,受寒转剧。经西医诊为风湿性关节炎。中西诸法治疗1年未效。诊见面色黧黑,形体清癯,恶风,虽重棉裹体也感形寒怯冷,胸闷不适,偶有心悸怔忡、头目昏眩之感,舌质淡,苔薄白,脉沉紧,沉按无力。证属风寒之邪侵袭阳虚之体,留滞经络骨节,且有内舍于心之征兆。治宜祛风散寒,温阳益气。处以本方加减:桂枝、羌活、独活、生姜各10g,麻黄4g,炙甘草、豨莶草、鹿衔草各20g,制附子30g(先煎1小时),细辛6g,红枣10枚。煎服5剂后疼痛减半,不甚畏寒,唯感心悸、头疼。前方去豨莶草、麻黄,加黄芪20g,党参15g,继服7剂疼痛而愈。上方去羌活、独活,增炙甘草为30g,减附子为10g,加当归10g,丹参15g以善后。

4. **阳虚感冒** 胡国俊[3]运用桂枝去芍药加麻黄细辛附子汤治疗阳虚感

冒。陈某，男，35岁。素体阳虚，常患感冒。入春以来，感冒月余未愈。诊时患者头身疼痛，终日洒淅恶寒，无汗，四末不温，咳痰清稀，纳谷欠佳，溲频色白且长。舌淡润，苔薄白，脉浮弱。此乃肾阳亏虚，卫外失固，寒邪外袭而留恋不解。宜温助肾阳、辛甘发散为治。处以桂枝10g，麻黄4.5g，细辛3g，制附子、炙甘草各6g，生姜5片，红枣3枚。煎服3剂后恶寒减，四末温，原方继服2剂而愈。

5. 肾下垂 张致祥[4]运用桂枝去芍药加麻黄细辛附子汤治疗肾下垂。朱某，女，40岁。反复水肿20年加重两个月。诊见全身水肿，面胀，目下窠肿如卧蚕状，胸胁胀满，心下痞微痛，腰疼下坠，下肢按之凹陷不起，四肢欠温，周身肌肉及关节疼痛，恶寒，尿少，便溏，舌体胖大、质淡，脉沉弦而紧。检查：体重62kg，24小时尿量850mL，心肺正常，血、尿、粪常规正常，血沉25mm/h，超声波检查：双侧肾下垂。证属阳虚水冷，乃少阴阳虚兼太阳营卫不和所致。治宜温阳散寒利水。处方：桂枝9g，生姜3片，大枣6枚，炙甘草6g，麻黄6g，附子9g，细辛6g，知母9g，水煎服。药后9小时全身微汗，恶寒怕冷解，四肢略温，尿量增加，尿量2180mL/24h。继以上方与补中益气汤合方化裁，共进35剂，水肿消尽，诸症消失。体重57kg。超声波检查：双肾形态位置正常。血沉3mm/h。告愈出院。随访至今，未复发。

【按】辨证要点：手足逆冷、恶寒、身痛者。本方以桂枝去芍药汤振奋卫阳，麻黄细辛附子汤温经发表。两方相协，可通彻表里，使阳气通调，阴凝消散，水饮自除。本方能助气化之升降出入，通彻表里上下，使阳气通行，阴凝消散，水可自消。仲景认为，治水气病当使"阴阳相得，其气乃行，大气一转，其气乃散"。本方为调阴阳、转大气之方，有不治水而水自消、不行气而气自转之功。

参考文献

[1] 扶兆民. 奇方妙用 [J]. 四川中医，1983（4）：8.

[2] 钟连江. 桂枝去芍药加麻黄附子细辛汤加减联合西药治疗脾肾阳虚型肝硬化腹水34例临床观察 [J]. 中国中医药科技，2015，22（6）：680-682.

[3] 胡国俊. 桂枝去芍药加麻黄细辛附子汤的临床运用 [J]. 新中医，1987（4）：41-42.

[4] 张致祥. 运用仲景方治疗水肿的实践 [J]. 陕西中医，1983（6）：17.

三、旋覆代赭汤

【组成】 旋覆花三两，人参二两，生姜五两，代赭一两，甘草三两

（炙），半夏半斤（洗）大枣十二枚（掰）。

【用法】 上七味，以水一斗，煮取六升，去滓，再煎取三升。温服一升，日三服。

【功用】 降逆化痰，益气和胃。

【主治】 胃脘胀满，嗳气，呃逆或恶心呕吐，苔白滑，脉弦滑无力。可用于急慢性胃炎、神经性呕吐、耳源性眩晕及幽门不全梗阻而见胃气上逆之证者。

【原文】 伤寒发汗，若吐，若下，解后，心下痞鞕，噫气不除者，旋覆代赭汤主之。（《伤寒论》第 161 条）

【运用】

1. **反流性食管炎** 王文远[1]运用加减旋覆代赭汤治疗气郁痰阻型反流性食管炎。将 60 例患者随机分为对照组和实验组，每组 30 例。对照组采用奥美拉唑联合莫沙必利片口服治疗，实验组在对照组基础上给予患者加减旋覆代赭汤治疗，比较两组的临床疗效。结果：实验组的有效率为 96.67%，高于对照组的 73.33%，表明气郁痰阻型反流性食管炎的治疗，采用加减旋覆代赭汤效果明显。

2. **慢性萎缩性胃炎** 金勋[2]运用旋覆代赭汤加减治疗慢性萎缩性胃炎。将 60 例患者随机分为观察组和对照组，每组 30 例。对照组实施西医治疗，观察组在对照组的基础上实施中医旋覆代赭汤加减治疗。比较两组的临床疗效，结果：观察组的临床症状缓解情况明显优于对照组，胃镜检查显示治愈率明显高于对照组，表明旋覆代赭汤加减治疗慢性萎缩性胃炎临床疗效好，能够有效缓解患者胃部不适症状，安全有效。

3. **化疗后顽固性呃逆** 刘丽荣[3]等运用旋覆代赭汤配合针灸治疗含顺铂方案化疗后顽固性呃逆。选将 48 例患者随机分为治疗组和对照组，治疗组针刺内关、公孙、中脘和膻中四穴，并服用旋覆代赭汤；对照组肌肉注射甲氧氯普胺。结果：治疗组的有效率为 91.67%，高于对照组的 79.17%。表明旋覆代赭汤配合针灸疗法治疗含顺铂方案化疗后顽固性呃逆，不但效率高，而且维持时间长。

4. **耳源性眩晕** 乔明飞[4]运用旋覆代赭汤治疗耳源性眩晕。将 66 例患者随机分为西医组和中医组，每组 33 例。西医组给予地芬尼多联合谷维素治疗，中医组采用旋覆代赭汤加减治疗，随访 3 个月，比较两组的治疗效果。结果：西医组的总有效率为 81.8%，平均复发时间为（54.1±11.5）分钟；

中医组患者总有效率为100.0%，平均复发时间为（21.4±5.7）分钟。中医组患者眩晕症状改善明显，复发时间显著降低，表明旋覆代赭汤治疗耳源性眩晕疗效确切。

5. 头颈损伤后眩晕 李文伟[5]运用旋覆代赭汤加减治疗头颈损伤后眩晕。选择53例患者为观察对象，头皮挫裂伤15例，脑震荡18例，硬脑膜下积液4例，硬脑膜外小血肿3例，硬脑膜下小血肿3例，外伤后颈椎病10例。所有患者经前期治疗后伤口愈合，积液血肿已吸收（经CT检查证实）。所有患者均有不同程度的眩晕，伴恶心呕吐、头痛、寐差、健忘等症状，持续时间7～30天不等。排除高血压、脑动脉硬化、美尼埃综合征等引起的上述症状。运用旋覆代赭汤加减治疗后，疗效满意。

6. 消化性溃疡 乔新梅[6]等运用旋覆代赭汤加减治疗中虚痰阻型消化性溃疡。将108例患者随机分为治疗组和对照组，每组54例。治疗组采用旋覆代赭汤加减治疗，对照组采用常规西药治疗。结果：在临床疗效、胃镜疗效和1年后的复发率三方面，治疗组均优于对照组。结论：旋覆代赭汤加减治疗中虚痰阻型消化性溃疡比单用西药治疗疗效好，且复发率明显降低。

【按】辨证要点：心下痞、噫气呕逆者。本方主治胃虚痰阻、气逆不降之证。方中旋覆花下气消痰、代赭石重镇降逆为君，半夏、生姜降逆化痰散结为臣，配以人参、甘草、大枣补益脾胃为佐。诸药合用，共奏降逆化痰、益气和胃之功。本方可用于急慢性胃炎、神经性呕吐、耳源性眩晕及幽门不全梗阻而见胃气上逆之证者。

参考文献

［1］王文远. 加减旋覆代赭汤治疗气郁痰阻型反流性食管炎的临床疗效分析［J］. 临床医药文献电子杂志，2018，5（A2）：55－56.

［2］金勋. 旋覆代赭汤加减治疗慢性萎缩性胃炎30例临证观察［J］. 临床医药文献电子杂志，2017，4（89）：17579－17580.

［3］刘丽荣，白建平，李勇，等. 针灸配合旋覆代赭汤治疗含顺铂方案化疗后顽固性呃逆疗效观察［J］. 成都中医药大学学报，2016，39（3）：74－76，89.

［4］乔明飞. 旋覆代赭汤治疗耳源性眩晕临床研究［J］. 亚太传统医药，2015，11（12）：129－130.

［5］李文伟. 旋覆代赭汤加减治疗头颈损伤后眩晕53例［J］. 中国中医药科技，2013，20（6）：638.

［6］乔新梅，赵金岭. 旋覆代赭汤加减治疗中虚痰阻型消化性溃疡54例［J］. 四川中医，2011，29（4）：72－73.

四、苓桂枣甘汤

【组成】茯苓半斤，桂枝四两（去皮），甘草二两（炙），大枣十五枚（掰）。

【用法】上四味，以甘澜水一斗，先煮茯苓，减二升，内诸药，煮取三升，去滓。温服一升，日三服。作甘澜水法：取水二斗，置大盆内，以杓扬之，水上有珠子五六千颗相逐，取用之。

【功用】温阳降冲，化气利水。

【主治】伤寒发汗后，其人脐下悸，欲作奔豚者。

【原文】发汗后，其人脐下悸者，欲作奔豚，茯苓桂枝甘草大枣汤主之。（《伤寒论》第65条）

发汗后，脐下悸者，欲作奔豚，茯苓桂枝甘草大枣汤主之。（《金匮要略·奔豚气病脉证并治第八》）

【运用】

1. **奔豚**　刘德山[1]等运用茯苓桂枝甘草大枣汤治疗奔豚。郁某，女，49岁。素体肥胖，操劳较多，忧思成疾，心神不宁，饮食不下，夜不能寐。并开始有奔豚发作，自觉会阴部有一股气，向后窜及腰背，再向前窜顶腹部，上下冲动，最后直达咽部，状如梅核。每日发作1~2次，每次发作由两分钟逐渐延长到半小时。发作时面色苍白，痛苦难忍，肢厥，无汗，腹部未见肿块，亦无腹痛。苔薄白根部微腻，脉弦细。予原方基础上加入交泰丸（黄连须10g、肉桂粉2g）治疗。服3剂后自觉好转，但仍有发作。加暖肝行气之橘核6g（打碎），香附10g。煎服两剂后自感突然轻松，奔豚未再发作，以后再未服药。

于莉英[2-3]研究了外感误治后发作奔豚病，并对应用茯苓桂枝甘草大枣汤治疗进行方证分析；吴淑典[4]运用茯苓桂枝甘草大枣汤加味治疗38例奔豚气病，也取得了很好疗效。

2. **水饮**　刘世鹏[5]等分析了《伤寒论》水饮病治法。张仲景在《伤寒论》中提出："病痰饮者，当以温药和之"，对痰饮病的治疗分为扶正利水、祛邪利水、和解利水，扶正利水中以茯苓桂枝甘草大枣汤温心利水。

孙维敏[6]等对茯苓桂枝甘草大枣汤利尿作用进行了实验研究，揭示了茯苓桂枝甘草大枣汤治疗水饮病的机理。

【按】辨证要点：苓桂枣甘汤证，症见脐下悸动、气上冲者。表现为先有脐下悸动，旋即逆气上冲，心慌不安，形寒肢冷，苔白腻，脉弦紧。又名茯苓桂枝甘草大枣汤。方中茯苓甘淡性温，既能健脾和胃、渗湿利水，又能宁心安神定悸，为君；桂枝辛甘性温，既可温通心阳以制水饮，又可平冲以降逆气，为臣；使以甘草、大枣，助茯苓健脾土以制肾水。以甘澜水煮药，取其性柔而甘缓，以助利水。诸药合用，共奏温阳降冲、化气利水之效。

参考文献

［1］刘德山，陈忠平，关信．对奔豚病的研究［J］．浙江中医学院学报，1980（4）：15.

［2］于莉英．外感误治后发作奔豚病的方证分析［C］．2008 南京国际中医药论坛论文集，2008：127-129.

［3］于莉英．外感误治后发作奔豚病的方证分析［J］．浙江中医杂志，2009，44（2）：92-93.

［4］吴淑典．茯苓桂枝甘草大枣汤加味治疗 38 例奔豚气病的疗效观察［J］．中外健康文摘，2012，9（11）：443-444.

［5］刘世鹏，杨涛，谷松．浅析《伤寒论》水饮病治法［J］．河南中医，2014，34（1）：3-5.

［6］孙维敏，王孝先，胡邦仁，等．茯苓桂枝甘草大枣汤利尿作用实验观察［J］．新疆中医药，2003，21（1）：8-9.

五、苓桂五味甘草汤

【组成】茯苓四两，桂枝四两（去皮），甘草三两（炙），五味子半升。

【用法】上四味，以水八升，煮取三升，去滓，分温三服。

【功用】温阳平冲，化饮敛气。

【主治】服青龙已，冲气不归，而仍上逆，症见多唾口燥，手足厥逆，气从小腹上冲胸咽，手足痹，其面翕热如醉状，小便难，寸脉沉，尺脉微者。

【原文】青龙汤下已，多唾口燥，寸脉沉，尺脉微，手足厥逆，气从少腹上冲胸咽，手足痹，其面翕热如醉状，因复下流阴股，小便难，时复冒者，与茯苓桂枝五味甘草汤，治其气冲。（《金匮要略·痰饮咳嗽病脉证并治第十二》）

【运用】

1. **慢性支气管炎** 刘景琪[1]运用苓桂五甘汤治疗慢性支气管炎。杜某，女，54 岁。患慢性支气管炎 8 年，每于夏秋之际发作，咳嗽，气短，并伴心前区疼痛，喘作时腹部有气上冲感。X 线诊断：肺气肿、肺心病。苔白，脉滑数。方以苓桂五甘汤加紫菀 12g，款冬花 12g，炙皂角 6g。煎服 18 剂后，喘咳止，心前区疼痛消失。

2. 癔症 刘景琪[1]运用苓桂五甘汤治疗癔症。范某，女，60 岁。每因生气出现脐下悸，惊恐气短，四肢发冷，遂即昏倒，小便失禁，甚时每日发作 5～6 次，历时已有半年余。西医曾诊断为癔症。苔薄白，脉滑数有力。辨证为气机逆乱，蒙蔽清窍，发为气厥。服本方 6 剂后，除略有心悸外，余症悉平。继服 24 剂病即告愈，随访无恙。

3. 哮喘 刘景琪[1]运用苓桂五甘汤治疗哮喘。时某，女，23 岁。哮喘 10 年，四季发作。发时不能平卧，咳喘不止，有气自腹上冲，胸闷气短。肺部闻及干湿性啰音。苔白腻，脉滑数。证属冲气上逆，肺失肃降。以本方加苏子 12g，炒莱菔子 15g，炒杏仁 9g。水煎服，共服 24 剂，哮喘止。半年未发作。

4. 足冷、腿疼 刘景琪[1]运用苓桂五甘汤治疗足冷、腿疼。吴某，女，70 岁。左腿痛放射至足底已年余，久治未效。阵发性腹部悸动，自觉有冷气沿股内下行，全身轻度抖动。苔薄白，脉滑数。辨证为气机逆乱，经脉不利。予本方加薏苡仁 30g，黄柏 9g，苍术 9g，炒扁豆 15g。煎服 12 剂后，诸病消失。

【按】辨证要点：苓桂五味甘草汤症见咳逆上气有痰饮者。方中桂枝、甘草辛甘化阳，以平冲气；配茯苓化饮；五味子收敛浮散之气。诸药合用，共奏温阳、平冲敛气之效。忌海藻、菘菜、生葱。

参考文献

[1] 刘景琪. 苓桂五甘汤的一方多用 [J]. 上海中医药杂志，1984（6）：31.

六、橘皮竹茹汤

【组成】橘皮二斤，竹茹二升，大枣三十枚，生姜半斤，甘草五两，人参一两。

【用法】上六味，以水一斗，煮取三升，温服一升，日三服。

【功用】清热补虚，降逆安中。

【主治】胃虚有热之呃逆。呃逆或干呕，虚烦少气，口干，舌红嫩，脉虚数。

【原文】哕逆者，橘皮竹茹汤主之。（《金匮要略·呕吐哕下利病脉证治第十七》）

【运用】

1. 胃轻瘫 苏亚兵[1]等运用橘皮竹茹汤加味联合甲钴胺治疗糖尿病胃轻

瘫。将 140 例患者随机分为联合组和参照组，每组 70 例。参照组给予常规治疗，联合组另给予橘皮竹茹汤加味与甲钴胺联合治疗。比较两组综合疗效、生活质量及不良反应情况。结果：联合组综合疗效分布及治疗总有效率均优于参照组。两组不良反应总发生率方面差异不显著。结论：糖尿病胃轻瘫患者联用橘皮竹茹汤加味与甲钴胺治疗效果显著，且能够显著改善患者生活质量，不会明显增加不良反应。

刘广赞[2]也运用橘皮竹茹汤加减联合甲钴胺治疗糖尿病胃轻瘫取得很好疗效。

2. 妊娠恶阻 王萍[3]联用小半夏汤和橘皮竹茹汤治疗妊娠恶阻。将 64 例患者平均分为 1 组和 2 组。两组均进行常规治疗，2 组在此基础上联用小半夏汤和橘皮竹茹汤治疗，比较两组的治疗效果。结果：2 组的恶心、呕吐、乏力、厌食症状平均评分均低于 1 组。结论：联用小半夏汤和橘皮竹茹汤治疗妊娠恶阻的效果较为理想。

3. 肿瘤化疗所致呕吐 汤雯倩[4]等运用加味橘皮竹茹汤预防妊娠滋养细胞肿瘤化疗所致呕吐。将 160 例患者分为观察组和对照组，每组 80 例，比较两组呕吐缓解时间、平均疗程及临床症状改善评分等情况。结果显示，观察组的总有效率（96.25%）、呕吐缓解（2.03 ± 1.4）、平均疗程（6.71 ± 1.06）及临床症状改善评分（9.4 ± 2.3）均优于对照组［76.25%、（4.24 ± 2.3）、（10.11 ± 1.25）、（8.2 ± 1.4）］。结论：加味橘皮竹茹汤在妊娠滋养细胞肿瘤化疗中，除预防呕吐外也能缓解呕吐症状，延长呕吐发生间隔，减少每次呕吐时长，增加患者对呕吐不良反应的阈值，有效提升化疗质量，帮助患者树立化疗信心。

4. 反流性食管炎 杨晋芳[5]运用橘皮竹茹汤加减治疗反流性食管炎。将 96 例胃虚有热、痰气交杂型患者随机分为治疗组和对照组，每组 48 例。治疗组予橘皮竹茹汤加减治疗，对照组予泮托拉唑胶囊加多潘立酮片口服治疗，疗程 12 周。结果：治疗组的总有效率为 95.80%，高于对照组的 79.17%；胃镜下总有效率为 72.92%，高于对照组的 60.41%，差异无统计学意义；治疗组在改善临床症状、预防停药复发方面明显优于对照组。结论：橘皮竹茹汤加减治疗反流性食管炎疗效明显优于西药组。

【按】辨证要点：胃虚有热之呃逆、呕哕者。橘皮竹茹汤为理气剂，具有降逆止呃、益气清热之功效，主治胃虚有热之呃逆。方中橘皮、生姜降逆和胃，竹茹甘寒善清胃热，为治热呃要药；人参、甘草、大枣益气健脾，调养中焦。脾升胃降，则呃逆自除。本方用量颇重，适用于热呃呕逆较甚者。临床常用于治疗妊娠呕吐、幽门不完全性梗阻、膈肌痉挛及术后呃逆不止等属胃虚有热者。呕逆因实热或虚寒而致者，非本方所宜。

参考文献

[1] 苏亚兵，王宁. 橘皮竹茹汤加味联合甲钴胺对糖尿病胃轻瘫患者的疗效及对生活质量的影响 [J]. 临床医学研究与实践，2018，3（20）：131 - 132.

[2] 刘广赞. 橘皮竹茹汤加减联合甲钴胺治疗糖尿病胃轻瘫疗效观察 [J]. 实用中医药杂志，2018，34（3）：325 - 326.

[3] 王萍. 联用小半夏汤和橘皮竹茹汤治疗妊娠恶阻的效果研讨 [J]. 当代医药论丛，2018，16（5）：160.

[4] 汤雯倩，彭晓蕾. 加味橘皮竹茹汤预防妊娠滋养细胞肿瘤化疗所致呕吐的疗效评价 [J]. 光明中医，2017，32（22）：3210 - 3211.

[5] 杨晋芳. 橘皮竹茹汤加减治疗反流性食管炎48例疗效观察 [J]. 云南中医中药杂志，2011，32（7）：43.

七、瓜蒌薤白白酒汤

【组成】瓜蒌实一枚（捣），薤白半升，白酒七升。

【用法】上三味，同煮，取二升，分温再服。

【功用】通阳散结，行气祛痰。

【主治】胸痹，喘息咳唾，胸背痛，短气，寸口脉沉而迟，关上小紧数。

【原文】胸痹之病，喘息咳唾，胸背痛，短气，寸口脉沉而迟，关上小紧数，瓜蒌薤白白酒汤主之。（《金匮要略·胸痹心痛短气病脉证治第九》）

【现代应用】

1. 冠心病、心绞痛 张塾院[1]运用本方合生脉散加减治疗冠心病、心绞痛属气阴两虚、胸阳不振者25例，治疗1～3个月，心绞痛基本消失和改善者23例，无效者2例。治疗前心电图均属不正常，治疗后恢复正常者8例，好转者13例，无改变者4例，说明该方治疗冠心病、心绞痛确有良效。

焦树德[2]运用瓜蒌薤白白酒汤治疗冠心病、心肌炎等病证，见心前区痛而心痛彻背、背痛彻心、心慌短气，脉见寸沉、关弦或寸关弦滑、沉紧者，用本方加减：瓜蒌30g，薤白10～15g，半夏10g，桂枝3～12g，檀香6～9g（后下），茯神30g，苏梗10g，红花10g，五灵脂9～12g，蒲黄6～10g，焦山楂10g，赤芍12g。可随症加减，水煎服，每收良效。病情严重，服药效果不显，且会饮酒者，服药时可兑入黄酒20mL，不会饮酒者可兑入米醋20～

30mL。心绞痛发作频繁、痛重者，可再加苏合香丸半粒至 1 粒，随汤药服，可提高疗效。

苟建军[3]运用瓜蒌薤白白酒汤加味治疗慢性冠心病 59 例、关登明[4]研究了瓜蒌薤白白酒汤结合他汀类药物对 30 例不稳定型心绞痛患者 ST 段偏移的影响、张燕辉[5]运用瓜蒌薤白白酒汤治疗冠心病合并血脂异常患者 37 例、刘义祥[6]运用瓜蒌薤白白酒汤治疗冠心病心绞痛等都取得很好疗效。

2. 渗出性胸膜炎 李书华[7]运用瓜蒌薤白白酒汤治疗渗出性胸膜炎。周某，男，29 岁，恶寒发热，右胸剧痛，咳嗽，体温 38.5℃，脉搏每分钟 101 次。胸廓肋间隙饱满，第 2 肋以下呼吸音、语音均消失，心脏、气管、纵隔左移，右胸试穿抽出 50mL 浅黄色液体，送检瑞氏反应阳性，诊断为渗出性胸膜炎。治用瓜蒌薤白白酒汤。处方：瓜蒌 50g，薤白 20g。水煎后加 60°白酒 1 小杯，早晚各服 1 次，连服 10 剂痊愈。1 个月后复查未见异常。渗出性胸膜炎，相当于中医学之"悬饮"证。《金匮要略》云："饮后水流在胁下，咳唾引痛，谓之悬饮。"由于饮停胁下，阳气失宣，气机升降受阻，故用瓜蒌宽胸开结，薤白宣通胸阳，蠲饮下气。阳气得宣，气机通畅，则悬饮自散。

3. 慢性胆囊炎 亢海荣[8]运用瓜蒌薤白白酒汤治疗慢性胆囊炎。猴某，女，54 岁。6 年来每遇生气、受凉则右上腹痛，阵发性加剧。肩背紧，气短胸闷，嗳气纳差，经 B 超，胆囊造影检查，诊为慢性胆囊炎。现患者手按胁肋，苦闷不乐，舌质淡，苔薄白，脉沉细。此属阳虚气机阻滞，脾失温煦。方用瓜蒌薤白白酒汤加减：瓜蒌 60g，桂枝 3g，薤白 15g，半夏 10g，枳壳 l5g，大腹皮 15g，葛根 30g，丹参 30g，鸡内金 15g，陈皮 12g。煎服 3 剂后，诸症好转。继用 20 剂而愈，后经 B 超检查胆囊正常。随访 5 年，未复发。

【按】辨证要点：胸闷、胸背痛、短气或喘息者。心脏结构受损，后背第五椎有压痛点。瓜蒌薤白白酒汤为理气剂，具有通阳散结、行气祛痰之功效，主治胸痹。瓜蒌宽胸降气，消痰开结，为主药。薤白味辛苦，性温而滑，能通痹着之气滞，为辅药；白酒味辛性温，宣发助阳，通行营卫，为佐药。三药合用，能助胸中阳气，开上焦痹滞，使胸中阳气布达，胸中大气一转，浊阴之气下降，阳盛痹通，诸症自然消除。临床常用于治疗冠心病心绞痛、非化脓性肋软骨炎、肋间神经痛、慢性支气管炎等属胸阳不振，痰阻气滞者。本方性偏温燥，若胸痹属于阴虚有热者应忌用。方中白酒，非现代之白酒，实为黄酒，或用醪糟代之亦可；白酒用量，当视患者酒量而定，一般可用 30～60mL，不宜过多。

参考文献

[1] 张塾院. 益气养阴与冠心病 [J]. 新中医, 1983 (5): 4.

[2] 焦树德. 临床运用方剂的体会 [J]. 北京中医杂志, 1986 (1): 4-7.

[3] 苟建军. 瓜蒌薤白白酒汤加味治疗慢性冠心病59例 [J]. 中外健康文摘, 2012 (34): 409-409.

[4] 关登明. 瓜蒌薤白白酒汤结合他汀类药物对30例不稳定型心绞痛患者ST段偏移的影响 [J]. 现代医药卫生, 2012, 28 (3): 447-448.

[5] 张燕辉. 瓜蒌薤白白酒汤治疗冠心病合并血脂异常患者37例临床疗效观察 [J]. 中国民族民间医药, 2013, 22 (23): 79-79.

[6] 刘义祥. 瓜蒌薤白白酒汤对冠心病心绞痛的疗效观察 [J]. 临床医药文献电子杂志, 2016, 3 (57): 11409-11410.

[7] 李书华. 瓜蒌薤白白酒汤治疗渗出性胸膜炎 [J]. 吉林中医药, 1981 (2): 47.

[8] 亢海荣. 瓜蒌薤白半夏汤加味治疗慢性胆囊炎有效 [J]. 中医杂志, 1984 (3), 57.

八、瓜蒌薤白半夏汤

【组成】 瓜蒌实一枚（捣），薤白三两，半夏半升，白酒一斗。

【用法】 上四味，同煮，取四升，温服一升，日三服。

【功用】 行气通阳，豁痰散结。

【主治】 胸痹，不得卧，心痛彻背。

【原文】 胸痹不得卧，心痛彻背者，瓜蒌薤白半夏汤主之。（《金匮要略·胸痹心痛短气病脉证治第九》）

【运用】

1. 冠心病 郑亿梁[1]对瓜蒌薤白半夏汤治疗冠心病心绞痛的文献进行总结，瓜蒌薤白半夏汤是治疗冠心病的经典药物，很多专家、学者对此有报道。刘某，女，46岁。胸痛，痛连肩胛、背部，伴心悸气短，少寐纳呆，数月不愈。近日胸痛加剧，一日数发，每次发作2~5分钟，纳呆少寐，舌淡苔薄，脉沉细弦。证属胸痹兼气虚气滞。治宜益气通阳，散结降逆。处方：白参10g（另包，熬兑服），黄芪30g，全瓜蒌30g，枳实12g，薤白10g，法半夏15g，茯苓10g。调治1周后胸痛止，心悸稍宁。继以前方合生脉散服半月，症状消失。

王文庆[2]对瓜蒌薤白半夏汤加减治疗冠心病心绞痛进行了临床疗效观察；姚丽萍[3]对瓜蒌薤白半夏汤治疗痰浊闭阻型不稳定性心绞痛机制进行了探讨。

2. 肋软骨炎 王秀玉[4]等运用瓜蒌薤白半夏汤治疗肋软骨炎。陈某，男，

28 岁。胁痛彻背，影响睡眠已两个月，伴短气、咳嗽、咳痰色白。检查右胸第二肋软骨处肿似蚕豆大，不能移动，轻压痛，诊为肋软骨炎。舌淡红，苔腻，脉弦滑。证属痰浊痹阻，气血瘀滞。治宜通阳行气，祛痰活血。处方：瓜蒌、薤白各 15g，半夏、延胡索、乳香、没药、五灵脂各 10g，丹参 12g，甘草 4g。水煎服，每日 1 剂。连服 7 剂后，局部肿物缩小 1/3，疼痛减轻，咳嗽消失。上方去乳、没，加川楝子 10g，再继服 7 剂，局部肿物已无压痛；胁痛消失。守方去延胡索，加牡蛎 30g（先煎），续服 10 剂，以资巩固。随访半年，胁痛未再发。

3. **乳腺小叶增生** 王秀玉[4] 等运用瓜蒌薤白半夏汤治疗乳腺小叶增生。陈某，女，34 岁。右侧乳房内有一肿物，近似橄榄大小，随月经周期而时大时小约两年，乳房肿物增大时胸闷胀痛，触之移动，肤色正常，诊为右乳腺小叶增生。患者素有情志不畅，易怒难眠，舌质淡，苔薄白，脉弦细。证属肝郁伴痰浊阻滞之乳癖。治宜疏肝理气，化痰散结。处方：瓜蒌 20g，薤白、夏枯草各 15g，柴胡、郁金各 10g，半夏 8g，王不留行 12g，牡蛎 30g（先煎），甘草 4g。煎服 7 剂后，局部肿物缩小，胸闷痛亦明显减轻。上方加路路通 10g，连服 10 剂，乳腺肿物消失。照上方去柴胡，加当归 10g，每日 1 剂。前后共服 40 剂，乳癖未再发作。

【按】辨证要点：胸闷心痛、咳逆短气甚者。方中瓜蒌祛痰散结开胸，薤白通阳行气止痛，半夏助瓜蒌祛痰散结，白酒行气活血。诸药合用，共奏行气通阳、豁痰散结之效。本方现代可用于治疗冠心病心绞痛、风湿性心脏病、室性心动过速、肋间神经痛、乳腺增生、慢性阻塞性肺病、创伤性气胸、老年咳喘、慢性支气管炎、慢性胆囊炎等属上述证机者。白酒非现代之白酒，实为黄酒，或用醪糟代之亦可。

参考文献

[1] 郑亿梁. 瓜蒌薤白半夏汤治疗冠心病心绞痛的研究进展 [J]. 内蒙古中医药，2017，36（23）：191 – 192.

[2] 王文庆. 瓜蒌薤白半夏汤加减治疗冠心病心绞痛临床疗效观察 [J]. 河北医学，2015（6）：1033 – 1035.

[3] 姚丽萍. 瓜蒌薤白半夏汤治疗痰浊闭阻型不稳定性心绞痛机制探讨 [J]. 吉林中医药，2012，32（6）：620 – 622.

[4] 王秀玉，张启良. 瓜蒌薤白半夏汤的临床应用举隅 [J]. 福建中医药，1988（1）：41.

第十三章　理血经方

一、黄土汤

【组成】甘草、干地黄、白术、附子（炮）、阿胶、黄芩各三两，灶中黄土半斤。

【用法】上七味，以水八升，煮取三升，分温二服。

【功用】温脾摄血。

【主治】脾虚阳衰，大便下血，或吐血，衄血，妇人崩漏，血色黯淡，四肢不温，面色萎黄，舌淡苔白，脉沉细无力者。

【原文】下血，先便后血，此远血也，黄土汤主之。（《金匮要略·惊悸吐衄下血胸满瘀血病脉证治第十六》）。

【运用】

1. **上消化道出血**　李枝锦[1]等运用黄土汤化裁联合内镜下注射止血术治疗上消化道出血。林某，男，33 岁。平素喜喝碳酸类冰镇饮料，且三餐进餐无定时，本次因 12 小时前饮冰镇红茶后出现解黑便 3 次就诊。无呕吐，伴上腹部隐痛，口干，头晕，无心悸、气促。患者近两年来有胃痛病史，无黑便及呕血史。查大便隐血（＋＋＋＋），血常规血红蛋白浓度正常。电子胃镜查为上消化道出血，运用黄土汤化裁联合内镜下注射止血术治疗，治愈。

2. **急性非食管静脉曲张性上消化道出血**　严欢[2]运用黄土汤加减治疗急性非食管静脉曲张性上消化道出血。将 74 例患者分为对照组和观察组，每组 37 例。对照组采用常规西药治疗，观察组在此基础上加用黄土汤加减治疗。比较两组的临床疗效、止血情况（12 小时、24 小时、48 小时、72 小时止血成功率）、隐血转阴时间、住院时间、不良反应（腹痛、恶心、腹胀、胸闷）发生情况。结果观察组的总有效率为 97.28%，高于对照组的 81.08%。治疗 12 小时、24 小时、48 小时、72 小时后，观察组的止血成功率均高于对照组，不良反应发生率低于对照组。研究表明，在常规西医治疗基础上应用黄土汤加减治疗急性非食管静脉曲张性上消化道出血的临床疗效确切。

3. **复发性口腔溃疡**　李海新[3]运用加味黄土汤治疗复发性口腔溃疡。将

200 例患者随机分为治疗组和对照组，每组 100 例。治疗组口服加味黄土汤并外敷氯己定口腔溃疡膜；对照组口服复合维生素 B 和维生素 C，并局部外敷氯己定口腔溃疡膜。两组均以 1 个月为 1 个疗程。结果治疗组的有效率为98.15%，1a 内复发率为 14.15%；对照组的有效率为 68.48%，1a 内复发率为 73.16%。两组比较，差异有统计学意义。结论加味黄土汤对于复发性口腔溃疡具有非常显著的疗效。

4. 缺血性中风恢复期　李永清[4]运用黄土汤治疗缺血性中风恢复期。将96 例患者随机分为对照组和治疗组，每组 48 例。对照组口服脑安胶囊，每天2 次。治疗组在此基础上加服黄土汤（组成：甘草 5g，地黄 5g，白术 5g，附子 5g，阿胶 5g，黄芩 5g，灶心土 12g）治疗。每天 3 次，温服。均以 4 周为 1个疗程。结果：在临床疗效和中医证候疗效方面，治疗组优于对照组，提示黄土汤用于缺血性中风恢复期疗效满意。

5. 顽固性鼻出血　薛向上[5]运用黄土汤加味治疗顽固性鼻出血。将 24例患者均分为研究组和对照组。研究组采用黄土汤加味治疗，对照组采用传统西医疗法。结果显示，研究组治愈 8 例（66.67%），有效 3 例（25%），总有效率 91.67%；对照组治愈 5 例（41.67%），有效 2 例（16.67%），总有效率为 58.33%，两组差异有统计学差异。结论：黄土汤加味治疗顽固性鼻出血疗效显著。

【按】辨证要点：大便溏而下血黑紫、兼见四肢冷、心烦热者。方中灶心黄土为君，温中涩肠止血；臣以附子、白术温阳健脾，阿胶、生地黄养血止血，既补阴血之耗伤，又止血液之外溢；少佐黄芩止血，并防附子辛热动血；使以甘草益脾和中，调和诸药。诸药配合，共奏温脾摄血之效。《张氏医通》认为可主治阴络受伤，血从内溢，先血后便，及产后下痢。《类聚方广义》认为可以治疗吐血，下血久久不止，心下痞，身热恶寒，面青体瘦，脉弱；或腹痛下利，或微肿者；脏毒痔疾，脓血不止，腹痛濡泻，小便不利，面色萎黄，日渐瘦瘠，或微肿者。

参考文献

[1] 李枝锦，吴平财. 黄土汤化裁联合内镜下注射止血术治疗上消化道出血 1 例[J]. 江苏中医药，2018，50（9）：54.

[2] 严欢. 黄土汤加减治疗急性非食管静脉曲张性上消化道出血的临床疗效 [J]. 临床合理用药杂志，2018，11（6）：77-78.

[3] 李海新. 加味黄土汤治疗复发性口腔溃疡临床研究 [J]. 中医学报，2013，28（5）：755-756.

[4] 李永清. 黄土汤应用于缺血性中风恢复期临床研究 [J]. 中医学报, 2012, 27 (8): 1000 – 1001.

[5] 薛向上. 黄土汤加味治疗顽固性鼻出血临床分析 [J]. 光明中医, 2012, 27 (6): 1162 – 1163.

二、黄芪桂枝五物汤

【组成】黄芪三两，芍药三两，桂枝三两，生姜六两，大枣十二枚。

【用法】上五味，以水六升，煮取二升，温服七合，日三服。

【功用】益气通阳，调和营卫。

【主治】血痹，肌肤麻木不仁，脉微涩而紧。

【原文】血痹，阴阳俱微，寸口关上微，尺中小紧，外证身体不仁，如风痹状，黄芪桂枝五物汤主之。(《金匮要略·血痹虚劳病脉证并治第六》)

【运用】

1. 糖尿病周围神经病变 徐长青[1]等运用加味黄芪桂枝五物汤治疗糖尿病周围神经病变。将 60 例患者随机分为对照组和治疗组，每组 30 例。两组均给予降糖药物或胰岛素治疗，将空腹血糖控制在 4.4 ~ 7.8 mmol/L。在此基础上，治疗组加用加味黄芪桂枝五物汤随症加减；对照组采用依帕司他、甲钴胺片口服。两组均以 30 天为 1 个疗程。治疗后采用密歇根糖尿病神经病变计分法（MDNS）来评定疗效。结果：治疗组的总有效率为 93.3%，优于对照组的 76.7%，表明西药联合加味黄芪桂枝五物汤治疗糖尿病周围神经病变有效。

2. 腕管综合征 陶根[2]等运用黄芪桂枝五物汤联合温针灸治疗腕管综合征。选择 60 例患者施以温针灸，1 天 1 次，1 周 5 次。共治疗两周，加用黄芪桂枝五物汤加味治疗，1 天 1 剂，连服 4 周。比较治疗效果、治疗前后两组神经电生理指标变化情况。结果显示，治疗的总有效率高达 95%，可减轻疼痛，调节经络，恢复手腕功能，促进局部神经功能恢复，且具有较好的远期疗效。

3. 带状疱疹后遗神经痛 王寿海[3]等运用黄芪桂枝五物汤加减治疗带状疱疹后遗神经痛。将 60 例患者分为治疗组 32 例，对照组 28 例。两组均给予甲钴胺片治疗，对照组加尼美舒利分散片，治疗组加黄芪桂枝五物汤，28 天后观察两组的效果。结果：治疗组的总有效率为 81.35%，明显高于对照组的 64.19%，提示黄芪桂枝五物汤加减治疗带状疱疹后遗神经痛疗效确切。

4. 中风先兆 陈童[4]等运用黄芪桂枝五物汤加减治疗气虚血瘀型中风先兆。将 60 例患者随机分为治疗组和对照组，每组 30 例。对照组给予抗血小板聚集、改善脑循环、营养神经等西医常规治疗，治疗组在此基础上加用黄芪桂枝五物汤加减，比较两组的临床疗效及超敏 C – 反应蛋白、D – 二聚体、同型半胱氨酸水平。结果：治疗组的总有效率为 93.3%，高于对照组的 76.7%。治疗后两组超敏 C – 反应蛋白、D – 二聚体、同型半胱氨酸水平较治疗前均下降，且治疗后治疗组超敏 C – 反应蛋白、D – 二聚体水平低于对照组。

5. 类风湿关节炎 沈继泽[5]运用黄芪桂枝五物汤加减治疗类风湿关节炎。胡某，男，38 岁。18 年来经常关节肿痛，甚则不能行走，某医院诊为类风湿关节炎。先后服消炎痛、地塞米松、环磷酰胺、雷公藤、氨苯蝶啶等药，虽有一定疗效，但因以上诸药均有不同程度的副作用，患者拒绝继服，故转请中医诊治。症见全身关节疼痛，尤以四肢为甚，局部不红，腕、指关节肿大，略有畸形，两下肢肿甚，足背明显，且肤色紫黑发亮、麻木，针刺不知痛痒。颈项活动不利，手不能抬举，足不能步履，身不能起坐。懒言，两目乏神，纳少，便软不畅，苔白厚腻，脉沉细弱。化验室检查：血沉 65mm/h，罗氏试验阳性。追询病史，病起于腹泻之后，因天气炎热，久坐井水而致。此因脾土不健，寒湿乘虚袭络，气血凝滞，络脉痹阻。治宜益气通阳，佐以祛湿、活血、通络。方选黄芪桂枝五物汤加味。处方：生黄芪 15g，桂枝 15g，炒赤芍 15g，生姜 5 片，大枣 10 枚，路路通 20g，白芥子 10g，䗪虫 10g，片姜黄 10g，当归尾 9g，泽兰叶 10g。煎服。诸症渐平，罗氏试验由弱阳性转为阴性，血沉降至 2mm/h。再予调补肝肾、舒筋活血之剂收功。

6. 雷诺病 金学仁[6]运用黄芪桂枝五物汤加减治疗雷诺病。金某，女，22 岁。1 个月前因用凉水洗衣服，突然发现双手苍白，渐转为青紫，发冷，并伴有麻木、刺疼，间歇性发作，每次可达数小时，需双手放入温水中方能缓解，西医诊为雷诺病。曾使用妥拉唑啉、烟酸、吲哚美辛等，效果不佳。舌质淡红，苔白偏厚，脉弦紧。方用黄芪桂枝五物汤加减：黄芪 90g，桂枝 9g，白芍 9g，生姜 2 片，红花 9g，桃仁 9g，地龙 15g。水煎服，日 1 剂，连服 20 剂症状全部消失。继服原方 20 剂，追访未见复发。

【按】辨证要点：肢体麻木不仁，脉虚弱，无实象者可选用本方。本方由桂枝汤去甘草、倍生姜、加黄芪而成。方中桂枝汤去甘壅之甘草，倍温通之生姜，加补气行血之黄芪，合而用之，能益气通阳，调和营卫，使气血畅行，则麻痛自愈。临床常用于治疗皮肤炎、末梢神经炎、中风后遗症等见有肢体麻木疼痛，属气虚血滞，微感风邪者。

参考文献

[1] 徐长青，付小燕．加味黄芪桂枝五物汤治疗糖尿病周围神经病变临床观察 [J]．山西中医，2019（3）：44.

[2] 陶根，嵇媛．黄芪桂枝五物汤联合温针灸治疗腕管综合征 60 例 [J]．中国中医骨伤科杂志，2019，27（3）：63 - 65.

[3] 王寿海，董学芳，张骞，等．黄芪桂枝五物汤加减治疗带状疱疹后遗神经痛的效果观察 [J]．宁夏医学杂志，2019，41（2）：182 - 184.

[4] 陈童，郑超群．黄芪桂枝五物汤加减治疗气虚血瘀型中风先兆的临床观察 [J]．中西医结合心脑血管病杂志，2018（22）：3362 - 3364.

[5] 沈继泽．黄芪桂枝五物汤临床应用的体会 [J]．南京中医学院学报，1982（4）：46.

[6] 金学仁．黄芪桂枝五物汤加减治疗雷诺氏症 2 例 [J]．中医杂志，1982（1）：72.

三、旋覆花汤

【组成】 旋覆花三两，葱十四茎　新绛少许。

【用法】 上三味，以水三升，煮取一升，顿服之。

【功用】 下气散结，活血通络。

【主治】 肝着、妇人半产漏下、血瘀胸痛。

【原文】 肝着，其人常欲蹈其胸上，先未苦时，但欲饮热，旋覆花汤主之。（《金匮要略·五脏风寒积聚病脉证并治第十一》）

寸口脉弦而大，弦则为减，大则为芤，减则为寒，芤则为虚，寒虚相搏，此名曰革。妇人则半产漏下，旋覆花汤主之。（《金匮要略·妇人杂病脉证并治第二十二》）

【运用】

1. 胆囊术后综合征　杨玲童[1]等运用旋覆花汤加味治疗胆囊术后综合征。选择行胆囊切除患者 418 例，113 例术后出现上腹部或右季肋部疼痛不适，常呈隐痛或钝痛，压迫感，或伴有食欲不振、恶心、腹胀等不适。根据就诊次序随机选取 42 例，所有患者 B 超检查未发现结石。方选旋覆花汤加味，旋覆花 12g（包煎），茜草 10g，甘草 3g，青葱管 10g，丹参 30g，香橼皮 12g，丝瓜络 10g。1 天 1 剂，水煎服，共 4 周，治疗期间忌油腻、辛辣食品。出现黄疸者，加茵陈 30g；出现谷丙转氨酶升高，加垂盆草 30g；右季肋部疼痛者加延胡索 10g、九香虫 10g。嗳气者加苏叶 10g。结果痊愈 21 例，有效 13 例。

2. 半产漏下　陈传钗[2]等运用旋覆花汤治疗半产漏下。6 例患者均经妇科妊娠试验为阳性，均出现少腹刺痛或隐痛，有不同程度的漏下出血症状。采用旋覆花汤加味：旋覆花 12g（布包），青葱管 6 支，丝棉或蚕茧少许，茜草 10g。每日 1 剂，水煎顿服。治疗 2～3 天后观察疗效。服药 5 剂后漏下血止，少腹刺痛或隐痛症状消失，随访至下次月经正常来潮。1 例无效，后去妇科刮宫止血治疗。

3. 咳嗽　管丛华[3]等运用旋覆花汤治疗咳嗽。选择咳嗽患者 68 例，选用旋覆花汤加减。旋覆花 5～15g，荆芥 5～10g，前胡 5～10g，半夏 5～10g，白芍 5～10g，苏子 5～10g，甘草 2～5g，杏仁 5～15g，白芥子 7～12g，陈皮 5～10g，茯苓 10～20g。结果痊愈 49 例，好转 16 例，总有效率 95.6%。

【按】辨证要点：肝着，血瘀胸痛，痛如针刺，固定不移。方中旋覆花下气而通肝络，新绛活血化瘀，葱茎通阳散结。三药合用，共奏下气散结、活血通络之效。《绛雪园古方选注》："旋覆花汤，通剂也，治半产漏下，乃通因通用法。仲景云：妇人三十六病，千变万端，无不因虚、积冷、结气三者而成……屡有殊功，并识之。"

参考文献

[1] 杨玲童，朱建新. 旋覆花汤加味治疗胆囊术后综合征的疗效观察 [J]. 临床合理用药杂志，2013, 6 (21)：80.

[2] 陈传钗，陈珑. 旋覆花汤治半产漏下体会 [J]. 浙江中医杂志，2002 (4)：7.

[3] 管丛华. 旋覆花汤治咳 68 例 [J]. 吉林中医药，1999 (4)：35.

四、桃仁承气汤

【组成】桃仁五十个（去皮尖），大黄四两，桂枝二两（去皮），甘草二两（炙），芒硝二两。

【用法】上五味，以水七升，煮取二升半，去滓，内芒硝，更上火微沸，下火。先食温服五合，日三服，当微利。

【功用】破血下瘀。

【主治】下焦蓄血证。少腹急结，小便自利，神志如狂，甚则烦躁谵语，至夜发热；以及血瘀经闭，痛经，脉沉实而涩者。

【原文】太阳病不解，热结膀胱，其人如狂，血自下，下者愈。其外不解者，尚未可攻，当先解其外。外解已，但少腹急结者，乃可攻之，宜桃核承气汤。（《伤寒论》第 106 条）

【运用】

1. 下焦蓄血证　于珠莹[1]运用桃核承气汤治疗下焦蓄血证。赵某，女，42岁。患者1个月前因精神刺激，月经突然停止，继则少腹坚满，腹部隆起，逐渐增大，心烦，入暮尤剧，梦语如谵，时有精神错乱，昼则深睡如常人。延及数日，病情日渐加重，夜则哭笑无常，谵语妄见，神志如狂。全家惊慌，来院就诊。察少腹膨大如孕状，舌紫瘀黯，脉弦而涩。细询之，其丈夫长途运输，1月余未曾同床。知此乃肝郁气滞，瘀血蓄于下焦血室。治宜疏肝理气，活血化瘀。方用桃仁承气汤加味：柴胡15g，桃仁15g，赤芍12g，红花12g，丹皮9g，当归15g，制香附9g，甘草3g，大黄15g，芒硝6g。煎服6剂后，复因外力不慎挤压少腹，随即阴道下黑红瘀血状物约800mL，病遂愈。

张婷婷[2]等认为，桃核承气汤临证应用中，治疗下焦蓄血证疗效很好。

2. 痛经　张法运[3]运用桃核承气汤治疗痛经。王某，女，17岁，学生。14岁经水初潮，月经周期为3～5/30d。1年前因经期淋雨受寒而经行腹痛，缠绵不愈。近几月来疼痛加重，经期超前或错后，经前两天少腹胀痛，经至则痛甚难忍，遇寒加剧，经净方休，经水色暗有块，持续1周以上始净。诊时月经将至，少腹隐痛，腰酸困乏，舌淡紫，苔薄白，脉沉紧而涩。证属寒凝胞络，冲任失调，瘀血内阻。用桃仁承气汤加减：桃仁、干姜、赤芍、白芍各15g，桂枝、炙甘草各6g，大黄3g（酒炒），水煎服。服1剂疼痛减。两剂后经水来潮，量多色暗，夹有条状血块，少腹虽痛但能忍受；3剂后痛止，经行5天而净。后嘱其每于月经前服上方2剂，连服3个月。随访两年，月经正常，未再痛经。

3. 崩漏　简丁山[4]运用桃核承气汤治疗崩漏。徐某，45岁。停经4个月后，月经来潮，量多色红。1周后因洗澡受凉，经量虽减但点滴连绵，延及月余，经血量少色黑，夹有少量瘀块，下腹胀痛，瘀块排除后痛减，腰酸，时胀痛，周身乏力，时头昏目眩，心烦，口不渴，纳差，大便3～4日一行，小便正常，舌质红，边有瘀点，苔薄黄，脉沉涩。证属冲任失调，气滞血瘀，阻于胞宫。方用桃仁承气汤加味：桃仁、大黄、当归、元明粉（冲服）、白芍各10g，桂枝6g，甘草5g，阿胶12g（烊化）。1剂，水煎服。药后大便通利，经血量多，腰腹胀痛消失。又服1剂，经色红活。继以八珍汤加黄芪、阿胶，白芍改用赤芍以善后。随访3个月，月经正常。

4. 恶露不绝　徐小林[5]运用桃核承气汤治疗恶露不绝。李某，女，27岁。人工流产之后已月余，虽用青链霉素、麦角碱、酚磺乙胺及中药数十剂，下血淋沥不止，夹有少量血块，伴少腹疼痛，痛处固定，按之痛剧，舌质红，苔薄黄，脉弦涩。证属瘀血阻滞胞宫。予桃仁承气汤加减：桃仁 30g，大黄、桂枝、赤芍、牛膝各 10g，茜草 15g，甘草 6g。水煎服。3 剂后，阴道出血已止，腹亦不痛。遂以益母膏调理善后。

5. 子宫肌瘤　徐小林[5]运用桃核承气汤治疗子宫肌瘤。徐某，女，50 岁。经断 1 年，两月前复至，色黯质稠有块，时作时止，淋沥不断，伴少腹、胸胁胀痛。西医诊断为子宫肌瘤。诊见形体肥胖，面色黧黑，少腹正中可触及子宫，如孕 4 月，扪之较硬，按之稍痛，舌质黯，苔薄白，脉沉细。证属冲任不和，瘀阻胞宫。投桃仁承气汤加减：桃仁 30g，大黄、枳壳各 10g，桂枝、三棱各 15g，甘草 6g。水煎服。2 剂后症减，守方出入 30 余剂，诸症消失，超声波复查未见异常。半年后随访，一切正常。

石婧[6]等对桃核承气汤在妇科中临床中的应用进行了梳理和总结，历史经验表明，桃核承气汤在妇科疾病的治疗上，有着广阔的应用前景。

【按】本方为治疗瘀热互结，下焦蓄血证的常用方。临床应用以少腹急结，小便自利，脉沉实或涩为辨证要点。方中桃仁破血去瘀，大黄下瘀泄热，共为君药。桂枝通行血脉，助桃仁破血祛瘀；芒硝泄热软坚，助大黄下瘀泄热，共为臣药。炙甘草益气和中，使瘀去而正不伤，为佐使药。五味配合，共奏破血下瘀之效。表证未解者，当先解表，而后用本方。因本方为破血下瘀之剂，故孕妇禁用。

参考文献

[1] 于珠莹. 下焦蓄血证 [J]. 山东中医杂志, 1988 (5)：41.

[2] 张婷婷, 王蕾, 董宁, 等. 王蕾运用桃核承气汤临证经验 [J]. 中医药通报, 2018, 17 (3)：12 – 14.

[3] 张法运. 桃核承气汤临床运用三则 [J]. 新中医, 1986 (3)：42.

[4] 简丁山. 桃仁承气汤验案举例 [J]. 陕西中医, 1986 (5)：214.

[5] 徐小林. 桃核承气汤在妇科的运用举隅 [J]. 新中医, 1987 (9)：45.

[6] 石婧, 李军. 桃核承气汤的历史沿革与在妇科中的临床应用 [J]. 世界最新医学信息文摘, 2018 (72)：219 – 220.

五、抵当汤

【组成】水蛭三十个（熬），虻虫三十个（去翅足，熬），桃仁二十个（去皮尖），大黄三两（酒洗）。

【用法】上四味，以水五升，煮取三升，去滓。温服一升，不下更服。

【功用】破血逐瘀。

【主治】下焦蓄血所致的发狂或如狂，少腹硬满，小便自利，喜忘，大便色黑易解，脉沉结，及妇女经闭，少腹硬满拒按者。

【原文】太阳病六七日，表证仍在，脉微而沉，反不结胸，其人发狂者，以热在下焦，少腹当鞭满，小便自利者，下血乃愈。所以然者，以太阳随经，瘀热在里故也，抵当汤主之。（《伤寒论》第124条）

太阳病身黄，脉沉结，少腹鞭，小便不利者，为无血也。小便自利，其人如狂者，血证谛也。抵当汤主之。（《伤寒论》第125条）

阳明证，其人喜忘者，必有蓄血。所以然者，本有久瘀血，故令喜忘。屎虽鞭，大便反易，其色必黑者，宜抵当汤下之。（《伤寒论》第237条）

病人无表里证，发热七八日，虽脉浮数者，可下之。假令已下，脉数不解，合热则消谷善饥，至六七日，不大便者，有瘀血，宜抵当汤。（《伤寒论》第257条）

妇人经水不利下，抵当汤主之。亦治膀胱满急，有瘀血者。（《金匮要略·妇人杂病脉证并治第二十二》）

【运用】

1. 前列腺增生并尿潴留、前列腺炎 王治强[1]运用抵当汤治疗前列腺增生并尿潴留。史某，男，47岁。患淋病多年，近日因劳碌过度，触感时邪，又因酒食失节，突然发生脘腹胀痛，牵引少腹，转侧不安，呻吟吼叫，喧扰不宁，随之头痛眩晕，发热恶寒，口苦咽干，心烦不安，纳呆泛呕，小便艰涩，点滴而出，时欲溺不通，大便干结三日未行，小腹盈满，硬痛拒按，舌质绛红，边尖有瘀点瘀斑，舌苔黄白相兼，脉弦细涩。查体温38.2℃，白细胞10.15×10⁹/L。尿检：蛋白（＋），白细胞（＋＋＋），红细胞（＋＋），脓球（＋）。肛指诊：前列腺Ⅱ°肿大，表面不光滑。诊为急性前列腺炎、肥大并尿潴留。拟通瘀破结、清热解毒、疏表宣开法治之。方选抵当汤加味：水蛭、虻虫、桂枝各6g，桃仁、芒硝（后下）、牛蒡子、连翘、赤芍各12g，大黄（后下）、黄柏、荆芥各9g，金银花、丹参各15g。共进5剂，便通尿畅，身凉体和。遂以猪苓汤加金银花、茅根、丹参、生地黄、生山药等调治而愈。

顾勇刚[2]等运用加味四妙抵当汤治疗慢性前列腺炎40例，取得了很好疗效。

2. 痛经 唐祖宣[3]运用抵当汤治疗痛经。郭某，女，37岁。素有痛经史

10 余年。经前腹痛，连及腰背，经色紫暗，夹有瘀块，淋沥不畅，少腹硬满拒按，舌质有瘀斑，苔黄少津，脉象弦数。此为瘀血之重证。处以水蛭、大黄、桃仁各 15g，虻虫 4.5g。煎服后下瘀紫之血，少腹硬满疼痛减轻。续服 4 剂而愈。

3. 黄疸 唐祖宣[3] 运用抵当汤治疗黄疸。丁某，男，49 岁。半年前患传染性黄疸型肝炎，黄疸消退后，形瘦面黄，身黄如熏。查黄疸指数在正常范围，服补益气血药多剂无效。伴见两目暗黑，肌肤微热，五心烦热，失眠易怒，腹满食少，大便不畅，小便时黄时清，舌瘦有瘀斑，脉沉涩。此为瘀热于内。治宜化瘀泄热。方用水蛭、桃仁、大黄各 90g，虻虫 30g。共为细末，蜂蜜为丸。每次 3 次，日服 3 次。上方初服泻下黑便，饮食增加，心烦止。续服夜能入眠，身黄渐去，药尽病愈。

4. 老年痴呆 夏妍[4] 运用抵当汤治疗早期老年痴呆。随机选取 90 例患者分为 X 组和 Y 组，每组 45 例。Y 组给予常规西医治疗，口服盐酸多奈哌齐片，每次 1 片，每日 1 次，连服 1 个月后，改为每次 2 片，每日 1 次。睡前服，连服 3 个月。X 组在 Y 组的基础上给予抵当汤，西医治疗方法同 Y 组。抵当汤（药物剂量随症加减）：桃仁 12g，酒大黄 12g，虻虫 6g，水蛭 9g，党参 12g，茯苓 18g，黄芪 24g，当归 12g。水煎服，每日 1 剂，分早、晚服，连服 3 个月。比较两组的总有效率和 MMSE 评分。结果：在总有效率方面，X组为 93.3%，Y 组为 73.3%，两组差异显著；在 MMSE 评分方面，治疗前两组差别不明显，治疗后 X 组明显比 Y 组高。结论：抵当汤治疗早期老年痴呆疗效确切，能够明显改善患者的精神状态。

【**按**】辨证要点：少腹硬满、小便利或喜忘或狂躁不安者。方中水蛭、虻虫破血逐瘀，辅以桃仁、大黄以加强清热下瘀之效，合之为攻逐瘀血之重剂，适用于蓄血重而病势较急者。"抵当"的方名意义，说法不一：一者非大毒猛厉之剂不足以抵挡其热结蓄血之证；一者抵当乃抵掌之讹。抵掌是水蛭一药的别名（陆渊雷引山田氏语），本方以其为主药，因而得名。本方药力较猛，凡老人、孕妇或者体质过于虚弱者均应慎用或忌用。

参考文献

[1] 王治强. 抵当汤治验隅得 [J]. 辽宁中医杂志，1985（1）：28.

[2] 顾勇刚，顾文忠. 加味四妙抵当汤治疗慢性前列腺炎 40 例观察 [J]. 实用中医药杂志，2011，27（4）：226–227.

[3] 唐祖宣. 抵当汤的临床辨证新用 [J]. 上海中医杂志，1981（5）：26.

[4] 夏妍. 抵当汤治疗早期老年痴呆的临床疗效观察 [J]. 中西医结合心血管病电子

六、鳖甲煎丸

【组成】鳖甲十二分（炙），乌扇三分（烧），黄芩三分，柴胡六分，鼠妇三分（熬），干姜三分，大黄三分，芍药五分，桂枝三分，葶苈一分（熬），石韦三分（去毛），厚朴三分，牡丹五分（去心），瞿麦二分，紫葳三分，半夏一分，人参一分，䗪虫五分（熬），阿胶三分（炙），蜂窠四分（炙），赤硝十二分，蜣螂六分（熬），桃仁二分。

【用法】上二十三味，为末，取煅灶下灰一斗，清酒一斛五斗，浸灰，候酒尽一半，着鳖甲于中，煮令泛烂如胶漆，绞取汁，内诸药，煎为丸，如梧子大。空心服七丸，日三服。

【功用】扶正祛邪，消癥化积。

【主治】用于胁下癥块。

【原文】病疟，以月一日发，当以十五日愈；设不差，当月尽解；如其不差，当云何？师曰：此结为癥瘕，名曰疟母，急治之，宜鳖甲煎丸。（《金匮要略·疟病脉证并治第四》）

【运用】

1. 乙肝后肝纤维化 张文富[1]等运用鳖甲煎丸辅助治疗乙肝后肝纤维化。将150例患者随机分为观察组和对照组，每组75例。对照组给予常规护肝、抗病毒药物治疗，观察组在此基础上给予鳖甲煎丸治疗。两组均连续治疗6个疗程后比较治疗前后血清肝纤维化指标，透明质酸（HA）、Ⅳ型胶原（Ⅳ-C）、层黏蛋白（LN）的变化情况；肝功能相关指标，谷氨酸氨基转移酶（AST）、天冬氨酸氨基转移酶（ALT）、总胆红素（TBIL）白蛋白（ALB）及白蛋白/球蛋白（A/G）的变化情况；肝纤维化和炎症的改善情况；不良反应的发生情况。结论：在常规治疗的基础上辅助鳖甲煎丸治疗乙肝后肝纤维化，有助于抵抗肝纤维化和改善肝功能。

2. 肝癌 杜会萍[2]等运用鳖甲煎丸治疗老年原发性肝癌肝动脉栓塞术后纤维化。将69例患者随机分为对照组34例和观察组35例，均予TACE术。对照组加用甘草酸二铵，观察组加用甘草酸二铵和鳖甲煎丸，3个月为1个疗程。比较肝功能和肝纤维化指标，基于四因子的纤维化指标（FIB-4），天门冬氨酸氨基转移酶（AST）和血小板（PLT）比率指数（APRI）评分，肝脏弹性［肝硬度测定值（LSM）］，临床疗效和不良反应。结果：治疗后观察组肝纤维化指标及FIB-4指数、APRI评分、LSM均明显低于对照组，其余指标组间相近。结论：鳖甲煎丸可明显改善老年肝癌患者 TACE 术后纤维化程度。

3. 胃小弯癌性溃疡　钱伯文[3]等运用鳖甲煎丸治疗胃小弯癌性溃疡。付某，女，64 岁。因胃脘隐痛、胃纳减退 1 年，伴大量呕血 1 次、黑便多次及上腹部肿块，经胃肠钡餐检查，诊为胃小弯癌性溃疡。因患者拒绝手术而改为中医治疗。体检：极度消瘦，中上腹可触及 8cm×6cm 隆起的肿块，质坚硬，不易移动；舌紫暗，苔黄腻，脉细弦。辨证忧郁气结，气滞血瘀。治宜理气活血，消肿软坚。方用鳖甲煎丸，另用枸橘、橘叶、枳壳等随症加减，并加用云南白药。连续服药 3 年余（未用任何西药），大便色泽由黑逐渐转黄，中上腹肿块逐渐缩小以至消失，胃肠钡餐检查已无异常。

4. 早期肝硬化　钱伯文[3]等运用鳖甲煎丸治疗早期肝硬化。秦某，男，53 岁。因巩膜轻度发黄，至某医院检查发现肝大，肋下 2cm，剑突下 2.5cm，质中边钝，胸臂部见有蜘蛛痣，双手见肝掌，经肝功能检查诊为早期肝硬化。曾服中西药 1 年余，症状略有减轻，但仍有上腹不适，胃纳减退，自觉右上腹部有压痛和肿块。诊见食欲不振，四肢无力，面色黧黑，腹部胀满（有轻度腹水），下肢浮肿，小便短少，大便正常，舌苔厚腻，脉细而濡。辨证为正气虚弱，脾失健运，升降失常，水湿积聚。治宜益气健脾利水，佐以活血消肿。用鳖甲煎丸合胃苓汤加减。处方：鳖甲煎丸 6g，分两次吞服。汤剂：陈皮 6g，白术 15g，茯苓 15g，苍术 9g，川厚朴 6g，冬瓜皮 30g，大腹皮 12g，生黄芪 15g，泽泻 12g，茵陈 15g，水煎服。上方根据临床症状略有增减（鳖甲煎丸渐增至日服 12g），先后共服药 28 剂，腹部胀满及上腹压痛较前明显减轻，小便量增多，苔腻。守方服用 3 个月后，腹胀、压痛及下肢浮肿等症状消失，但体力较差。后以益气健脾之法进行调理，数月后逐渐恢复健康，并能参加半天工作。

5. 双侧卵巢囊肿　马剑云[4]运用鳖甲煎丸治疗双侧卵巢囊肿。王某，女，31 岁。开始下腹部隐痛，白带较多，7 个月后妇科检查发现右侧卵巢有一个拳头大包块。某医院超声波检查诊为双侧卵巢囊肿。患者因顾虑术后不能怀孕而拒绝手术，改为中医治疗。诊见下腹坠胀，少腹可触及包块，推之不移，质地较硬，苔薄微黄，脉象小弦。治宜理气消胀，活血化瘀。用人参鳖甲煎丸，每日 3 次，每次 3g。月经期加用少腹逐瘀汤。两个半月后妇科检查示：右侧囊肿由拳头大缩为鸡蛋大，左侧卵巢囊肿已消散，下腹坠胀亦大为减径。继续治疗两年，病情稳定，间接服些丸药以巩固疗效。5 年后顺产一

231

男孩，孕期及产后下腹部均无任何特殊症状，产后 4 个月超声波腹部检查未见任何异常。

【按】辨证要点：胁下癥块。鳖甲煎丸可活血化瘀，软坚散结，主治胁下癥块。方中重用鳖甲软坚消癥，为主药；佐以射干、桃仁、丹皮、芍药、紫菀、硝、黄祛瘀通滞；伍以鼠妇、䗪虫、蜂房、蜣螂则消坚杀虫之效更著；葶苈、石韦、瞿麦利水道；柴胡、桂枝、半夏、厚朴、黄芩、姜理气机，调寒热；人参、阿胶补气血；灶中灰能消癥坚积；清酒能行药势。寒热并用，攻补兼施，共奏行气化瘀、除痰消癥之效。孕妇禁用。

参考文献

[1] 张文富，黄晶晶，黄鸿娜，等．鳖甲煎丸辅助治疗乙肝后肝纤维化的疗效观察 [J]．安徽医药，2019，23（3）：584－587.

[2] 杜会萍，白莉婧，龚燕花，等．鳖甲煎丸治疗老年原发性肝癌肝动脉栓塞术后纤维化的疗效 [J]．中国老年学杂志，2018，38（16）：3895－3897.

[3] 钱伯文，杨静国．鳖甲煎丸的临床应用 [J]．江苏中医杂志，1982（6）：37.

[4] 马剑云．鳖甲煎丸治愈双侧卵巢囊肿 1 例 [J]．中医杂志，1982（7）：65.

七、下瘀血汤

【组成】大黄三两，桃仁二十枚，䗪虫二十枚（熬，去足）。

【用法】上三味，末之，炼蜜和为四丸，以酒一升，煎一丸，取八合顿服之，新血下如豚肝。

【功用】逐血下瘀。

【主治】产妇瘀阻腹痛，及瘀血阻滞，经水不利，腹中癥块等。

【原文】师曰：产妇腹痛，法当以枳实芍药散，假令不愈者，此为腹中有干血着脐下，宜下瘀血汤主之；亦主经水不利。（《金匮要略·妇人产后病脉证治第二十一》）

【运用】

1. 子宫内膜异位症 朱振华[1]等应用加味下瘀血汤治子宫内膜异位症。选择的 42 例患者均已婚，病程 0.5～3 年，具有痛经且呈进行性加剧、月经量多或经期延长、性交痛等症状。以加味下瘀血汤为基本方：大黄 6g，桃仁、土鳖虫、三棱、莪术、延胡索、乌药、赤芍、仙灵脾各 10g，水蛭 3g（研粉吞），党参、当归各 15g，生黄芪 30g。经行腹痛剧烈，加乳香、没药、制香附、炒小茴香；经行量多，加生蒲黄、参三七；经后者，加炙鳖甲、海藻、昆布；伴盆腔炎有热象，加生地黄、丹皮、蒲公英、红藤；寒重去大黄，加桂枝、炮姜等。每日1剂，水煎服，3个月为1个疗程。治以活血化瘀，理气止痛，除积消癥。结果：总有效率85.7%。其中，止痛效果为90%，盆腔肿块或结节消失率为66.6%，治疗后受孕2例。

侯志霞[2]应用加味下瘀血汤治子宫内膜异位症也取得了很好疗效。

2. 子宫腺肌病　李爱芳[3]应用下瘀血汤合四逆散加味治疗子宫腺肌病。选择的28例患者年龄33~50岁，病程1~10年；有流产史24例，经产妇25例。所有患者均有痛经、月经量多症状。应用下瘀血汤合四逆散加味：柴胡10g、炒白芍10g、枳实10g、炙甘草6g、熟地黄10g、当归10g、桃仁10g、制大黄10g、土鳖虫10g、法半夏10g、浙贝母10g、夏枯草15g、海浮石15g、桂枝12g、茯苓10g、苍术15g、皂角刺15g。水煎服，每天1剂，分两次服，3个月为1个疗程，连服两个疗程。阳虚明显，加炮姜5~10g；月经量多明显，加三七5g，仙鹤草20g。患者服两个疗程，无明显不良反应。治疗3个月后，痛经、月经量、子宫体积具有明显改善。

3. 早期肝硬化　杜卫华[4]等应用下瘀血汤治疗早期肝硬化。患者，男，42岁。诊为慢性活动性肝炎、早期肝硬化。长期服用中西药物，病情未见好转，谷丙转氨酶持续不降。患者右胁肋疼痛，固定不移，夜间痛甚，伴头晕耳鸣，五心烦热，口渴不欲饮，盗汗，腰膝酸软无力。体检：面色黧黑，肝大肋下3.2cm，剑突下4.5cm，质韧，压痛；脾在肋下2.5cm，较硬，有轻触痛。舌质紫暗有瘀斑，少津无苔，脉弦细而涩。方用下瘀血汤合一贯煎加减：当归12g、制大黄9g、桃仁6g、土鳖虫6g、生地黄18g、枸杞子15g、沙参15g、麦冬12g、川楝子15g、红花6g、赤白芍各10g、丹参15g、枳壳9g、延胡索9g。水煎服，日1剂。加减服药60余剂，诸症消失，肝功检查各项均正常，随访1年未复发。

【按】辨证要点：腹痛、经水不利、腹中癥块者。方中大黄破血去瘀，泄热通便；桃仁散瘀活血，润肠通便；䗪虫破血逐瘀，软坚散结。诸药相合，共奏破血逐瘀之效。佐以蜂蜜润燥补虚，可扶正气之不足，缓大黄之迫急。如有热状，烦满，口干燥而渴，其脉反无热，此为阴伏，是瘀血也，当下之，宜下瘀血汤。

参考文献

［1］朱振华，孙融融．加味下瘀血汤治子宫内膜异位症42例［J］．四川中医，2001，19（5）：49－50．

［2］侯志霞．下瘀血汤加味治疗子宫内膜异位症49例［J］．山西中医，2010，26

（1）：19 - 20.

[3] 李爱芳. 下瘀血汤合四逆散加味治疗子宫腺肌病疗效观察 [J]. 中国中医药信息杂志，2012，19（4）：76 - 77.

[4] 杜卫华，朱红. 下瘀血汤治疗早期肝硬化 [J]. 吉林中医药，2010，30（4）：336 - 336.

八、胶艾汤

【组成】川芎、阿胶、甘草各二两，艾叶、当归各三两，芍药四两，干地黄六两。

【用法】上七味，以水五升，清酒三升，合煮取三升，去滓，内胶，令消尽，温服一升，日三服，不差，更作。

【功用】养血调经，安胎止血。

【主治】妇人漏下，妊娠下血及妊娠腹中痛。

【原文】师曰：妇人有漏下者，有半产后因续下血都不绝者，有妊娠下血者，假令妊娠腹中痛，为胞阻，胶艾汤主之。（《金匮要略·妇人妊娠病脉证并治第二十》）

【运用】

1. 黄体功能不全性经期延长 曹渊[1]运用胶艾汤加减治疗黄体功能不全性经期延长。将120例患者随机分为研究组和对照组，每组60例。对照组口服地屈孕酮片（10mg，bid）治疗，研究组给予胶艾汤加减（1天1剂，水煎，早晚服用）治疗。治疗3个月经周期，比较两组的基础体温曲线恢复率、疗效及不良反应情况。结果：研究组的基础体温曲线恢复率为75%，明显高于对照组的33.33%；总有效率为96.67%，明显高于对照组的85.00%；不良反应发生率为1.67%，明显低于对照组的8.33%。提示胶艾汤加减治疗黄体功能不全性经期延长疗效确切，可缩短行经时间，安全可靠。

2. 瘢痕子宫人流术后阴道流血 陈绮明[2]运用胶艾汤加减治疗瘢痕子宫人流术后阴道流血。选取剖宫产术后两年内早孕（6周内）并要求无痛人流终止妊娠患者96例为研究对象，随机分为观察组和对照组，每组48例，均行人流术。术后对照组口服宫血宁、阿莫西林胶囊，观察组在此基础上加服胶艾汤，治疗1周，比较出血量、出血时间、治疗有效率及安全性。结果：观察组的出血量为（23.31±4.25）mL，出血时间为（3.21±0.35）天，与对照组比较差异明显；观察组的有效率为89.6%，高于对照组的72.9%；两组不良反应发生率比较差异无统计学意义。结果显示，胶艾汤加减治疗对瘢痕子宫人流术后阴道流血有明显控制作用。

3. 围绝经期功血 韦丽君[3]等运用加味胶艾汤治疗肾虚血瘀型围绝经期功血。将 80 例患者随机分为治疗组和对照组，每组 40 例。治疗组口服加味胶艾汤，对照组口服三七片。观察两组近期止血和中医症状改善情况，并做血常规及凝血功能检查。结果：治疗组的近期止血总有效率为 87.5%，明显高于对照组的 54.8%；治疗组在改善临床症状，缩短 PT、TT 时间，提高 FIB、HGB、RBC、PLT 水平方面，与对照组比较均有显著性差异。结论：加味胶艾汤是治疗围绝经期功血安全有效的方剂。

【按】辨证要点：诸失血证属虚证而见腹中痛者。本方又称芎归胶艾汤。方中阿胶补血止血，调经安胎；艾叶调经温经，止漏安胎，共为君。臣以熟地黄、当归、白芍、川芎补血调经，活血调血，以防出血日久留瘀。甘草调和诸药，配阿胶善于止血，配白芍能缓急止痛；加清酒助药力运行，共为使。诸药合用，以补血止血为主，兼以调经安胎，为治疗血虚崩漏以及安胎的常用方剂。用于治疗出血性疾病如功能性子宫出血、先兆流产、习惯性流产、人工流产后子宫出血、月经多，妊娠子宫出血、产后恶露不尽，产后子宫恢复不良（复旧不全）、血小板减少性紫癜、消化性溃疡、外伤出血等伴有腹痛、贫血者。

参考文献

［1］曹渊. 胶艾汤加减治疗黄体功能不全性经期延长的临床疗效［J］. 中国合理用药探索，2018，15（10）：4-5，23.

［2］陈绮明. 胶艾汤加减治疗瘢痕子宫人流术后阴道流血的临床研究［J］. 中外医疗，2016，35（17）：177-179.

［3］韦丽君，刘玉. 加味胶艾汤治疗肾虚血瘀型围绝经期功血 40 例临床研究［J］. 江苏中医药，2011，43（7）：36-37.

九、大黄䗪虫丸

【组成】大黄十分（蒸），黄芩二两，甘草三两，桃仁一升，杏仁一升，芍药四两，干地黄十两，干漆一两，虻虫一升，水蛭百枚，蛴螬一升，䗪虫半升。

【用法】上十二味，末之，炼蜜和丸小豆大，酒饮服五丸，日三服。

【功用】祛瘀生新

【主治】五劳虚极，干血内停证。形体羸瘦，少腹挛急，腹痛拒按，或按之不减，腹满食少，肌肤甲错，两目无神，目眶暗黑，舌有瘀斑，脉沉涩或弦。

【原文】五劳虚极羸瘦，腹满不能饮食，食伤、忧伤、饮伤、房室伤、饥伤、劳伤，经络营卫气伤，内有干血，肌肤甲错，两目黯黑，缓中补虚，大黄䗪虫丸主之。(《金匮要略·血痹虚劳病脉证并治第六》)

【运用】

1. 宫内膜异位症盆腔疼痛　樊琼[1]等运用大黄䗪虫丸治疗子宫内膜异位症盆腔疼痛。将 126 例气滞血瘀证患者随机分为对照组 64 例和观察组 62 例。两组均口服地屈孕酮片，月经周期的第 5～25 天，1 次 1 片，1 天 2 次。对照组口服散结镇痛胶囊，1 次 4 粒，1 天 3 次，于月经来潮第 1 天开始服药，经期不停用；观察组口服大黄䗪虫丸，1 次 3g，1 天 2 次，经期不停用。两组均连续治疗 3 个月经周期。结果：观察组的疗效优于对照组。表明在孕激素治疗的基础上，采用大黄䗪虫丸治疗子宫内膜异位症盆腔疼痛（气滞血瘀证），可进一步减轻盆腔疼痛症状，提高患者的生活质量和临床疗效，且能调节前列腺素、基质金属蛋白酶及促炎因子水平等。

2. 原发性血小板减少性紫癜　赵荣俊[2]运用大黄䗪虫丸治疗原发性血小板减少性紫癜。童某，女，36 岁。皮肤经常出现紫癜，伴齿衄、头晕、乏力约 5 年。近 3 个月来病情加重，月经不规则，量多色暗，精神萎靡，失眠多梦，腹胀，食欲不振。诊见形体消瘦，面色灰暗不泽，两目黯黑，唇色暗红，皮肤紫癜，齿龈色黑微肿，触之渗血，舌暗青紫，舌苔薄白微干，脉沉细而涩。血小板计数 68×10^9/L，超声波检查：肝肋缘下 4cm，脾肋下 1cm。证属瘀血内阻，络脉不畅，新血不生。治宜祛瘀生新，缓中补虚。处方：大黄 10g（先煎），䗪虫 8g，黄芩 10g，赤芍、白芍各 10g，桃仁 10g，干地黄 10g，杏仁 10g，甘草 10g，水蛭 2g（焙研冲服），鸡血藤 30g，鳖甲 10g，三七 3g（研粉冲服）。水煎服，每日 1 剂。连服 10 剂后，头晕、食欲、精神均有所好转。继服 35 剂，精神、食欲接近正常，面色转红，紫癜、齿衄大减，月经接近正常。上方加当归 10g，阿胶 10g（烊化），又服 1 个月，诸症消失，血小板计数 124×10^9/L。再以上方 10 剂量研细蜜丸，每次 10g，日两服，以资巩固。随访 1 年，血小板数在 112×10^9/L，未再出现出血症状。

3. 慢性胆囊炎　王乃山[3]运用大黄䗪虫丸治疗慢性胆囊炎。王某，男，58 岁。患胆囊炎 16 年，曾多次住院治疗，均诊为胆囊炎、胆石症。曾多次胆囊造影，因不显影失败。曾接受过中药排石治疗，未能痊愈。医生建议做胆囊切除术，因其畏惧手术未予接受。今因饮食不慎复发，寒热往来，呕吐绿水，胆区绞痛，先予补液、抗炎、解痉、镇痛等对症治疗，10 日后症状缓解。察其面色黧黑灰暗，遍布褐斑红丝，舌色紫暗，两侧有瘀点，因受以前经验启示，建议其试服大黄䗪虫丸，每日两次，每次 5g。共服 10 瓶，服药期间虽小痛几次，但无大碍，未服其他药即自解，至今将近半载，未再复发。"六腑以通为顺"，胆囊疾患，多有便秘相随，患者服此丸多有轻泻，实乃对证之剂。

4. 术后肠粘连 林郁芳[4]运用大黄䗪虫丸治疗术后肠粘连。宋某，女，42 岁。行子宫次全切除术后年余，经常小腹隐痛，大便秘结，形体消瘦，手心灼热，食纳不佳，舌质红，舌尖有瘀点，脉细数。此系术后气血亏虚，久虚成瘀，瘀阻络道，腑气失畅。用大黄䗪虫丸祛瘀通闭，补虚扶正，每次 3g，每日 3 次，连服半月。药后便秘、腹痛消失，食欲增加。后又用当归养血膏、大黄䗪虫丸交替服用半月，以巩固疗效。

5. 颜面色素沉着 林郁芳[4]运用大黄䗪虫丸治疗颜面色素沉着。范某，女，31 岁。颜面黑斑已两年不退，五心烦热，月经量极少，腰酸，少腹胀痛，舌质淡红，舌尖有瘀点，苔薄白，脉细数。证属肝郁肾虚血瘀。治以疏肝益肾，活血化瘀。方用大黄䗪虫丸、金铃子散、六味地黄汤加减：金铃子 10g，延胡索 10g，郁金 10g，生熟地黄各 12g，山药 12g，山茱萸 12g，丹皮 10g，茯苓 10g，泽泻 10g。水煎服。6 剂，嘱月经来潮时开始服。另配大黄䗪虫丸，每次 3g，日 3 次。共服中药 18 剂，颜面黑斑消退，月经量正常，腰酸腹痛、五心烦热等症消失。颜面黑斑属瘀血内阻阳络。大黄䗪虫丸的君臣药均为虫类药，"虫以动其瘀"，病血去则血脉流通，颜面得以濡养，故面色得以复常。

6. 银屑病 林郁芳[4]运用大黄䗪虫丸治疗银屑病。吴某，男，35 岁。1个月前某医院诊为银屑病。治疗 1 个月后好转出院，出院时诊为银屑病静止期。现患者左肘关节内侧尚有粟米大一颗，表面附着较薄之银色鳞屑，基底呈红色，鳞屑强行剥离后，底面可见筛状出血点，发痒，舌淡红，苔薄白，脉沉细。此乃血瘀，肌肤失养。治宜祛瘀生新，养血润肤。方用大黄䗪虫丸，每次 3g，日 3 次。连服两周后鳞屑隐没，基底不见红色。继服 1 月后，皮肤完全正常。随访两年，未复发。

7. 子宫肌瘤 高鹏翔[5]运用大黄䗪虫丸治疗子宫肌瘤。曹某，女，48岁，未婚。两年前因劳累而出现阴道大流血，经用止血剂，症情缓解。其后月经量明显增多，经期延长。1981 年经妇科检查诊为子宫肌瘤，经治疗后病情不见好转，转入中医科治疗。B 超示：子宫前位，8.8cm×6.6cm×7.8cm，肌壁肥厚，可见数个大小不等的肌瘤反射。血红蛋白 48g/L，红细胞 $2.7 \times 10^{12}/L$。诊断为子宫肌瘤、继发性贫血。诊见颜面苍白，口唇淡红，腰腹痛，不能下地行走，舌质淡，苔薄黄，脉沉细。证属虚劳夹瘀。选用大黄䗪虫丸，1次 1 丸，日服 3 次。服药 3 周后，丸剂每日加至 6 丸。共服药 88 天，月经来潮 3 次，后两次月经不超过 1 周，经量明显减少，腰腹痛消失，食增，体重增加。复查：血红蛋白 77 g/L，红细胞 $4.8 \times 10^{12}/L$。B 超报告：子宫 7.7cm × 7.8cm × 6.6cm，未见明显异常，诸症明显好转。

【按】辨证要点：虚劳症见面目黯黑、肌肤甲错者。本方名为大黄䗪虫丸，方中大黄、䗪虫、虻虫、水蛭、蛴螬、干漆、桃仁活血破瘀，通络消积；地黄、芍药养血补虚；杏仁宣肺理气，以利瘀血消散；黄芩清血瘀之热；甘草、白蜜益气缓中；用酒饮服药，以助活血通经。诸药相合，寓补于消，药虽峻猛，以丸缓图，使瘀去新生，气血渐复。现代临床中，本方可用于治疗闭经、卵巢囊肿、子宫肌瘤、盆腔炎性包块及结核性盆腔炎、盆腔腹膜炎等妇科病证之外，还可用于治疗血瘀头痛、高血压、胸痹、脑血栓、脑栓塞恢复期、四肢麻木等内科疾病；用于闭塞性脉管炎、周围血管病、静脉曲张并发症及后遗病等周围血管疾病；用于治疗慢性活动性肝炎，亚急性重症肝炎，肝硬化等肝脏疾病；股骨骨折合并软组织挫伤、胫腓骨骨折合并软组织挫伤、膝关节交叉韧带及侧付韧带离断伤、腰脊劳损、坐骨神经痛、乳腺增生、肠粘连及腹膜炎等骨科疾病；肝癌、胃癌、肺癌、前列腺癌、宫颈癌、乳腺癌、脑垂体癌等肿瘤；

参考文献

[1] 樊琼，韦玉娜，尹玲，等．大黄䗪虫丸治疗子宫内膜异位症盆腔疼痛气滞血瘀证的临床观察 [J/OL]．中国实验方剂学杂志：1 – 6 [2019 – 04 – 01]．https：//doi. org/10. 13422/j. cnki. syfjx. 20191131.

[2] 赵荣俊．运用大黄䗪虫丸治验三则 [J]．中医杂志，1986 (12)：26.

[3] 王乃山．大黄䗪虫丸治验慢性胆囊炎斑见 [J]．中成药研究，1985 (2)：19.

[4] 林郁芳．大黄䗪虫丸临床新用 [J]．浙江中医学院学报，1988 (1)：26.

[5] 高鹏翔．大黄䗪虫丸治验三则 [J]．吉林中医药，1987 (2)：25.

第十四章　化湿利水祛痰经方

一、五苓散

【组成】猪苓十八铢（去皮），泽泻一两六铢，白术十八铢，茯苓十八铢，桂枝半两（去皮）。

【用法】上五味，捣为散，以白饮和服方寸匕，日三服，多饮暖水，汗出愈，如法将息。

【功用】温阳健脾，化气行水。

【主治】膀胱气化不利之蓄水证。小便不利，头痛微热，烦渴欲饮，甚则水入即吐；或脐下动悸，吐涎沫而头目眩晕；或短气而咳；或水肿、泄泻。舌苔白，脉浮或浮数。

【原文】太阳病，发汗后，大汗出，胃中干，烦躁不得眠，欲得饮水者，少少与饮之，令胃气和则愈。若脉浮，小便不利，微热，消渴者，五苓散主之。（《伤寒论》第71条）

发汗已，脉浮数，烦渴者，五苓散主之。（《伤寒论》第72条）

伤寒，汗出而渴者，五苓散主之；不渴者，茯苓甘草汤主之。（《伤寒论》第73条）

中风发热，六、七日不解而烦，有表里证，渴欲饮水，水入则吐者，名曰水逆，五苓散主之。（《伤寒论》第74）

病在阳，应以汗解之，反以冷水潠之，若灌之，其热被劫不得去，弥更益烦，肉上粟起，意欲饮水，反不渴者，服文蛤散；若不差者，与五苓散。寒实结胸，无热证者，与三物小陷胸汤，白散亦可服。（《伤寒论》第141条）

本以下之，故心下痞，与泻心汤，痞不解，其人渴而口燥烦，小便不利者，五苓散主之。（《伤寒论》第156条）

太阳病，寸缓、关浮、尺弱，其人发热汗出，复恶寒，不呕，但心下痞者，此以医下之也。如其不下者，病人不恶寒而渴者，此转属阳明也。小便数者，大便必鞕，不更衣十日，无所苦也。渴欲饮水，少少与之，但以法救之。渴者，宜五苓散。（《伤寒论》第244条）

霍乱，头痛、发热、身疼痛、热多欲饮水者，五苓散主之；寒多不用水者，理中丸主之。(《伤寒论》第386条)

假令瘦人，脐下有悸，吐涎沫而癫眩，此水也。五苓散主之。(《金匮要略·痰饮咳嗽病脉证并治第十二》)

【运用】

1. 脑水肿 周小毛[1]等对五苓散治疗脑水肿疗效及安全性进行了Meta分析。纳入11篇文献，共856例患者。结果显示，五苓散联合常规治疗总有效率高于常规治疗。在脑水肿体积方面，无论治疗7天、10天还是14天，五苓散联合常规治疗均优于常规治疗。格拉斯哥昏迷评分（GCS）显示，治疗7天时，两组对GCS评分的改善效果相当；而治疗10天及14天后五苓散联合常规治疗均明显优于常规治疗。描述性分析结果显示，五苓散联合常规治疗不良反应较少。结论：五苓散治疗脑水肿具有一定疗效，且不良反应少，安全性较高；其治疗脑水肿的疗效与使用疗程的长短有关。

2. 乙型肝炎肝硬化腹水 龚文涵[2]运用五苓散联合恩替卡韦治疗乙型肝炎肝硬化腹水。将90例患者分为治疗组和对照组。对照组给予单纯的抗病毒药物恩替卡韦治疗，观察组采用抗病毒药物恩替卡韦＋五苓散治疗，比较两组的治疗效果，以及肝功能指标AST、ALT和HBV－DNA。结果：观察组的治疗效果高于对照组，肝功能指标AST、ALT和HBV－DNA优于对照组。表明抗病毒药物恩替卡韦＋五苓散治疗乙型肝炎肝硬化腹水，可显著改善患者肝功能，促进腹水消退，促使体重和尿量恢复正常，安全有效。

3. 神经源性膀胱 零玲[3]等运用五苓散联合针刺疗法加减治疗神经源性膀胱。将44例患者分为五－针组和针刺组，每组22例，两组均采用针刺疗法。在此基础上，五－针组加用五苓散加减治疗。比较两组的住院时间、治疗总有效率和临床症状明显缓解时间。结果：五－针组的总有效率为90.91%，高于针刺组的63.64%，住院时间和临床症状明显缓解时间均短于针刺组，表明五苓散加减治疗神经源性膀胱效果较好，能够快速缓解临床症状，促进患者康复。

4. 急性肾炎 易安全[4]运用五苓散加茅根汤加味治疗急性肾炎。选择38例患者，痊愈36例，显效2例。基本方：茯苓、猪苓、泽泻各15g，桂枝9g，鲜茅根60g。表热者，加金银花、连翘；表寒者，加荆芥、防风；兼见疮毒，加千里光、野菊花；肝阳头痛，加钩藤、夏枯草；兼呕吐，加黄连、半夏；脾肾两虚肿甚，加车前子、益母草；尿蛋白不消，加黄芪、党参。李某，男，

18岁。7天前曾患感冒,服药后好转。近4天来尿少水肿,头晕,食少乏力,舌淡红,苔白,脉沉濡。查尿常规:蛋白(++),管型(+),红细胞(+),白细胞(+)。诊为急性肾炎。处方:白术、茯苓、猪苓、泽泻各15g,桂枝9g,鲜茅根60g,益母草15g,车前子12g(布包)。水煎服。两剂后尿量大增,肿消过半。守方加茯苓皮15g,再进两剂诸症消失,小便化验转阴痊愈。

5. 肾积水 苏大培[5]等运用五苓散治疗肾积水。李某,男,31岁。左侧腰部呈持续性坠胀疼痛,痛引小腹,伴小便短数色黄,纳差,神疲,舌淡红,脉沉细稍数。尿常规示:红细胞、白细胞少许。超声波示:左肾积水。证属下焦湿热,膀胱气化失司。治以清热利湿,化气利尿。处方:泽泻、茯苓各15g,猪苓、苍术、白术、威灵仙、生黄芪、牛膝各15g,桂枝5g。水煎服。8剂后疼痛止,尿通畅。又服5剂,超声波复查,积水消失。

6. 输尿管结石 余光明[6]运用五苓散治疗输尿管结石。陈某,男,42岁。腰痛,少腹痛,小便频急而痛,舌淡体胖,苔薄白,脉沉细。腹部平片示:输尿管远端结石,约1.5cm×1cm。证属肾阳虚,膀胱气化失常,气机郁滞。治以温阳化气行水兼疏利气机。处方:桂枝12g,白术15g、猪苓、茯苓、泽泻各30g,附片、枳壳、香附各15g,白芍、金钱草各30g,炙甘草6g。水煎服。3剂后感茎中刺痛,排出黑褐色结石1枚,约1.2cm×0.8cm,病告愈。

【按】辨证要点:表虚证兼见心下停饮、小便不利者。方中茯苓、猪苓、泽泻淡渗利水,导水下行;白术健脾运湿;桂枝内助膀胱气化,外解太阳之表。五药合用,共奏化气行水、通里达表之效。临床常用于治疗急慢性肾炎、水肿、肝硬化腹水、心源性水肿、急性肠炎、尿潴留、脑积水等属水湿内停者。

参考文献

[1]周小毛,任醒华,张家明,等.五苓散治疗脑水肿疗效及安全性的Meta分析[J].中国中医急症,2019,28(2):248-252.

[2]龚文涵.五苓散联合恩替卡韦对乙型肝炎肝硬化腹水的治疗作用研究[J].首都食品与医药,2019,26(01):51.

[3]零玲,农振勇.针刺疗法联合五苓散加减治疗神经源性膀胱的疗效观察[J].当代医药论丛,2018,16(20):154-155.

[4]易安全.五苓散加茅根治疗急性肾炎[J].四川中医,1985(9):19-20.

[5]苏大培,李国正.五苓散加味治疗肾积水[J].四川中医,1985(10):23.

[6]余光明.五苓散加味临床治例[J].四川中医,1983(4):38.

二、猪苓汤

【原方】猪苓（去皮）、茯苓、泽泻、阿胶、滑石（碎）各一两。

上五味，以水四升，先煮四味，取二升，去滓，纳阿胶烊消。温服七合，日三服。

【功效】育阴润燥，清热利水。

【主治】水热互结证。小便不利，发热，口渴欲饮，或心烦不寐，或兼有咳嗽、呕恶、下利，舌红苔白或微黄，脉细数。又治血淋，小便涩痛，点滴难出，小腹满痛者。临床常用于治疗泌尿系感染、肾炎、膀胱炎、产后尿潴留等属水热互结兼阴虚者。

【原文】若脉浮发热，渴欲饮水，小便不利者，猪苓汤主之。（《伤寒论》第 223 条）

少阴病，下利六七日，咳而呕渴，心烦不得眠者，猪苓汤主之。（《伤寒论》第 319 条）

脉浮发热，渴欲饮水，小便不利者，猪苓汤主之。（《金匮要略·消渴小便不利淋病脉证并治第十三》）

【运用】

1. **神经源性膀胱** 符杨浠[1]运用猪苓汤加味治疗糖尿病神经源性膀胱。将 60 例患者随机分为对照组和治疗组，每组 30 例。对照组采用甲钴胺胶囊治疗，治疗组在此基础上加用猪苓汤加味治疗。比较两组的临床疗效和不良反应发生情况。结果：治疗组的总有效率为 93.3%，高于对照组的 80%。治疗期间，治疗组未出现药物不良反应，对照组有 1 例出现轻微头晕。表明猪苓汤加味治疗糖尿病神经源性膀胱疗效确切，用药安全。

2. **水肿** 徐璐薇[2]运用猪苓汤治疗心衰终末期顽固性水肿。选取 30 例心衰终末期患者，均出现顽固性水肿，均给予猪苓汤治疗。观察患者治疗前后的小腿周径、脑钠肽 BNP 水平、体重水平、心衰指标等实验数据。结果：经治疗，入组患者的小腿周径显著缩小，脑钠肽 BNP 水平以及体重水平均显著下降。治疗后患者心衰指标检测水平均出现明显改变。治疗前后分别行心脏彩超检查，进行疗效判定，提示 29 例好转，好转率 96.7%。均未出现治疗相关不良反应。结论：猪苓汤治疗心衰终末期顽固性水肿疗效确切。

3. **慢性肾小球肾炎** 杨薪博[3]运用复方猪苓汤治疗慢性肾小球肾炎。将 80 例患者分为对照组和试验组。两组均给予常规西医治疗，试验组在此基础上给予复方猪苓汤治疗。比较两组的治疗效果、各项指标和不良反应发生情况。结果：试验组的治疗效果优于对照组，各项指标较对照组明显更好，不良反应发生率较对照组明显更低。表明复方猪苓汤用于慢性肾小球肾炎效果良好，能明显提升治疗效果，降低不良反应发生率。

4. 流行性出血热休克期　程孝慈[4]运用复方猪苓汤治疗流行性出血热休克期。13 例均为流行性出血热休克期伴少尿的青壮年患者。治以口服猪苓汤为主。处方：猪苓 30g，泽泻 30g，茯苓 15g，阿胶 30g（隔水烊化约 30mL，加糖另服）。腹泻者，加滑石 10g。煎药时加水量每剂不超过 300mL，文火煎两次，每次浓缩至 70~80mL。先服烊化的阿胶，再服第一煎药，分数次或 1 次服完，以不呕出为原则。半小时后继服第二煎药，服法同前。服中药的同时补给适当不同浓度的晶体液（包括纠酸用的碱性溶液）和葡萄糖液。结果 11 例在休克期前段给药后，9 例中止进入休克期后阶段，2 例进入休克期后阶段；另 2 例先经西药治疗，进入休克期后改用猪苓汤治疗，无 1 例死亡。

【按】辨证要点：小便不利，口渴，身热，舌红，脉细数者。猪苓汤为祛湿剂，具有利水、养阴、清热之功效，主治水热互结证。方中猪苓、茯苓、泽泻甘淡渗湿利水；阿胶甘平，育阴润燥；滑石清热去湿通窍，以利小便，合为育阴润燥、清热利水之剂。临床常用于治疗泌尿系感染、肾炎、膀胱炎、产后尿潴留等属水热互结兼阴虚者。因本方为渗利之剂，内热盛、汗出多而渴者忌用。

参考文献

［1］符杨浠. 猪苓汤加味治疗糖尿病神经源性膀胱的临床疗效研究［J］. 河北中医药学报，2018，33（6）：24－26.

［2］徐璐薇. 猪苓汤治疗心衰终末期顽固性水肿的临床疗效分析［J］. 中外医疗，2018，37（21）：155－157.

［3］杨薪博. 复方猪苓汤应用于慢性肾小球肾炎治疗的效果研究［J］. 中国医疗设备，2017，32（S2）：75－76.

［4］程孝慈. 猪苓汤治疗流行性出血热休克期报告——附 25 例临床分析［J］. 中医杂志，1982（6）：34.

三、真武汤

【组成】茯苓三两，芍药三两，白术二两，生姜（切），附子一枚（炮，去皮，破八片）。

【用法】上五味，以水八升，煮取三升，去滓，温服七合，日三服。

【功用】温阳利水。

【主治】阳虚水泛证。症见畏寒肢厥，小便不利，心下悸动不宁，头目眩晕，身体筋肉瞤动，站立不稳，四肢沉重疼痛，浮肿，腰以下为甚；或腹痛，泄泻；或咳喘呕逆。舌质淡胖，边有齿痕，舌苔白滑，脉沉细。

【原文】太阳病，发汗，汗出不解，其人仍发热，心下悸，头眩，身瞤动，振振欲擗地者，真武汤主之。（《伤寒论》第82条）

少阴病，二三日不已，至四五日，腹痛，小便不利，四肢沉重疼痛，自下利者，此为有水气。其人或咳，或小便利，或下利，或呕者，真武汤主之。（《伤寒论》第316条）

【运用】

1. **肾脏疾病** 谭福天[1]应用真武汤治疗慢性肾炎。陈某，女，16岁。患肾炎两年余，反复发作，屡治不效。近因受凉复发，症见面色苍白，周身高度水肿，腹水征阳性，呼吸喘促，尿少难出，每日仅排出 200～300mL，不能平卧，伴有恶心呕逆，舌淡胖大，边有齿痕，苔白而腻，脉沉细无力。尿常规：蛋白（＋＋＋），红细胞（＋），白细胞（＋＋），脓细胞满视野，颗粒管型 2～5 个。血常规：白细胞 13×10^9/L，血红蛋白 80g/L，红细胞 2.9×10^{12}/L，中性 84%，淋巴 16%。二氧化碳结合力 14.5mmol/L，尿素氮25.7mmol/L。诊为慢性肾炎、尿毒症。曾用抗生素、激素、碱性药物治疗不见好转。证属脾肾阳虚，湿浊内蕴。拟真武汤加味：附子10g，茯苓20g，白术15g，白芍10g，生姜5g，厚朴10g，大腹皮20g，桂心15g，砂仁10g，竹茹20g，桃仁10g，红花20g。煎服5剂，尿量增多，每日排出 500～800mL。继服5剂，水肿、腹水消失大半，尿量每日达 1000mL 左右。共服30剂，诸症消失，尿常规化验正常。

杨薪博[2]等应用加味真武汤治疗糖尿病肾病，取得了很好疗效。

2. **尿路结石** 孙宁宁[3]应用真武汤治疗尿路结石。患者男，65岁。诉3年前体检时发现左肾有泥沙样结石，曾做微创手术排石成功。1年前，因饮酒后又发疼痛并伴有尿血，彩色B超提示：右肾结石 1.2cm×0.8cm，并伴大量积液，遂住院治疗。期间症状减轻，出院后反复发作。诊见左肾结石伴积液，腰痛，痛时大汗出，形体虚弱，纳差，睡眠质量不好，情绪低落，大便可，小便清长，舌质淡，苔薄白微润，脉沉而细无力。中医辨证为淋证，证属肾阳虚衰，气不化水，水饮内停。治以温阳化饮，利水通淋，真武汤加味。处方：茯苓30g，生白术12g，白芍15g，炮附子10g（先煎），生姜15g，黄芪

30g, 怀牛膝 15g, 车前子 15g（布包）。共 6 剂, 日 1 剂, 分早晚温服, 禁忌辛辣油腻, 多饮水, 适量运动, 注意排小便。

3. 肝硬化腹水　杨永沧[4]应用真武汤治疗肝硬化腹水。刘某, 男, 54岁。腹部胀大 3 月余, 医院诊为肝硬化腹水, 治疗月余无效。诊见腹大如鼓, 右胁下胀痛, 脐凸, 腹壁脉络暴露, 形体消瘦, 双下肢轻度浮肿, 精神疲惫, 畏寒肢冷, 气微促, 心悸, 头昏眼花, 听力下降, 食欲不振, 大便稀溏, 日 4～8 次, 小便量少、色清, 舌体胖大、质淡, 苔白厚腻, 脉沉结。此乃脾肾阳虚, 气滞水停。治宜温阳化气行水, 辅以开郁化滞。处方: 熟附子 30g, 茯苓 30g, 白术、白芍各 12g, 吴茱萸 6g, 生姜 10g。煎服 3 剂后, 腹部胀痛减轻, 尿量增多, 纳谷稍增。又增夜间咳嗽气促, 此乃水饮上逆。处以熟附子、党参、茯苓、陈皮各 30g, 肉桂 9g, 干姜 15g, 白术 20g, 杏仁、前胡各 12g, 细辛 6g, 甘草 10g。煎服 3 剂后, 咳嗽气促明显减轻, 畏寒肢冷等均有好转, 纳谷渐香, 腹软, 尿量增多, 但大便仍溏、日 2～3 次。前方加减: 熟附子、白术、白茯苓各 15g, 党参 18g, 干姜、白芍、草果仁、大腹皮、杏仁各 12g, 麻黄 10g, 细辛 9g, 五味子 6g。煎服 3 剂后, 下肢肿消, 大便仍稀溏, 日 1～2 次。继以上方出入服 19 剂后, 诸症消失, 已能参加劳动。

4. 慢性心力衰竭　伍燕宏[5]等对真武汤加减治疗慢性心力衰竭进行了 Meta 分析, 系统评价真武汤加减治疗慢性心力衰竭的临床疗效。方法: 对中国知网、维普数据库、万方数据库、PubMed、Embase 等数据库进行系统检索, 搜集真武汤加减治疗慢性心力衰竭的相关随机对照实验, 采用 Rev-Man5.3 软件进行 Meta 分析。结果: 共纳入符合要求的 RCT 文献 27 篇, 结果显示, 真武汤治疗慢性心力衰竭的效果优于对照组, 中医证候较对照组改善明显, 左心室射血分数较对照组明显改善。结论: 真武汤加减治疗慢性心力衰竭疗效显著, 且安全性好。

5. 面肌痉挛症　张广麒[6]应用真武汤治疗面肌痉挛。田某, 男, 64 岁。左侧颜面部肌肉阵发性跳动月余, 每日发作 10 数次不等, 每次 4～8 分钟, 发作剧烈时牵扯左嘴角抽动, 以手按压不能制止。经镇静、抗癫痫治疗半月, 针灸、理疗、服中药 1 周, 均未控制发作。诊见形体丰腴, 神差疲惫, 面色黄浮, 面肌痉挛时伴轻微的全身无定点肌肉跳动, 痉挛后常感眩晕、心悸, 近 1 月来腰部酸痛明显, 面肌痉挛增剧时, 腰痛轻微或不痛, 腰痛剧时则面肌痉挛明显减轻, 夜尿频而量少, 舌淡红, 苔薄白中略腻, 脉沉缓。证属肾阳衰微, 水湿内停。处方: 附子 30g, 茯苓 30g, 白术 15g, 杭芍 15g, 生姜 3

片，泽泻 15g，怀牛膝 15g。水煎服，日 1 剂。服药 4 剂，面肌痉挛明显减轻。再服 4 剂，基本治愈。后以金匮肾气汤调治周余，诸症悉除。

【按】辨证要点：头晕心悸，下肢浮肿或痛，脉沉。本方主治阳虚水泛证。方中附子温肾暖土；茯苓健脾渗湿；生姜辛温，既扶附子温阳祛寒，又助茯苓温散水气；白术健脾燥湿，强化中阳健运；芍药既可缓和姜、附燥烈之性，又能敛阴缓急，和营止痛。诸药相伍，共奏温阳利水之效。临床常用于治疗慢性肾小球肾炎、心源性水肿、甲状腺功能低下、慢性支气管炎、慢性肠炎、肠结核等属脾肾阳虚、水湿内停者。

参考文献

[1] 谭福天. 真武汤运用一得 [J]. 吉林中医药，1984（6）：23.

[2] 杨薪博，刘超梅，安存. 加味真武汤在糖尿病肾病临床治疗中的疗效研究 [J]. 现代中医药，2018（6）：20－21，30.

[3] 孙宁宁，武鑫，张松江，等. 经方治疗泌尿系结石临证经验 [J]. 中国中医药现代远程教育，2018（20）：83－85.

[4] 杨永沧. 温阳利水法治疗鼓胀病 [J]. 四川中医 1985（3）：44.

[5] 伍燕宏，郑景辉，罗蔚，等. 真武汤加减治疗慢性心力衰竭 Meta 分析 [J]. 河南中医，2019（1）：22－27.

[6] 张广麒. 真武汤治疗不自主运动病证四则 [J]. 江苏中医杂志，1982（5）：38.

四、瓜蒌瞿麦丸

【组成】瓜蒌根二两，茯苓、山药各三两，附子一枚（炮），瞿麦一两。

【用法】上五味，末之，炼蜜丸梧桐子大。饮服三丸，日三服。不知，增至七八丸，以小便利、腹中温为知。

【功用】清上润燥，温肾利水。

【主治】下焦阳虚，小便不利，有水气，其人若渴，腹中冷。

【原文】小便不利者，有水气，其人若（一作"苦"）渴，瓜蒌瞿麦丸主之。（《金匮要略·消渴小便不利淋病脉证并治第十三》）

【运用】

1. **水肿、小便少** 叶腾辉[1]运用瓜蒌瞿麦丸治疗水肿、小便少。张某，女，50 岁。素体肥胖，四肢浮肿 1 年余。面色㿠白无华，小便短少不利，胃呆纳差，头晕少气，体倦腰酸，畏寒肢冷，并见口渴且苦，舌淡红，苔滑润，脉沉缓。此属脾肾阳虚，不能化气行水，水饮泛溢，津不上承。治宜温肾扶阳，健脾运湿。方取瓜蒌瞿麦丸：附子 15g（先煎 1 小时），山药 30g，瓜蒌根 30g，茯苓 15g，瞿麦 15g，怀牛膝 20g，冬瓜仁 30g，巴戟天 15g，焦白术 15g，大腹皮 15g。煎服 10 剂，诸症悉除。凡久病劳伤，损伤脾肾之阳气，而致升降失常，运化无权，三焦决渎功溃，临床表现无论小便量多或点滴难下，其人若渴，腰腹有冷感之水肿、淋证、消渴，均可用此方加减治之。

王艳桐[2]等运用瓜蒌瞿麦丸加味治疗糖尿病合并肾病型高度浮肿，疗效很好。

刘娜[3]等报道了国医大师张琪运用经方治疗肾源性水肿的经验，其中，运用瓜蒌瞿麦丸治疗水肿、小便少经验丰富。

2. 肾盂积液 张致祥[4]运用瓜蒌瞿麦丸治疗肾盂积液。张某，女，53岁。腰痛、水肿半年，诊见尿频、尿急量少，大便干，腹胀不适，手心热，口干不欲饮，少腹及下肢不温，舌质暗，舌尖淡红少苔，根部腻，脉沉弦。体重 62kg，肾区叩击痛阳性，血尿常规及肾功能正常，肾盂静脉造影确诊为右侧肾盂积液。诊为阴水，腰痛（右侧肾盂积液）。证属阳虚水泛。此乃肾阳不足，命门火衰，寒湿内蕴，浮阳上扰而致之上燥（热）下湿（寒），气化失司，络脉受阻，水与血结而成。治以温下润上，佐以活血利水。方用瓜蒌瞿麦丸加味：茯苓 30g，山药 15g，花粉 9g，瞿麦 30g，附子 9g，泽兰叶 30g，苍耳子 15g，大黄 6g，土元 6g，桃仁 9g，益母草 30g。上方随症加减，煎服 1剂后尿量增加，体征明显改善。服 18 剂后临床症状基本消失，超声波探查右侧肾盂积液消失，肾脏形态位置正常。告愈出院，随访 3 年，未复发。张氏认为，肾阳不足、下寒上燥是本方证的重要病机；口渴、少腹不温或下肢冷、小便不利、水肿是其主症。

3. 肝硬化腹水 张谷才[5]运用瓜蒌瞿麦丸治疗肝硬化腹水。徐某，男，44 岁。肝硬化腹水半年，口干舌燥，渴而欲饮，饮又不多，鼻衄，齿龈出血，腹部胀大，青筋已露，下肢浮肿，小便不利，舌红苔白，脉来小弦。证属肝郁气滞，久郁化火，水饮内停，气化不利。治仿瓜蒌瞿麦丸法，清其上而温其下。处方：白茅根 30g，黄芩、丹皮、附子各 6g，茯苓、天花粉、山药、泽泻、车前子、牛膝各 10g。上方加减煎服 5 剂后，小便渐多，腹胀、下肢肿消退，口干舌燥，渴饮、衄血均有所减轻。心肝之火渐衰，脾肾之阳渐复，故得一时缓解。原方再服 10 剂，诸症慢慢消退，病情暂时稳定，仍用原方加减调治。

4. 输尿管结石 程昭寰[6]运用瓜蒌瞿麦丸治疗输尿管结石。郭某，男，35 岁。腰痛阵发，伴少腹拘急牵引疼痛 3 月余，曾拍片诊为右输尿管结石。

诊见腰痛难忍，少腹拘急，小便淋涩不畅，口渴引饮，饮入则吐，自觉心烦，舌质红、胖大有齿痕，苔薄黄，脉沉细而数。证属湿热石淋，阴阳两虚，以阴虚为主。方拟瓜蒌瞿麦丸加味：瞿麦 15g，山药 15g，茯苓 30g，天花粉 12g，熟附子 10g，金钱草 30g，川牛膝 12g，鸡内金 10g（研末冲）。煎服上方 10 剂，腰痛减轻，但少腹胀痛拘急未见好转，脉舌同前。仍守方再服，至 25 剂时，小便时突然阴茎剧痛难忍，约两小时后排出如粟米大结石若干颗，疼痛消失。后以固肾法善后，拍片复查未见异常。肾以气为用，气化则水出，气化才能推动砂石排出。因此，在清利排石方中佐以附子，既能使肾阳振奋，又免因清利太过而走泄真阴。故瓜蒌瞿麦丸重用瞿麦，加入金钱草、鸡内金以增其清热排石之力，加牛膝以活血固肾，效果较好。

【按】辨证要点：小便不利、口渴，腹中冷。瓜蒌瞿麦丸主要用于肾不化气、水气内停等病证。方中瓜蒌根、山药生津润燥，瞿麦、茯苓淡渗行水以利小便，附子温肾化气。五药相配，共奏清上润燥、温肾利水之效。

参考文献

[1] 叶腾辉. 金匮瓜蒌瞿麦丸临床运用举隅 [J]. 成都中医学院学报，1986（4）：33.

[2] 王艳桐，郭春英，孙军. 瓜蒌瞿麦丸加味治疗糖尿病合并肾病型高度浮肿 2 例 [J]. 吉林中医药，2001，21（6）：58.

[3] 刘娜，张佩青，王立范，等. 国医大师张琪运用经方治疗肾源性水肿经验 [J]. 中医药学报，2017，45（4）：60-61.

[4] 张致祥. 运用仲景方治疗水肿的实践 [J]. 陕西中医，1983（6）：16.

[5] 张谷才. 从《金匮要略》谈相反的配伍方法 [J]. 安徽中医学院学报，1983（2）：39.

[6] 程昭寰. 谈《金匮》的瓜蒌瞿麦丸证 [J]. 山东中医杂志，1983（2）：7.

五、甘姜苓术汤

【组成】甘草、白术各二两，干姜、茯苓各四两。

【用法】上四味，以水五升，煮取三升，分温三服，腰中即温。

【功用】温中除湿。

【主治】肾着之病。身劳汗出，衣里冷湿，身重，腰及腰以下冷痛，如坐水中，腹重，口不渴，小便自利，饮食如故。

【原文】肾着之病，其人身体重，腰中冷，如坐水中，形如水状，反不渴，小便自利，饮食如故，病属下焦，身劳汗出，衣（一作"表"）里冷湿，

久久得之，腰以下冷痛，腹重如带五千钱，甘姜苓术汤主之。(《金匮要略·五脏风寒积聚病脉证并治第十一》)

【运用】

1. **寒湿腰痛** 胡文治[1]等运用甘姜苓术汤加减治疗寒湿腰痛。寒湿腰痛属中医痹证范畴，常见于腰肌劳损、腰椎骨质增生、腰椎间盘病变、强直性脊柱炎等腰部病变及某些内脏病。胡文治等选择84例患者，采用甘姜苓术汤加减治疗。基本方：甘草10g，干姜15g，茯苓30g，白术15g。每日1剂，水煎，分两次服，10剂为1个疗程。结果两个疗程后，治愈43例，有效36例，总有效率94.05%。邓某，男，45岁，农民，因两年前谷雨前后在地里劳作淋雨，回家后觉腰部酸胀无力，腰部发凉而沉重，转则不利，俯仰不便，每逢阴湿天气疼痛加剧，遇寒加重得热痛减，静卧痛不减，四肢困乏，膝软无力，舌苔薄白，脉沉紧。诊为寒湿腰痛。方药用甘姜苓术汤加减：甘草10g，干姜15g，茯苓30g，白术15g，桑寄生20g，菟丝子15g，淫羊藿10g。水煎，每日2次口服。15剂后，效果明显，症状基本消失。

2. **遗尿** 谢自成[2]运用甘姜苓术汤加减治疗遗尿。谢某，男，12岁。两年多来经常遗尿，近月来尿床次数更为频繁，白天尿频量多，纳食不佳，大便稀、日1～2次。面㿠少华，舌质淡，苔薄白，脉沉细。此乃脾肾气虚，以燠土胜水、缩泉止遗法治之。方用甘姜苓术汤合缩泉丸加味：炮干姜、白术、淮山药、茯苓各10g，益智仁、炙甘草、乌药各8g，水煎服。嘱午后限制饮水，连服上方20余剂而愈。随访1年，未见复发。

3. **腹泻** 谢自成[2]运用甘姜苓术汤加减治疗腹泻。张某，男，3岁半。因食西瓜、冷饮之后而致腹泻清稀，完谷不化，日10余次，以早、晚为甚。曾服保和丸方数剂、抗菌消炎西药等，少会，后又作。刻下：腹胀纳差，倦怠尿少，面色黧黑，眼眶下陷，哭声嘶哑，皮肤干涩，四肢微冷，舌质淡，苔薄白，脉沉迟。此乃脾肾阳虚，虚寒内生。方以甘姜苓术汤加味：炙甘草、扁豆各5g，炮干姜、土炒白术各6g，熟附子3g，茯苓、山药、薏苡仁各10g，水煎服。进4剂后，大便转稠、日两次，纳食亦转佳。原方化裁，续服10余剂而瘥。

4. **脱肛** 谢自成[2]运用甘姜苓术汤加减治疗脱肛。伍某，男，10岁。4个月前曾患痢疾，大便脓血，里急后重，持续20余天，经中西药治疗已痊愈，但每次便后均有肛肠外脱。先可自回，后来外脱逐渐加重，须以手纸托之方回。曾以补中益气之法治疗60余天，稍有好转。5天前因参加跑步活动，脱肛加重。每次须温水坐浴 10 余分钟，才能以手纸托入。刻下：便多稀溏、日 2～3 次，纳食尚可，小便清长，神疲乏力，四肢欠温，活动稍甚即气促头昏。视其面白少华，舌质淡，苔薄白，脉濡细。此乃肺脾肾之阳气不足，虚寒内生，摄纳失司之故。治以暖土为主，佐以敛肺纳肾。方选甘姜苓术汤加味：炙黄芪 20g，茯苓 15g，淮山药 12g，炙甘草、炮干姜、土炒白术、大枣、百合各 10g，熟附子，红参各 8g（另煎兑服）。水煎服。嘱避免剧烈活动，多静少动。服药 6 剂，症状悉减，连服 30 余剂而瘥。随访 1 年，未见复发。

5. 半身出汗 翟海定[3]运用甘姜苓术汤加减治疗半身出汗。12 例患者病程最长 2.5 年，最短半年；有布氏杆菌病史 2 例，风心病史 1 例，非特异性结肠炎病史 3 例；左侧腰以上出汗 4 例，右侧腰以上出汗 2 例，左半身出汗 3 例，腰以上出汗 3 例。患者皆有脾阳不足、寒湿内盛的症状，如汗出、身冷、畏寒等。结果治愈 9 例，好转 3 例；服药最少 2 剂，最多 12 剂。

【按】 辨证要点：肾着，腰冷重、小便自利者。肾着是寒湿附着肾经而见腰部寒冷沉重的病证。本方又名甘草干姜茯苓白术汤（《金匮要略》卷中）、肾着汤（《备急千金要方》卷十九）。方中干姜为君，温中祛寒；臣以茯苓淡渗利湿；二者相配，一温一利，使寒去湿消；佐以白术，健脾燥湿；使以甘草，调和脾胃。诸药相伍，共奏温中除湿之效。

参考文献

[1] 胡文治，蔡亮. 甘姜苓术汤加减治疗寒湿腰痛临床疗效观察 [J]. 中国中医药现代远程教育，2012，10（9）：59.

[2] 谢自成. 甘姜苓术汤加减对儿科遗尿、腹泻、脱肛、喘证的应用 [J]. 上海中医药杂志，1987（12）：17.

[3] 翟海定. 甘姜苓术汤治疗半身出汗 [J]. 陕西中医，1984（3）：26.

六、葶苈大枣泻肺汤

【组成】 葶苈（熬令黄色，捣丸如弹丸大），大枣十二枚。

【用法】 上先以水三升，煮枣取二升，去枣，内葶苈，煮取一升，顿服。

【功用】 泻肺行水，下气平喘。

【主治】 肺痈、喘不得卧、肺痈胸满胀、一身面目浮肿、鼻塞、清涕出、不闻香臭酸辛、咳逆上气、喘鸣迫塞、支饮胸满者。

【原文】 肺痈，喘不得卧，葶苈大枣泻肺汤主之。（《金匮要略·肺痿肺痈咳嗽上气病脉证治第七》）

肺痈胸满胀，一身面目浮肿，鼻塞清涕出，不闻香臭酸辛，咳逆上气，

喘鸣迫塞，葶苈大枣泻肺汤主之。（《金匮要略·肺痿肺痈咳嗽上气病脉证治第七》）

支饮不得息，葶苈大枣泻肺汤主之。（《金匮要略·痰饮咳嗽病脉证并治第十二》）

【运用】

1. 肺源性心脏病　刘彦廷[1]运用葶苈大枣泻肺汤加减治疗肺源性心脏病。将80例患者随机分为治疗组和对照组，每组40例。对照组采用常规治疗，治疗组在此基础上采用葶苈大枣泻肺汤加减治疗，比较两组的临床效果。结果：治疗组的总有效率为92.5%，高于对照组的75%（$P < 0.05$）。结果表明，采用葶苈大枣泻肺汤加减治疗肺源性心脏病，可明显提高临床效果。

2. 肺脓肿　陶银煜[2]等运用葶苈大枣泻肺汤加减联合常规治疗治疗肺脓肿。将126例患者随机分为治疗组（65例）和对照组（61例），对照组给予常规治疗，治疗组在此基础上给予葶苈大枣泻肺汤加减，15天为1个疗程。结果：治疗组的总有效率显著高于对照组（$P < 0.05$），两组未发现明显不良反应。表明葶苈大枣泻肺汤加减可有效缓解肺脓肿患者临床症状，机制可能与降低致炎因子、增加抑炎因子、改善血气和肺功能有关。

3. 慢性心力衰竭　曾莉[3]等运用葶苈大枣泻肺汤治疗慢性心力衰竭。将80例患者随机分为中药组和对照组，每组40例。对照组给予西医常规治疗，中药组在此基础上加服葶苈大枣泻肺汤加减治疗，疗程为20天。比较两组的心功能改善疗效和临床症状改善疗效，检测患者的脑尿钠肽（BNP）、左心室射血分数（LVEF）水平。结果：中药组的心功能改善总有效率为92.5%，高于对照组的85%（$P < 0.05$）；中药组临床症状改善的总有效率为95.0%，高于对照组的82.5%（$P < 0.05$）；两组的BNP水平均明显降低（$P < 0.01$），LVEF水平明显升高（$P < 0.05$），但中药组的BNP水平低于对照组（$P < 0.01$）。结论：葶苈大枣泻肺汤加减结合西医常规疗法治疗慢性心衰，可显著提高临床疗效，降低BNP水平，增加LVEF水平。

4. 大叶性肺炎　隋振寰[4]运用葶苈大枣泻肺汤治疗大叶性肺炎。刘某，男，21岁。咽痛咳嗽，服西药不显。后咳嗽频繁，吐少许黏痰，发热恶寒，头痛，继则身热不寒，颜面潮红，全身酸痛，咳嗽胸痛如刺，不敢呼吸，痰中带血丝，一夜间吐铁锈色痰约300mL，口渴，恶心呕吐，小便黄赤，大便干燥三天未行。舌红绛，苔黄厚少津，脉数有力。体温39.8℃，X线胸透肺纹理增粗，右肺下叶呈大片均匀致密阴影，诊断为大叶性肺炎。证属风寒束肺，肺失宣降、郁而化热。治宜开泄肺气，清宣肺热。处方：葶苈子 30g，大枣 10 枚，三七 10g。水煎服。1 剂后咳减，2 剂血痰减少，体温 37.2℃。4 剂后胸痛血痰等症悉除，X 线胸透复查，肺部阴影完全吸收。

5. 阻塞性肺气肿 隋振寰[4]运用葶苈大枣泻肺汤治疗阻塞性肺气肿。张某，女，74 岁。素患咳喘痼疾 30 余年，遇冷、劳累皆可发作。近来 1 年四季病情不减。症见喉中有水鸡声，心悸气短，动则喘甚，面青唇紫，恶寒不热，口渴不欲饮，痰黄稠如脓，面部及双下肢浮肿，纳呆，腹胀不能平卧，颈静脉怒张。小便黄赤短少，舌质紫暗边有瘀斑，舌灰黑且腻，脉沉滑数无力。血压 140/100mmHg，心率 120 次/分。X 线透视两肺纹理增多紊乱，透亮度增强。诊为慢性支气管炎、阻塞性肺气肿。证属素有伏饮，脾肾阳虚，复感外邪，郁而化热，痰热壅肺。治宜开泄肺气，逐水降痰。处方：葶苈子 50g，大枣 5 枚，人参 20g，制附子 15g（先煎）。煎服 1 剂尿量大增，夜能平卧。3 剂后浮肿尽退，诸症悉减。调理月余而愈。

【按】 辨证要点：肺痈，喘不得卧。支饮之病名出自《金匮要略·痰饮咳嗽病脉证并治》，曰："咳逆倚息，短气不得卧，其形如肿，谓之支饮。"本病相当于西医的渗出性心包炎。因感染痨虫，或感受温热、湿热等邪，郁而不解，入侵心包之络，或因肾衰水毒上泛，损伤心包，是以胸痛、气喘、心包腔积液等为主要表现的痰饮类疾病。方中葶苈苦寒，泄水逐痰，下气平喘；大枣甘温，安中而缓和药性。两药合用，共奏泻肺行水、下气平喘之效。

参考文献

[1] 刘彦廷. 葶苈大枣泻肺汤加减对肺源性心脏病的效果研究［J］. 中国现代药物应用，2019，13（4）：138 – 139.

[2] 陶银煜，袁卫东. 葶苈大枣泻肺汤加减联合常规治疗对肺脓肿患者的临床疗效［J］. 中成药，2018，40（12）：2640 – 2643.

[3] 曾莉，程玲，居海宁，等. 葶苈大枣泻肺汤治疗慢性心力衰竭的临床观察［J］. 上海中医药大学学报，2018，32（6）：11 – 14.

[4] 隋振寰. 葶苈大枣泻肺汤的临床应用［J］. 国医论坛，1986（1）：30.

七、黄芪芍药桂枝苦酒汤

【组成】 黄芪五两，芍药三两，桂枝三两。

【用法】 上三味，以苦酒一升、水七升，相和，煮取三升，温服一升，当心烦，服至六七日乃解。若心烦不止者，以苦酒阻故也。

【功用】 调营卫，除水湿。

【主治】黄汗，身体肿，发热汗出而渴，状如风水，汗沾衣，色正黄如柏汁，脉沉。

【原文】问曰：黄汗之为病，身体肿（一作重），发热汗出而渴，状如风水，汗沾衣，色正黄如柏汁，脉自沉，何从得之？师曰：以汗出入水中浴，水从汗孔中入得之，宜芪芍桂酒汤主之。（《金匮要略·水气病脉证并治第十四》）

【运用】

1. **黄汗**　陶昔安[1]运用黄芪芍药桂枝苦酒汤治疗黄汗。吴某，女，36岁。劳动汗出后冷水淋浴，至次日即胸闷满，体困倦，头晕胀，少寐，双胫以下觉冷，渴不多饮，不时汗出，汗出沾衣，色黄如橘汁，且不易洗去，气短，食少，心慌，二便少，舌质红，苔薄，舌根有少许黄腻苔，脉沉而缓。证属黄汗。治当益气解表，清热祛湿。处方：黄芪 15g，白芍 12g，桂枝 6g，白术 12g，薏苡仁 15g，茵陈 15g，防风 6g，黄芩 12g，茯苓 12g。水煎服。上方连进 3 剂，病情显著好转，出汗大减，仅日暮有少许微汗，饮食增，双胫冷感亦减轻，精神好转。上方去防风，并加入扁豆 15g，继进 3 剂而愈。随访至今，再未复发。

2. **狐臭**　王博[2]等运用黄芪芍药桂枝苦酒汤治疗狐臭。王博运用芪芍桂酒汤治疗 1 例黄汗患者，意外发现困扰其多年的狐臭竟得到缓解，遂对此机理进行了深入研究，发现芪芍桂酒汤对狐臭确有较好疗效。认为狐臭与黄汗虽然有不同的病理表现，但其产生都离不开"湿热"二字。湿热内蕴，酿生秽污，郁于腋下便为狐臭；湿热内蕴，水湿热交蒸，渗溢肌肤则发为黄汗。因此，狐臭与黄汗的发生有着相同的病机，治疗时若能抓住"湿热"这个共同病机，针对黄汗而设的芪芍桂酒汤亦可治疗狐臭。

【按】辨证要点：黄汗，身体肿，发热汗出而渴。本方重用黄芪为君，补中固表，兼能利水；桂枝通阳，芍药和阴，桂、芍相伍，以调营卫，是为臣药；苦酒（即米醋）一者助桂、芍宣泄营中郁热，二者收敛走散之津气，是为佐使。四药合用，能使营卫调和，水湿得除。

参考文献

[1] 陶昔安. 黄汗 [J]. 四川中医，1983（5）：33.

[2] 王博，刘亚峰，翟慕东. 黄芪芍药桂枝苦酒汤治疗狐臭的机理探析 [J]. 光明中医，2008（2）：227-228.

八、茵陈蒿汤

【组成】 茵陈蒿六两，栀子十四枚（掰），大黄二两（去皮）。

【用法】 上三味，以水一斗二升，先煮茵陈，减六升，内二味，煮取三升，去滓，分三服。小便当利，尿如皂荚汁状，色正赤，一宿腹减，黄从小便去也。

【功用】 清热，利湿，退黄。

【主治】 湿热黄疸。一身面目俱黄，黄色鲜明，发热，无汗或但头汗出，口渴欲饮，恶心呕吐，腹微满，小便短赤，大便不爽或秘结，舌红苔黄腻，脉沉数或滑数有力。

【原文】 阳明病，发热、汗出者，此为热越，不能发黄也。但头汗出，身无汗，剂颈而还，小便不利，渴引水浆者，此为瘀热在里，身必发黄，茵陈蒿汤主之。（《伤寒论》第236条）

伤寒七八日，身黄如橘子色，小便不利，腹微满者，茵陈蒿汤主之。（《伤寒论》第260条）

谷疸之为病，寒热不食，食即头眩，心胸不安，久久发黄，为谷疸。茵陈蒿汤主之。（《金匮要略·黄疸病脉证并治第十五》）

【运用】

1. 急性黄疸型肝炎 张法成[1]运用本方加味治疗急性黄疸性肝炎20例。年龄最小3个月，最大73岁；病程最短3天，最长1个月。谷丙转氨酶最高200U以上，黄疸指数最高125U。处方：茵陈50g，栀子15g，大黄10g，白花蛇舌草30g，败酱草15g，鸡骨草30g，板蓝根15g，田基黄15g。肝细胞性黄疸，加蒲公英20g，金银花20g，连翘20g，虎杖15g；阻塞性黄疸，加大黄15g，郁金10g，丹皮10g，莪术10g，鸡内金9g（研冲）；肝区痛，加柴胡10g，郁金10g；恶心，加佩兰15g，白蔻仁10g，竹茹15g；小便不利，加半边莲30g，车前子20g（布包）。结果痊愈占80%，好转占10%。

邵靓杰[2]运用茵陈蒿汤治疗急性黄疸型肝炎78例，也取得了很好疗效。

2. 肝痈 王新昌[3]运用茵陈蒿汤治疗肝痈。阎某，女，15岁。不规则发热1月余，轻度恶寒，右上腹隐痛。血红蛋白80g/L，白细胞1.47×10^9/L；中性粒细胞83%。A型超声波探查提示：右侧第7、8肋间腋前线可见进波1.5cm、出波6cm的液平段。X线胸透示右膈肌轻度升高。诊为肝痈。曾用白虎汤、三仁汤等治疗无效。症见上腹刺痛，口苦咽干，心烦头汗，面色晦黄，大便干，小便赤，舌质暗红，苔黄厚而腻，脉弦数。体温40.1℃。证属热毒内蕴，肝经血瘀，治宜清热解毒祛瘀。处方：茵陈30g，大黄15g（后下），栀子10g，桃仁9g，红花9g，知母9g。服1剂后，体温降至37.6℃。上方大黄增至25g，去知母、红花，加柴胡、枳实各10g，败酱草30g。又服药3剂，发热、便结、胁痛均愈。大黄减为6g，继服15剂。后加活血药，服4剂。A超探查肝区液平段全部消失，血象及X线胸透均正常。半年后随访，健康无病。

3. 巨细胞病毒感染　杜顺福[4]运用茵陈蒿汤治疗巨细胞病毒感染。白某，男，3个月。因发热咳嗽，以支气管肺炎入院。经用抗生素治疗6天后，高热不退。巩膜皮肤出现黄染，黄疸日益加深，纳呆泛恶，肝脾大，血红蛋白118g/L，红细胞3.9×10^{12}/L，白细胞12×10^9/L，中性28%，淋巴72%，SGPT正常，ZnTT8单位，AKP60单位，SB 3.65mg%，SB 1.45mg%；HBsAg酶联法阳性；8日后在其新鲜尿中查到巨细胞核内包涵体，确诊为巨细胞病毒感染。之后黄疸进一步加深，黄中带青，精神萎靡，病危。当时以辅酶A、ATP等治疗乏效，两日后请中医会诊。诊见精神极度萎靡，纳呆泛恶，黄疸为橘色，黄中带青，小便如药色，指纹已达命关，色紫红。此属热毒内蕴、湿热熏蒸至深之阳黄重症。速投本方加味：茵陈10g，焦山栀6g，薏苡仁15g，大黄6g，虎杖根10g，秦艽10g，土茯苓15g，平地木16g，焦麦芽15g，生甘草6g。煎服3剂后，热退黄减，精神好转。再进6剂，黄疸退净，小便色清，纳食、精神、化验指标均恢复正常。时隔1年，巧遇该男孩，活泼可爱。父母谓其愈后一直体健无恙。

4. 胆石症术后　叶景华[5]将茵陈蒿汤加减用于胆石症术后。王某，女，14岁。因患胆总管结石而行，手术治疗，术后6天，"T"形管引流胆汁甚少，每日10~20mL，黄疸不退，发热，目黄，纳呆，大便褐色，舌边红，苔腻，脉数。证属湿热阻滞，胆汁不利。治宜清热利胆退黄。本方加黄芩、蒲公英、枳壳、厚朴、郁金、金钱草。煎服两剂后，引流胆汁明显增加，每日300~800mL，舌苔腻渐化，纳增。又服4剂；夹"T"形管后无不适，黄疸退。改服健脾清化湿热之剂：茵陈、白术、广郁金、黄芩、甘草、枳壳、青陈皮。服药4剂，拔除"T"形管，一般情况改善而停药。

【按】辨证要点：阳黄见大便干、小便不利者，上热中湿下实。本方为治疗湿热黄疸之常用方。方中茵陈疏肝利胆，清热除湿，利尿退黄；栀子清热除烦，通利三焦；大黄泄热逐瘀，通利大便。三药合用，使湿热瘀滞下泄，黄疸自退。临床常用于治疗急性黄疸型传染性肝炎、胆囊炎、胆石症、钩端螺旋体病等所引起的黄疸，证属湿热内蕴者。

参考文献

[1] 张法成. 茵陈蒿汤加味治疗黄疸 [J]. 河南中医，1983 (3)：40.

[2] 邵靓杰. 茵陈蒿汤治疗急性黄疸型肝炎 78 例 [J]. 中国中医急症，2012，21 (3)：489.

[3] 王新昌. 经方举验四则 [J]. 国医论坛，1987 (3)：21.

[4] 杜顺福. 经方治重症举隅 [J]. 上海中医药杂志，1988 (2)：35.

[5] 叶景华. 茵陈蒿汤加减于胆石症术后的应用 [J]. 上海中医药杂志，1985 (4)：33.

九、苓桂术甘汤

【组成】茯苓四两，桂枝三两（去皮），白术、甘草（炙）各二两。

【用法】上四味，以水六升，煮取三升，去滓。分温三服。

【功用】温化痰饮，健脾利湿。

【主治】伤寒，若吐若下后，心下逆满，气上冲胸，起则头眩，脉沉紧，发汗则动经。身为振振摇者；心下有痰饮，胸胁支满，目眩；短气有微饮。

【原文】伤寒，若吐、若下后，心下逆满，气上冲胸，起则头眩，脉沉紧，发汗则动经，身为振振摇者，茯苓桂枝白术甘草汤主之。（《伤寒论》第67条）

心下有痰饮，胸胁支满，目眩，苓桂术甘汤主之。（《金匮要略·痰饮咳嗽病脉证并治第十二》）

夫短气有微饮，当从小便去之，苓桂术甘汤主之。（《金匮要略·痰饮咳嗽病脉证并治第十二》）

【运用】

1. **急性心包积液** 吴汉民[1]运用苓桂甘术汤治疗急性心包积液：钱某，女，14 岁。恶寒发热，心动悸，面浮腰痛，喘急，夜不能平卧数日。尿检：蛋白（＋＋），红细胞 0~1，白细胞 0~4。血检：白细胞：11.4×10^9/L，中性 78%，淋巴 22%。心肺透视：心影丰满，心尖搏动减弱，右叶间胸膜增厚，右膈面较模糊。诊为心包积液，病属痰饮。治宜宣通肺气，温逐痰饮。处方：茯苓 15g，桂枝 6g，白术 10g，防己 10g，防风 8g，泽兰、泽泻各 10g，桑白皮 12g，银花藤 30g，葶苈子 15g（包煎），麻黄 3g，杏仁 10g，车前子 10g（包煎），甘草 5g，大枣 8 枚。煎服 3 剂后，症状明显缓解。再服 3 剂，喘平肿退，食佳。尿检：蛋白（＋），红细胞（＋），白细胞0～3。胸透：右下肺纹理增粗，右水平裂显影增厚，左心缘第四弧延长，予上方去葶苈子，加太子参15g、山药10g以巩固之。

2. 病毒性心肌炎　薛芳[2]运用苓桂甘术汤治疗病毒性心肌炎。魏某，男，20岁。1年前患感冒，发热头痛，嗣后又患肠炎，腹泻、腹痛，对症处理后好转。1个月后出现心悸气短，胸部憋闷。近4天来脉搏跳动缓慢不齐，心率40～50次/分，心律不齐，心音低钝，心尖区可闻及Ⅱ级收缩期杂音。胸透心脏不大。心电图示窦性心动过缓，Ⅱ度Ⅰ型房室传导阻滞，交界性逸搏心率。诊为病毒性心肌炎，Ⅱ度Ⅰ型房室传导阻滞。症见心悸气短，胸部憋痛，活动或劳累时显著加重，伴面色苍白，自汗畏风，精神不振，身倦乏力，手足冷凉，舌质淡嫩，苔白，脉沉迟无力而结。证属心阳不足，心气虚弱。处方：茯苓6g，肉桂6g，白术6g，炙甘草6g，党参9g，莲子肉6g。煎服6剂，心悸气短，胸闷自汗减轻，手足转温，脉搏增至60次/分。复查心电图，窦性心律，心房率、心室率60次/分。继服18剂，复查心电图两次均正常。

3. 肥厚型心肌病　薛芳[2]运用苓桂甘术汤治疗肥厚型心肌病。侯某，男，38岁。胸部闷痛、心悸气短已逾7年。先后4次住院，经心电图、X线胸片、超声心动、心向量图检查，诊为肥厚型心肌病。22次心电图资料，均示右心肥厚，电轴右偏＋175°；完全性右束支传导阻滞；室内传导阻滞。久服泼尼松、双嘧达莫、异山梨酯、普萘洛尔、维生素以及瓜蒌、薤白、菖蒲、远志等中西药物无效。近年来病情加重，劳累时有显著心悸气短，胸部闷痛，自汗怕风，恶寒肢冷，两下肢轻度浮肿，舌质淡胖，苔白滑，脉沉细弱而数。证属心阳不足，心气虚弱。治宜振奋心阳，补益心气。处方：茯苓9g，肉桂6g，白术9g，炙甘草6g，党参12g，黄芪15g，莲子肉9g，丹参15g。煎服9剂后胸部闷痛、心悸、气短、浮肿等明显好转，复查心电图，与治前比较，完全性右束支传导阻滞消失。嘱其继续服药，以巩固疗效。

4. 风湿性心脏病　薛芳[2]运用苓桂甘术汤治疗风湿性心脏病。刘某，女，21岁。患风湿性心脏病二尖瓣狭窄4年。近因劳累病情加剧，心悸不已，面唇紫青，稍动则气喘，咳吐多量清稀泡沫痰涎，夜寐不能平卧，常于寐中憋醒，咳喘端坐，两下肢显著浮肿，按之没指，小便不利，四肢厥冷，舌质淡胖嫩，苔白灰水滑，脉沉细数弱。证属心阳虚衰，水饮泛滥。治以温阳化饮，温补心阳。处方：茯苓15g，肉桂9g，白术9g，炙甘草6g，莲肉9g，党参 30g，猪苓 12g，泽泻 9g，人参精 15 滴。煎服 12 剂后小便通，尿量增多，咳喘减轻，浮肿渐消。再进 24 剂，病情改善。遂改服参苓白术丸 9g，日 3 次，病情稳定。后因结婚、妊娠分娩，病情一度反复。照原方继服 30 余剂，始离险期。嘱其避孕，休养善息。停药 4 年，未再反复，能坚持一般生产劳动，疗效巩固。蔡祖斌[3]、张智龙[4] 等运用茯苓桂枝白术甘草汤治疗冠心病也取得很好疗效。

5. 慢性支气管炎 沈才栋[3] 运用苓桂术甘汤治疗慢性支气管炎。相某，男，52 岁。患慢性支气管炎 5 年，每当寒冷或劳累过度时，咳喘增剧，现值初冬，宿恙又作，昼夜咳喘，不能平卧，喉中痰鸣，形寒背冷，四末欠温，纳少便溏，舌苔白腻，脉细滑。证属脾肺两虚，中阳不振，痰饮上犯。治宜温阳健脾化饮。处方：茯苓 30g，桂枝、苏子、白芥子、半夏各 10g，焦白术 15g，甘草 5g，干姜 6g，五味子 3g。煎服 5 剂后，咳喘大减，诸症缓解，守方共服 30 余剂告瘥。后予六君子调治一冬，至今未再复发。

6. 结核性渗出性胸膜炎 樊淡[4] 运用苓桂甘术汤治疗结核性渗出性胸膜炎。共治疗 49 例，效果满意。处方：茯苓 20g，桂枝、葶苈子、车前草各 15g，槟榔 12g，白术、甘草各 10g。水煎服，每日 1 剂，6 剂为 1 个疗程。兼气滞、胸闷，加枳实、厚朴各 10g；低热盗汗，加鳖甲、桑叶各 10g；大便干燥，加当归、郁李仁各 10g。另配用抗痨西药异烟肼 0.1g，每日 3 次，共服 1 年。其中，积液完全消除最长 36 天，最短 18 天，平均 24 天，总有效率 100%。

【按】 辨证要点：头晕目眩或短气小便不利见气上冲者。方中茯苓健脾利湿，祛痰化饮；桂枝温阳化气；白术健脾燥湿；甘草益气和中。诸药合用，使饮去脾和，湿不复聚，有温化痰饮、健脾利湿之效。临床常用于治疗慢性支气管炎、支气管哮喘、心源性水肿、慢性肾小球肾炎水肿、梅尼埃病、神经官能症等属水饮停于中焦者。若饮邪化热、咳痰黏稠者，不宜应用。

参考文献

［1］吴汉民 . 仲景方治疗急症举隅［J］. 江苏中医杂志，1984，(3)：29.

［2］薛芳 . 苓桂术甘汤治疗心脏急难重危证的体会［J］. 辽宁中医杂志，1983，(8)：23.

［3］沈才栋 . 苓桂术甘汤临床应用举隅［J］. 陕西中医，1987，(2)：70.

［4］樊淡 . 苓桂术甘汤加味治疗结核性渗出性胸膜炎 49 例［J］. 国医论坛，1987，(24)：36.

十、泽泻汤

【组成】泽泻五两，白术二两。

【用法】上二味，以水二升，煮取一升，分温再服。

【功用】利水除饮，健脾燥湿。

【主治】饮停心下，头目眩晕，胸中痞满，咳逆水肿。

【原文】心下有支饮，其人苦冒眩，泽泻汤主之。（《金匮要略·痰饮咳嗽病脉证并治第十二》）

【运用】

1. **眩晕** 泽泻汤为专门治疗痰饮目眩的主要方剂，且对痰浊型眩晕病证具有较为突出的效果。刘春兰[1]对不同配比泽泻汤治疗痰浊型眩晕的量效相关性进行研究。选取 24 例痰浊型眩晕患者为研究对象，采用不同配比组成的泽泻汤治疗，观察其治疗效果，分析量效相关性。按 5：2（泽泻 50g、白术 20g）、1：1（泽泻、白术各 20g）、1：1（泽泻、白术各 35g）配比连续治疗两周后，各组的甘油三酯、血清总胆固醇及低密度脂蛋白胆固醇指数均明显下降，其中以甘油三酯指数的变化差异最为明显，且以 5：2 和 1：1（泽泻、白术各 35g）配比治疗时患者症状改善情况较 1：1（泽泻、白术各 20g）配比治疗效果更明显。

范喜军[2]运用泽泻汤治疗梅尼埃病 72 例，结果显示，治愈 51 例，好转17 例，总有效率 94.4%。其中 41 例 1 个疗程内治愈，10 例两个疗程内治愈，17 例两个疗程内好转。治愈最短 3 天，最长 18 天，平均 9 天。

唐绍明[3]运用加味泽泻汤治疗内耳眩晕取得了很好的疗效。

2. **术后脑积水** 刘景祺[4]运用泽泻汤加味治疗术后脑积水。王某，男，30 岁。两月前突然剧烈头痛，两天后出现昏迷，诊为脑出血，立即开颅手术，自右颞顶部开颅，取出血凝块 10cm×10cm×5cm。术后两日患者清醒，左上下肢瘫痪，但谈话尚清楚，大小便正常，口眼不喝，10 余日后，右颞顶手术部位膨胀，有一包块，日渐增大，后增至碗口大，头眼发胀日甚，曾放脑脊液 500mL 左右，包块消失，头眼发胀暂时好转。医生欲行手术放置塑料导管，将包块中之脑脊液引流至上腔静脉，家属不同意，乃转中医诊治。检查发现：右颞顶部有 13cm×13cm×3cm 半球形包块，质软，有波动感，包块根部边缘发硬，左上下肌力"0"级，舌苔白腻，脉弦滑，伴有口苦咽干纳果。诊断：①偏瘫。②术后脑积水。辨证：颅部外伤，少阳胆经逆乱，三焦枢机不利，致水停颅内。治宜疏通三焦，健脾行水。予泽泻汤合小柴胡汤：泽泻75g，白术30g，柴胡24g，黄芩、半夏、甘草、生姜各9g，党参15g，大枣3枚。煎服6剂后，头皮包块消减大半，头眼发胀消失。又服9剂，水泡消失，局部头皮平坦，上肢肌力Ⅰ级，下肢肌力Ⅰ级。随访6年，脑积水无复发，下肢已能行走，唯上肢活动尚欠灵活。

3. 便秘 李密英[5]运用泽泻汤治疗便秘。患者男，55岁。大便干燥两年，用多种中西药通便效果不显。目前大便两天1次，伴头晕，形体偏胖，舌淡胖有齿痕，苔薄白水滑，脉弦细滑。辨证脾虚不运。予泽泻20g，白术15g。日1剂，沏水服。7日后大便增多至每日2~3次，质地不溏，减白术量至10g，药后大便减为日1次，又服1周，头晕消失，大便转调。观察半年，眩晕未发，大便正常。

4. 中耳积液 孙佛全[6]运用泽泻汤治疗中耳积液。用加减泽泻汤为主治疗中耳积液75例，共81只患耳，痊愈60只，显效6只，有效7只，总有效率90.1%。泽泻汤"能祛除耳中痰湿"，泽泻"对减少鼓室中渗出液，减轻咽鼓管水肿同样有效"。

【按】辨证要点：心下停饮见眩晕、小便不利者。水停心下，清阳不升，浊阴上冒，故头目昏眩，此为痰饮常见之症，亦即支饮的轻症。治以泽泻汤。方中泽泻利水除饮，引水下行，以治其标；辅以白术健脾制水，使水不生，以治其本。二药相伍，共奏利水除饮、健脾燥湿之效。

参考文献

［1］刘春兰. 不同配比泽泻汤治疗痰浊型眩晕的量效相关性研究［J］. 亚太传统医药，2015，11（20）：136－137.

［2］范喜军，范晓亮. 泽泻汤治疗梅尼埃病72例［J］. 新中医，2004，36（4）：60－61.

［3］唐绍明. 加味泽泻汤治疗内耳眩晕疗效观察［J］. 中医临床研究，2010，2（20）：37.

［4］刘景祺. 小柴胡合泽泻汤治术后脑积水［J］. 新中医，1987（5）：45.

［5］李密英. 变通法验案两则［J］. 云南中医杂志，1985（4）：47－48.

［6］孙佛全."加减泽泻汤"治疗中耳积液75例［J］. 上海中医药杂志，1981（1）：32.

十一、木防己汤

【组成】木防己三两，石膏十二枚（鸡子大），桂枝二两，人参四两。

【用法】上四味，以水六升，煮取二升，分温再服。

【功用】行水化饮，补虚清热。

【主治】膈间支饮，喘满，心下痞坚，面色黧黑，其脉沉紧，得之数十日，医吐下之不愈。

【原文】膈间支饮，其人喘满，心下痞坚，面色黧黑，脉沉紧，得之数十日，医吐下之不愈，木防己汤主之。虚者即愈，实者三日复发，复与不愈者，宜木防己汤去石膏加茯苓芒硝汤主之。（《金匮要略·痰饮咳嗽病脉证并治第十二》）

【运用】

1. 慢性心力衰竭 刘向萍[1]等运用木防己汤治疗慢性心力衰竭。选取门诊慢性心力衰竭患者共32例，所有病例均使用了西药强心剂、利尿剂、扩血管剂、血管转换酶抑制剂及β受体阻滞剂和程度不同的中药。辨证属脾肾阳虚，气血瘀阻，水湿停留。所有患者在常规治疗的基础上加木防己汤：木防己20g，桂枝15g，人参15g，石膏20g。剂量不作加减，水煎服，日1剂。10剂不效则停药，如有效则持续服用，直到不能继续改善而停药。32例患者显效4例，有效20例总有效率75%。

陈拥军[2]、汪惠斯[3]等运用加味木防己汤治疗充血性心力衰竭，武洁[4]等运用加味木防己汤治疗慢性肺源性心脏病均取得很好疗效。

2. 关节炎 高成芬[5]等运用木防己汤治疗急性痛风性关节炎。选择急性痛风性关节炎55例为研究对象，临床表现常以急性单关节炎发病，关节红、肿、热、剧痛和拒按，多以脚趾第一跖趾关节红肿疼痛为首发症状，或手指关节、腕关节、踝关节等，活动不同程度受限，舌淡红，或有瘀点，或有齿印，舌苔薄白，或白厚或黄腻，脉象弦滑。应用加减木防己汤：防己30g，滑石、苡仁各20g，石膏30g，桂枝、通草各10g，杏仁12g。随症加减：疼痛剧烈，加姜黄、海桐皮；热重，加知母、桑叶；肿甚，加苍术、甲珠；无汗，加羌活、细辛；汗多，加黄芪、炙甘草；兼痰饮，加半夏、厚朴、广陈皮。水煎服，日1剂，分3次服。7天为1个疗程，连服2~3个疗程。结果：临床痊愈29例，显效11例，有效13例，总有效率96.36%。

黄德军[6]、高玉中[7]等运用木防己汤加减治疗痛风性关节炎也取得了很好疗效。

【按】辨证要点：喘满心下痞坚烦渴者。方中防己通泄疏导三焦之水，使水饮外达肌肤，下走二便；桂枝振奋心阳，兼能降逆，与防己相配，有行水

261

散结、通阳利水之功；人参扶助正气，佐以石膏，有防饮邪化热、补虚清热之效。

参考文献

[1] 刘向萍，马垂宪．木防己汤治疗慢性心力衰竭临床观察［J］．中国中医急症，2012，21（9）：1511.

[2] 陈拥军．加味木防己汤治疗充血性心力衰竭体会［J］．实用中医药杂志，2001，17（3）：40.

[3] 汪惠斯，张绪生，张满芝．加减木防己汤治疗充血性心力衰竭临床研究［J］．湖南中医学院学报，2005，25（1）：30－31.

[4] 武洁，陈雁，蒋俊丽．加味木防己汤治疗慢性肺源性心脏病68例疗效观察［J］．四川中医，2008，26（1）：68－68.

[5] 高成芬，刘咏梅．加减木防己汤治疗急性痛风性关节炎55例［J］．四川中医，2003，21（2）：42－43.

[6] 黄德军．加减木防己汤治疗痛风性关节炎40例报告［J］．中医正骨，2006，18（4）：63.

[7] 高玉中．防己四妙汤治疗急性痛风性关节炎40例临床观察［C］．全国第十二届中西医结合风湿病学术会议论文集，2014：107－108.

十二、小陷胸汤

【组成】黄连一两，半夏半升（洗），瓜蒌实大者一枚。

【用法】上三味，以水六升，先煮瓜蒌，取三升，去滓，内诸药，煮取二升，去滓，分温三服。

【功用】清热化痰，宽胸散结。

【主治】小结胸病，正在心下，按之则痛，脉浮滑者。

【原文】小结胸病，正在心下，按之则痛，脉浮滑者，小陷胸汤主之。（《伤寒论》第138条）

【运用】

1. 功能性消化不良 赵晓敏[1]等运用小陷胸汤治疗功能性消化不良。将64例患者随机分为两组，均予抗消化不良治疗，西沙必利5mg，餐前服，1日3次。治疗组在用西沙必利的基础上加用加味小陷胸汤：制半夏12g，黄连6g，瓜蒌15g，蒲公英15g，生白术12g，生薏苡仁30g，党参15g，茯苓30g，枳实10g。嗳气呕吐频繁，去党参，加旋覆花10g（包煎），代赭石30g；泛酸者，加海螵蛸15g；口干苦、尿黄、舌红者，加大黄6g。上方1天1剂，水煎两次，共约 500mL，分早、晚两次服用。治疗 1 个月，治疗组显效 20 例，有效 10 例，总有效率 93.8%；对照组显效 8 例，有效 12 例，总有效率 62.5%。

2. 冠心病 时振声[2] 运用小陷胸汤治疗冠心病。王某，女，53 岁。胸闷、气短两月余，曾有发作性上腹、剑突下及胸骨下 1/3 后闷痛 3 次。发作时服硝酸甘油可缓解，心电图示轻度 S－T 段改变。诊为冠心病、心绞痛。患者自述胸痛时作，口苦而黏，不欲饮水，纳食稍差，大便偏干，尿少色黄，舌苔黄腻，脉弦滑。证属胸痹。方用小陷胸汤加味：黄连、法半夏、枳实、柴胡、郁金、制香附、陈皮各 10g，全瓜蒌 30g，赤芍 15g，炙甘草 6g。水煎服，每日 1 剂。6 天后复诊，疼痛未作，上腹痞满消失，纳食增加，大便不干，苔薄腻，脉仍弦滑。仍从疏肝理气调治，以柴胡疏肝散加瓜蒌治疗。两周后，自诉未再疼痛，病情稳定。

3. 急性出血性胰腺炎 张德文[3] 等运用小陷胸汤治疗急性出血性胰腺炎。尚某，女，30 岁。心窝部呈钻顶样绞痛，伴恶心、呕吐，疼痛渐及全腹，拒按，某医院诊为阑尾穿孔。但开腹后未发现阑尾病变，却见腹腔内有一血性物而关腹。术后上腹部仍疼痛不已，腹胀难忍。抗生素治疗 1 个月，病情日趋加重，时有发烧。诊见神疲体倦，面色潮红，形体肥胖，呻吟不止，言语无力，腹部饱满，舌红而干，苔少微黄。尺肤灼热，腹部可扪及痞块，边如悬盘，疼而拒按，六脉滑而稍数。体温 36℃，脉搏 84 次/分，血压 120/80mmHg。左锁骨中线第 6 肋间以下及胃泡区叩之发浊，腹式呼吸，略受限，肿物在剑突以下 6.5cm、左锁骨中线肋下 5.0cm 处，边缘光滑，中等硬，触痛（＋），反跳痛（＋）。白细胞 19×10^9/L，中性 85%，淋巴 15%，血红蛋白 85g/L，尿淀粉酶 96U。诊为急性出血性胰腺炎。证属小结胸。治宜清热化痰开结，兼以扶正。方用小陷胸汤加味：瓜蒌 25g，黄连 15g，半夏 15g，厚朴 15g，黄芩 15g，人参 10g，甘草 10g。水煎服。3 剂后自觉胁下痞块缩小，疼痛减轻，进食少许。左侧胸部第 8 肋间以及胃泡区叩之仍浊，左胁下 3cm 处可触及边缘不清、表面光滑、质软的肿物，有触痛，无反跳痛。复查：白细胞 5.9×10^9/L，中性 75%，淋巴 17%，血红蛋白 90g/L，继服 3 剂，诸症皆除，饮食增，精神爽，肿物已触不清。继服原方 1 周，病愈出院。

4. 大叶性肺炎 杨越明[4] 运用小陷胸汤治疗大叶性肺炎。王某，男，31 岁。3 天前突然畏寒不适，旋即高热，体温 39.2℃，经化验、胸部 X 线透视等检查，诊为右中肺大叶性肺炎，因青霉素过敏试验阳性，而转为中医诊治。症见面色潮红，口唇干燥，上唇有疱疹，呼吸气促，咳嗽胸痛，痰黄黏稠，痰中夹有少量血丝，头痛身热，口渴心烦，便结溲赤，舌质红，苔黄腻，脉滑数。证属风热壅肺，痰热结胸。治当清热化痰，宣肺定喘。方用麻杏陷胸汤：川黄连、制半夏、全瓜蒌、炙麻黄各10g，杏仁12g（打），生石膏60g，炙甘草8g。日1剂，水煎服。5剂后诸症明显减轻，但胃纳欠佳。续服前方，石膏减为30g，加白蔻仁5g，以助醒脾开胃。又服3剂，诸恙已平，但觉体倦乏力，舌红少苔，脉细数。此乃痰热已去，气阴耗伤。继以益气养阴、清热生津之竹叶石膏汤调治1周，病获痊愈。

5. 非特异性心包炎 杨宗善[5]等运用小陷胸汤治疗非特异性心包炎。历某，男，29岁。10天前因劳累而感胸闷，5天前出现心前区刺痛，平卧位或左侧卧位疼痛加剧，夜间尤甚，伴有出汗、乏力、纳差，服用山梨酯、硝酸甘油、哌替啶等不能止痛。体征：急性痛苦面容，口出臭味，舌尖边红，苔微黄腻，脉弦迟，血压100/60mmHg，胸廓对称，两肺可闻及干湿性啰音，心界不扩大，心率54次/分，律齐，胸骨左缘Ⅲ~Ⅳ肋间可闻及抓刮样心包摩擦音。心电图：窦性心动过缓。胸片：两肺纹理增强，心脏外形未见明显扩大。诊断为非特异性心包炎。中医诊断为胸痹。证属湿热阻遏，胸阳不通。方用小陷胸汤加味：黄连9g，半夏10g，瓜蒌15g，薤白12g，枳实10g，郁金12g，桔梗8g，蒲公英30g，甘草5g。水煎服。3剂后，胸痛减轻，心包摩擦音减弱。继进6剂，症状及心包摩擦音消失而痊愈。

6. 渗出性胸膜炎 程群才[6]介绍了龚振祥运用小陷胸汤治疗渗出性胸膜炎经验。王某，男，32岁。恶寒、发热周余，近两天，右侧胸胁胀闷疼痛，呼吸急促，气短乏力，夜寐盗汗，脘痞纳呆，便干尿黄，苔黄腻，脉沉滑。X线胸片示右侧胸腔中等量积液。西医诊断为"渗出性胸膜炎（结核性）"。此乃痰热水饮，阻于胁下，络道不通，气机不畅所致。治宜涤痰逐饮，理气清热。处方：黄连6g，半夏10g，栝楼实20g，葶苈子30g，杏仁10g，车前子15g（包煎），大枣10枚。水煎服。两剂后胸闷气短大减，但寒热未退。上方去葶苈、大枣，加柴胡10g，黄芩10g，又进3剂，自觉症状悉除，X线摄片示胸水已消。后以抗结核西药治之。

【按】 辨证要点：胸膈满闷、心烦、按之心下痛者。本方为祛痰剂，具有清热化痰、宽胸散结之功效，主治痰热互结之结胸证。方中黄连苦寒，泻火清热；半夏辛温，和胃化痰；栝楼实清热涤痰，开胸散结。三药合用，共奏清热、涤痰、开结之效。临床常用于治疗急性胃炎、胆囊炎、肝炎、冠心病、肺心病、急性支气管炎、胸膜炎、胸膜粘连等属痰热互结心下或胸膈者。

参考文献

[1] 赵晓敏, 杜学荣. 加味小陷胸汤治疗功能性消化不良 32 例疗效观察 [J]. 时珍国医国药, 2007, 18（7）: 1741 – 1741.

[2] 时振声. 小陷胸汤运用辨析 [J]. 新中医, 1986（12）: 35 – 39.

[3] 张德文. 小陷胸汤加味治疗急性出血性胰腺炎一例治验 [J]. 辽宁中医杂志, 1985（4）: 32 – 33.

[4] 杨越明. 小陷胸汤临床运用浅探 [J]. 新中医, 1987（8）: 15.

[5] 杨宗善, 冯仁杰. 经方治验三则 [J]. 陕西中医, 1984（12）: 20 – 21.

[6] 程群才. 龚振祥老中医运用小陷胸汤的临床经验 [J]. 河南中医, 1984（6）: 30.

十三、蜀漆散

【组成】蜀漆（洗去腥）、云母（烧二日夜）、龙骨等份。

【用法】上三味，杵为散，未发前以浆水服半钱。温疟加蜀漆半分，临发时服一钱匕（一方云母作云实）。

【功用】祛痰截疟，助阳扶正。

【主治】牡疟，寒多热少者。

【原文】疟多寒者，名曰牡疟，蜀漆散主之。（《金匮要略·疟病脉证并治第四》）

【运用】

1. 长期低热　王付[1]运用蜀漆散治疗长期低热。李某，女，55 岁。3 年来经常夜间低热，手足心热，体温在 37 ~ 37.5℃，经检查原因未明，西医诊为功能性发热，曾用维生素类、氨基酸类、调节神经类等药物，未能取得效果。又经中医治疗也未能达到预期效果。刻诊：夜间低热，手足心热，心烦急躁，口干但不欲多饮水，倦怠乏力，舌质红，苔黄厚腻，脉沉弱。辨证为阳郁痰结夹虚证，治当通阳化痰，清热益气。处以蜀漆散合竹叶石膏汤：蜀漆 12g，云母 12g，龙骨 12g，竹叶 20g，石膏 48g，生半夏 12g，麦冬 24g，红参 6g，炙甘草 6g，粳米 12g。6 剂，以水 800 ~ 1000mL，浸泡 30 分钟，大火烧开，小火煎煮 40 分钟，每次服 150mL；第 2 次煎煮 15 分钟；第 3 次煎煮若水少可酌情加水，煎煮 15 分钟，日 1 剂，分 3 服用。二诊夜间低热明显减轻，仍倦怠乏力，前方改红参为 10g。6 剂，煎服同前。三诊夜间低热较前又减轻，仍心烦急躁，继服 6 剂。四诊夜间低热基本消除，又以前方治疗 20 余剂，诸症悉除。随访 1 年，一切正常。

2. 慢性胰腺炎头痛低热 王付[1]运用蜀漆散治疗慢性胰腺炎头痛低热。某女，62岁。有多年慢性胰腺炎病史，1年前出现头痛低热，多次检查未发现明显器质性病变，服用中西药物未得到有效控制。刻诊：脘腹胀痛，胁下拘急，头痛，发热（体温37.8℃左右），大便干结，倦怠乏力，口苦口腻，不思饮食，舌淡红，苔腻黄白夹杂，脉沉弱。辨为气虚郁热夹痰证，治当清泻郁热，益气化痰。处以蜀漆散、大柴胡汤与桂枝新加汤合方：蜀漆6g，云母6g，龙骨6g，柴胡24g，黄芩10g，白芍12g，生半夏12g，生姜15g，枳实4g，大枣12枚，大黄6g，桂枝10g，红参10g，炙甘草6g。6剂，日1剂，水煎服，第1次煎药水开后文火煮40分钟，第2次煎药水开后文火煮30分钟，合并每日分早、中、晚3次服。二诊体温37.6℃，头痛略有减轻，仍大便不通，前方改大黄为10g。6剂，煎服同前。三诊体温37.5℃，头痛较前又减轻，大便通畅，脘腹胀痛好转，继服6剂。四诊体温37.1℃，仍不思饮食。前方加生山楂24g。6剂，煎服同前。五诊体温36.9℃，头痛基本消除，脘腹胀痛明显好转，前方6剂，煎服同前。六诊体温36.7℃，胁下拘急消除，以前方6剂，煎服同前。七诊诸症基本消除，以前方30余剂。煎服同前。随访1年，一切尚好。

3. 室性房性心动过速 王付[1]运用蜀漆散治疗室性房性心动过速。某女，59岁。有4年室性房性心动过速病史。刻诊：心悸，心烦，失眠，多梦，头沉，耳鸣，倦怠乏力，手足不温，怕冷，口苦口腻，舌红少苔，脉沉细弱。辨为痰热阳虚、心肾不交证，治当清热化痰，温阳散寒，交通心肾，予蜀漆散、黄连阿胶汤与茯苓四逆汤合方：蜀漆6g，云母6g，龙骨24g，黄连12g，黄芩10g，白芍10g，阿胶6g，鸡子黄2枚（冲服），生附子5g（先煎），干姜5g，红参3g，茯苓12g，炙甘草6g。6剂，日1剂，水煎服，第1次煎药水开后文火煮40分钟，第2次煎药水开后文火煮30分钟，合并每日分早、中、晚3次服用。二诊心悸、心烦减轻，仍手足不温，前方改干姜为10g。6剂，煎服同前。三诊心悸、心烦较前减轻，手足不温较前好转，仍失眠、多梦，前方加龙骨至30g，牡蛎30g。6剂，煎服同前。四诊心悸、心烦较前又有减轻，失眠、多梦略有好转，仍倦怠乏力，前方红参改为10g。6剂，煎服同前。五诊心悸、心烦较前明显减轻，倦怠乏力较前好转，继服6剂。六诊诸症基本消除，前方治疗40余剂，诸症悉除。随访1年，一切尚好。

【按】 辨证要点：疟寒多热少者。方中以苦辛微温之蜀漆为君，祛痰截疟，涌吐痰浊而发越阳气；辅以祛痰化湿之云母为臣；佐以龙骨镇静安神，收敛津液，并可制蜀漆上越之猛性。服时使以浆水，一则和胃，二则助蜀漆以吐顽痰。

参考文献

[1] 王胖，王付. 王付经方蜀漆散运用探秘 [J]. 中华中医药杂志，2019，34（2）：638－640.

十四、当归贝母苦参丸

【组成】当归、贝母、苦参各四两。

【用法】上三味，末之，炼蜜丸，如小豆大，饮服三丸，加至十丸。

【功用】养血清热化湿。

【主治】妊娠小便难，饮食如故。

【原文】妊娠小便难，饮食如故，当归贝母苦参丸主之。（《金匮要略·妇人妊娠病脉证并治第二十》）

【运用】

1. 产后尿潴留 王珏[1]运用当归贝母苦参丸加味治疗产后尿潴留。选择产后尿潴留患者76例。治以当归贝母苦参丸加味：当归10g，象贝母10g，苦参15g，黄柏6g，滑石15g，车前子15g，益母草15g，生蒲黄6g，马齿苋30g，肉桂3g。日1剂，水煎服。结果服2剂后恢复自主排尿19例，3剂后恢复自主排尿者40例，5剂后恢复自主排尿者11例，6剂后恢复自主排尿者6例。

王淑贤[2]重用黄芪配当归贝母苦参丸治疗产后尿潴留80例也取得显著疗效。

2. 妊娠小便淋痛 朱金凤[3]运用当归贝母苦参丸加味治疗妊娠小便淋痛。张某，女，26岁。早孕两个多月，小便频急，点滴难下，灼热疼痛半月余，阴部下坠感，口渴喜冷饮，晚上咽喉干痛，常有齿衄，口唇红，大便秘结、四五日一行，脉细滑，舌红苔黄，舌面裂纹散布。尿常规：蛋白（＋），红细胞（＋），白细胞（＋＋＋）。素体阴虚，孕后阴血下注冲任以养胎，则阴血更亏，阴虚血热，津液涩少，膀胱气化不利，兼有湿热下注。治宜清热利湿，养血安胎。方用当归贝母苦参汤合猪苓汤化裁。处方：当归、贝母、苦参、阿胶（烊化）、猪苓、茯苓、白术各10g，泽泻5g。4剂，日1剂，水煎服。药后尿频灼痛大减，守方加玄参、麦冬各10g，2剂。药后小便正常，大便干结、两三日一行，余症均除，脉舌如前。尿常规：蛋白（－），红细胞

0～2。守原方再进3剂，至今未发。

非妊娠淋证也可应用当归贝母苦参丸治疗，吕晓霞[4]运用当归贝母苦参丸治疗淋证78例，取得很好疗效。

3. **前列腺炎** 黄平平[5]等运用当归贝母苦参丸治疗湿热下注型前列腺炎。钟某，男，43岁，因尿频、尿急伴小腹胀痛1年余就诊。1年前出现尿频、尿急，夜尿1～2次，偶尔小腹部坠胀不适。前列腺液常规：白细胞（＋＋＋）/HP，诊为前列腺炎，予盐酸左氧氟沙星胶囊口服，两周后症状缓解。其后患者多次因饮酒或嗜食辛辣后症状复发加重。症见尿频、尿急、尿痛，尿路灼热，排便时尿道口白色分泌物，小腹及腰骶部坠胀疼痛，阴囊潮湿。舌红，苔黄腻，脉滑数。西医诊为慢性前列腺炎，中医诊为精浊。辨为湿热蕴结证。治以清热化湿，利尿排浊。方选当归贝母苦参丸加味。处方：当归15g，浙贝母15g，苦参10g，滑石10g（包煎），乌药20g，益智仁15g，黄柏15g，苍术15g。两周，7剂，水煎服，2日1剂，1日2次。戒烟戒酒，禁食辛辣油腻之品，忌久站久坐，适量运动。二诊小便次数减少，尿急、尿痛明显减轻，尿道口已无分泌物。舌淡红，苔薄白，脉缓。上方去黄柏、苍术、益智仁、乌药，加瞿麦15g，萹蓄15g，薏苡仁30g。服两周后，仍尿频，但次数明显减少，已无尿急、尿痛，小腹部及腰骶部坠胀明显好转。

国医大师王琦[6]运用当归贝母苦参丸治疗慢性前列腺炎、郭本传[7]运用当归贝母苦参丸方加味治疗慢性前列腺炎85例，均取得很好疗效。

4. **前列腺增生症** 瞿立武[8]等运用当归贝母苦参丸加味治疗良性前列腺增生症。100例患者分为治疗组和对照组，每组50例。治疗组以当归贝母苦参丸加减治疗：当归15g，浙贝母10g，苦参10g，滑石25g（包煎），炮穿山甲15g，皂角刺30g。对照组采用予普乐安片。结果显示，治疗组的效果明显优于对照组。

褚洪飞[9]运用当归贝母苦参丸治疗前列腺增生症31例也取得很好疗效。

陈野[10]等研究了当归贝母苦参丸对小鼠良性前列腺增生的抑制作用，证实本药能够抑制前列腺增生。

【按】当归贝母苦参丸方出《金匮》，为治疗妊娠转胞不得溺的有效方剂。辨证要点：妊娠小便难，饮食如故。方中当归养血润燥；贝母清肃肺金，开郁散结，疗水之上源；苦参入阴分，利尿除伏热；合之有养血、清热、化湿之功。《金匮要略心典》云："小便难而饮食如故，则病不由中焦出，而又无腹满身重等证，则更非水气不行，知其血虚热郁，而津液涩少也。"《本草》

曰当归补女子诸不足，苦参入阴利窍除伏热，贝母能疗郁结，兼清水液之源也。尤在泾云："妊娠小便难，而饮食如故，则病不由中焦出，而又无腹满身重等症，则更非水气不行，知其血虚热郁，而津液涩少也"。究其血虚热郁、津液涩少之故，是因妇人身重，胎累腹中，阻碍气机运行，气机不畅则郁而生热；胎赖血养，血虚亦能生热，热则津伤血耗而郁更甚；膀胱不利，水道不通，而致小便不通之症。同时热郁对三焦功能也有一定影响，三焦主决渎，决渎失司则小便自然不通。

参考文献

［1］王珏. 当归贝母苦参丸加味治疗产后尿潴留76例［J］. 中国中医药科技，2002，9（4）：218.

［2］王淑贤. 重用黄芪配当归贝母苦参丸治疗产后尿潴留80例［J］. 基层医学论坛，2009，13（8）：254.

［3］朱金凤. 当归贝母苦参汤加味治验［J］. 江西中医药，1985（5）：24.

［4］吕晓霞. 当归贝母苦参丸治疗淋证78例［J］. 临床医药文献电子杂志，2018，5（77）：165.

［5］黄平平，黄晓朋，郭亭飞，等. 当归贝母苦参丸治疗湿热下注型前列腺炎验案［J］. 亚太传统医药，2017，13（20）：106－107.

［6］董阳，王济，王鑫，等. 王琦运用主病主方论治慢性前列腺炎经验［J］. 安徽中医药大学学报，2018，37（5）：25－27.

［7］郭本传. 当归贝母苦参丸方加味治疗慢性前列腺炎85例［J］. 国医论坛，2008，23（6）：7－8.

［8］瞿立武，姚彤. 当归贝母苦参丸加味治疗良性前列腺增生症50例［J］. 长春中医药大学学报，2007，23（4）：58－58.

［9］褚洪飞. 当归贝母苦参丸治疗前列腺增生症31例［J］. 实用中医药杂志，2002，18（11）：14.

［10］陈野，赵东，蔡淼，等. 当归贝母苦参丸对小鼠良性前列腺增生的抑制作用研究［J］. 中国药物警戒，2010，7（1）：4－6.

十五、大黄甘遂汤

【组成】 大黄四两，甘遂二两，阿胶二两。

【用法】 上三味，以水三升，煮取一升，顿服之，其血当下。

【功用】 破瘀逐水，养血扶正。

【主治】 妇人产后，水与血结于血室，少腹满，癃闭、淋毒，小腹满痛者。

【原文】妇人少腹满如敦状，小便微难而不渴，生后者，此为水与血俱结在血室也。大黄甘遂汤主之。(《金匮要略·妇人杂病脉证并治第二十二》)

【运用】

1. 产后胎物残留　马大正[1]运用大黄甘遂汤合旋覆花汤治疗胎物残留。黄某，27岁，行人工流产术，因阴道出血不止又行清宫术，术后阴道仍有少量出血。B超：子宫内膜厚7mm，宫腔内可见14mm×10mm×13mm的不规则稍强回声，边界不清。彩色多普勒检查示：内无明显血流信号。大便稍结，舌淡红，苔薄白，脉细。西医诊为宫内胎物残留。治以活血攻下。方用大黄甘遂汤合旋覆花汤加味：制大黄9g，甘遂10g，阿胶10g（烊冲），旋覆花12g，茜草15g，葱14条，蒲黄10g，五灵脂10g，川牛膝30g，益母草30g。3剂，日1剂，水煎服。二诊症如上，舌脉同前。上方加当归9g，川芎9g，枳实15g。3剂。三诊阴道出血将净，血色鲜红，B超示：子宫内膜9mm，内回声不均匀。彩色多普勒示：内无明显血流信号。舌淡红，苔薄白，脉细。治以清湿热，止血。处方：败酱草10g，红藤15g，椿根皮15g，半枝莲15g，土茯苓15g，蒲公英15g，大蓟15g，小蓟15g，萆薢10g，地榆15g，槐花20g，贯众炭15g，阿胶10g（烊冲），3剂。药后痊愈。

2. 前列腺增生并发尿潴留　赵健樵[2]运用大黄甘遂汤治疗前列腺增生并发尿潴留。李某，男，73岁，尿频（夜尿5~6次）、尿急、尿不尽，尿线细，排尿无力4年余。曾经中西医治疗疗效不佳。因春节饮酒，多食肥甘，突发排尿点滴不出，小腹胀痛。当天到医院导尿，住院期间治以抗生素滴注。舌暗，苔白厚腻，脉沉涩。证属湿热下蕴，气滞血瘀，水血互结于下。给予大黄甘遂散治疗，药后治愈。

3. 跌打胸痛　赵健樵[2]运用大黄甘遂汤治疗跌打胸痛。李某，女，71岁。半月前被摩托车撞倒，致左前臂、左足外踝青紫肿痛，左胸疼痛，呼吸咳嗽痛加剧，左胸部触压痛明显，X光片未见骨折，医院给予骨伤片、三七片、开胸顺气丸内服，骨伤膏局部外敷，后又服用活血化瘀、疗伤止痛中药十余剂，上臂及足踝青紫肿痛基本消除，唯胸痛不减，不能左侧卧，胸透未发现异常，左乳中线至腋中线3~7肋间触压痛，左胸背部闻及湿啰音，纳差，大便稍干，小便量较少，舌质暗，苔白，脉弦涩。给予大黄甘遂散，每服19g，日服3次。二诊诉服药当天胸痛即明显减轻，大小便利、日5~6次，现胸痛已除，病告愈。

4. 肾病综合征腹水　国医大师张琪教授[3]运用大黄甘遂汤治疗肾病综合

征高度腹水。辨证为实热血瘀与水饮互结，症见腹部膨隆，腹壁静脉曲张，小便不利，大便不通，手足热，舌紫，脉沉滑有力，体质尚可，形气俱实。张老在应用此方时常加入健脾行气利水之品。组方：大黄15g，甘遂5g，阿胶10g，二丑各20g，猪苓20g，泽泻20g，茯苓30g，槟榔20g，川厚朴20g，枳实15g，车前子30g，瞿麦20g，萹蓄20g。治疗结果满意。

【按】辨证要点：少腹满痛、小便不利、大便不畅者。大黄破血攻瘀为君，甘遂攻逐水邪为臣，佐以阿胶益阴养血，攻邪而不伤正。三药合用，有祛瘀浊而兼安养之功。服用本方当下血，切不可误认为病证加重，而是正气祛邪于外，病为向愈。需要注意的是，有些患者下血而病不愈者，当继续治疗。本方药性峻猛，不宜久服，尤其孕妇及血虚证者禁用。

参考文献

[1] 马大正. 经方治疗流产后胎物残留和恶露不绝验案［J］. 上海中医药杂志，2007，41（4）：50 - 50.

[2] 赵健樵. 大黄甘遂汤的临床新用［J］. 陕西中医，2000，21（1）：33 - 34.

[3] 刘娜，张佩青，王立范，等. 国医大师张琪运用经方治疗肾源性水肿经验［J］. 中医药学报，2017，45（4）：60 - 61.

十六、己椒苈黄丸

【组成】防己、椒目、葶苈（熬）、大黄各一两。

【用法】上四味，末之，蜜丸如梧子大。先食饮服一丸，日三服，稍增，口中有津液。渴者，加芒硝半两。

【功用】行水消胀，攻逐水饮。

【主治】水饮积聚脘腹，肠间有声，腹满便秘，小便不利，口干舌燥，脉沉弦。

【原文】腹满，口舌干燥，此肠间有水气，己椒苈黄丸主之。（《金匮要略·痰饮咳嗽病脉证并治第十二》）

【运用】

1. 肝硬化腹水　钟建岳[1]等运用加味己椒苈黄汤治疗肝硬化腹水。将90例患者随机分为治疗组60例，对照组30例。对照组护肝用水飞蓟宾片3粒，每日3次；间断给予支链氨基酸或白蛋白；利尿剂选用螺内酯片40mg，每日3次；氢氯噻嗪25mg，每日1~3次，腹水消退后逐渐减量直至停药。治疗组在此基础上加用加味己椒苈黄汤：汉防己15g，制大黄、葶苈子、椒目各10g，生黄芪30g，白术20g，大腹皮子各15g，丹参30g，陈皮15g。大便稀溏，加豆蔻 15g；腹水严重，加猪苓 30g，陈葫芦 20g；黄疸久不退，加苦参 15g，茵陈 30g，郁金 15g；肾阳虚衰，加制附片 5g，干姜 8g，桂枝 12g。每日 1 剂，水煎，分两次温服，连续治疗 3 个月。治愈：腹水、黄疸完全消退，症状消失或基本消退，肝脾明显回缩变软或稳定不变，肝功能恢复正常，体力恢复，可从事一般工作，停药后半年以上未复发者。显效：腹水、黄疸消退，主要症状消失，体力明显恢复，肝脾稳定不变，肝功能明显改善者。有效：腹水、黄疸明显消退，症状、肝功能均有改善者。结果显示，治疗组总有效率为95%，高于对照组的 83.33%。

范功勤[2]、徐立军[3] 等运用己椒苈黄丸治疗肝硬化腹水也取得了很好疗效。

2. 慢性心衰 朱林平[4]等运用己椒苈黄丸加味治疗慢性心衰。某女，74岁，以突发喘憋加重 1 日就诊。症见喘咳倚息，不得平卧，时作咳嗽，痰黄黏难咳，双下肢水肿，心悸气短，胸闷时作，动之为甚，纳少，尿短少，舌暗红，苔黄腻，脉滑数。治以泻肺平喘，清热活血利水。方选己椒苈黄丸加味：汉防己 15g，川椒目 9g，葶苈子 30g，大黄 9g，桑白皮 15g，枳壳 15g，白花蛇舌草 30g，半边莲 15g，泽泻 15g，茯苓 30g，水蛭 12g，甘草 12g，丹参 30g，益母草 15g，鱼腥草 30g，黄芩 12g。水煎，取汁 300mL，每天 1 剂，分两次服用。3 剂后，自诉喘憋减轻，可平卧，咳嗽好转，咳痰色黄白相间并渐稀，活动后见心悸，但较前为轻，气短、乏力好转，尿量增、纳食增，舌暗偏红，苔薄黄，脉弦滑。上方去鱼腥草，加生龙牡各 30g（先煎），加强安神定悸之力。再服 7 剂，喘憋未作，偶咳无痰，活动后无心悸，纳食可，舌淡红略黯，苔薄白，脉弦。上方减葶苈子为 15g，去白花蛇舌草、半边莲、黄芩，继服 5 剂后诸症稳定，随诊两个月未见发作。

【按】辨证要点：腹满、肠鸣、便干者。本方病证以水饮内停、郁而化热、积聚肠间为主要病机。水走肠间，一则阻滞气机，使腑气不通；二则使水不化津，津不上传；三则病及肺，使肺不能通调水道，往下输送到膀胱，故腹满便秘。方中防己、椒目泻湿行水，大黄、葶苈攻坚决壅。合之前后分消，共奏行水消胀、攻逐水饮之效。孕妇忌用。

参考文献

[1] 钟建岳，王春兰. 加味己椒苈黄汤治疗 60 例肝硬化腹水 [J]. 青海医药杂志，2007，37（2）：49-50.

[2] 范功勤. 己椒苈黄丸治疗肝硬化腹水临证举隅 [J]. 时珍国医国药，2003，14

（11）：681-682.

　［3］徐立军，毛云龙．己椒苈黄丸加味治疗肝硬化腹水临床观察［J］．四川中医，2012，30（11）：103-104.

　［4］朱林平，杜武勋，徐宗佩．己椒苈黄丸加味临床论治慢性心衰［J］．国际中医中药杂志，2013，35（6）：572-573.

十七、泽漆汤

【组成】半夏半升，紫参五两（一作紫菀），泽漆三斤（以东流水五斗，煮取一斗五升），生姜五两，白前五两，甘草、黄芩、人参、桂枝各三两。

【用法】上九味㕮咀，内泽漆汁中，煮取五升，温服五合，至夜尽。

【功用】逐水通阳，止咳平喘。

【主治】水饮内停，咳而脉沉者。

【原文】咳而脉浮者，厚朴麻黄汤主之；脉沉者，泽漆汤主之。（《金匮要略·肺痿肺痈咳嗽上气病脉证治第七》）

【运用】

1. **咳嗽**　孙萌[1]报道了黄吉赓运用泽漆汤治疗咳嗽的经验。黄吉赓以止嗽散联合泽漆汤为基础方，加减化裁治疗各类痰饮咳嗽病证。金某，男，57岁。咳痰迁延3~4年，时伴胸闷。间断咳多于呛咳，喉痒；每日咳痰70~80次、量中、色白黄相间、质黏、泡少，咳痰不爽；胸闷，无哮喘；纳平，口干，饮不多，喜冷；尿黄；舌暗红、有齿印，苔微腻淡黄、少津，脉小弦滑。既往无胃病史，有高血压史、湿疹史。胸部CT检查无殊。诊为痰饮咳嗽。辨证：风邪恋肺，痰热内阻；治以祛风清热，理气化痰。方拟止嗽散、泽漆汤合小柴胡汤加减。处方：蝉衣6g，僵蚕10g，半夏15g，桃杏仁各12g，前胡12g，白前15g，紫菀15g，射干15g，柴胡15g，黄芩15g，枳壳9g，桔梗9g，甘草9g，泽漆60g，麻黄根12g，瓜蒌皮15g，海蛤壳30g，丹参15g，郁金15g，莱菔子12g。二诊咳减，每日咳痰40~50次，口干减，尿淡黄，余症如前。因痰量仍达重度以上，故上方改泽漆90g，加款冬花15g。加服复方龙星片。三诊咳减大半，每日咳痰20~30次、量中，色白质黏、泡沫样，易咳出，胸不闷，口干显减，尿淡黄，舌稍胖。上方加党参15g，莪术15g，白术15g，茯苓15g。继服复方龙星片。四诊咳续有减少，喉痒。上方去瓜蒌皮、海蛤壳，加防风12g，黄芪15g，生姜3片，大枣6枚。停服复方龙星片。五诊停龙星片后咳痰等症状基本稳定。上方加入淫羊藿15g，十大功劳叶9g。后按此方调治两月余，病情未见反复。

雷坤朋[2]等运用泽漆汤治疗痰饮咳喘，取得了很好疗效。

2. 肺癌 叶佐荣[3]等运用泽漆汤加减治疗中晚期肺癌。选择无手术适应证或手术后已行放化疗的中晚期非小细胞肺癌（NSCLC）患者82例为研究对象，所有患者采用泽漆汤为主的中药治疗。主方：泽漆12~16g，紫参15~18g，半夏12~15g，白前10~12g，甘草6~9g，桂枝6~8g，黄芩15~30g，人参10~15g，生姜6g。咳嗽甚者，加百部、杏仁、桔梗；咳痰者，加陈皮、厚朴、竹茹；胸闷，加枳壳、木香；气虚甚，加黄芪、白术、茯苓；纳呆者，加鸡内金、山楂、六神曲；寒甚，加干姜、肉桂；热甚，加花粉、知母、黄连、熟地黄等。1个月为1个疗程，所有患者1个疗程方观察疗效。结果显示，总有效率为87.18%（有效71例），其中完全缓解率46.34%（38例），部分缓解率40.24%（33例），稳定者占9.76%（8例），恶化者占3.66%（3例）。泽漆汤加减治疗能明显改善患者肺系及全身症状，如神疲乏力、气短、汗出、低热等（改善率分别为80.49%、84.15%、84.49%和86.83%），尤以咳嗽、咳痰、胸闷、痰中带血等肺癌症状改善明显，改善率分别为89.27%、90.49%、81.71%和91.95%，稳定率分别为62.19%、68.49%、73.41%和61.87%。

张炜[4]等运用泽漆汤加减治疗肺癌并胸腔积液取得了很好疗效。

3. 支饮喘嗽 王永茂[5]报道了老中医倪平佛曾治支饮喘嗽。许某，女，65岁。咳喘有年，日夜屈膝跪卧，食少便溏。脾虚不能运化，肺伤不能通调，则饮居胸阳而胸满心悸，水泛肤而表面浮身肿。况年逾花甲，阴盛阳衰，故拟泽漆汤加减。处方：泽漆9g，桂枝9g，炙麻黄6g，杏仁9g，党参9g，法半夏9g，炙甘草6g，炙紫菀9g，生姜3片。先煮泽漆，滤汁代水煎药。服4剂后，喘平肿消，胃开能食。此饮去阳复之兆，嘱其早服香砂六君子丸，晚用济生肾气丸以善后。

4. 鼓胀 王永茂[5]报道了老中医倪平佛曾治鼓胀。姜某，男，53岁。有肝炎病史4年，去年冬起，胁痛、腹胀加甚，下肢浮肿，经某医院中医科治疗两月余，病势有增无减。诊见腹大如鼓，青筋暴露，肝大，肋缘下约三指，纳少便溏，时有小便短少，面色黧黑，消瘦，有时鼻衄，未见蜘蛛痣。舌晦暗无苔，脉沉细无力。之前曾用药大黄、槟榔、莪术、三棱之类。正气大虚，而瘀血水气之邪未除，斯时补之则助邪，攻之则伤正，故以化瘀利水、疏肝理气之法，从缓图治。处方：萹蓄20g，瞿麦20g，麦芽20g，木香9g，青皮10g，神曲10g，甘草6g，马鞭草20g，泽漆10g。服7剂后小便增多，食欲好转，腹松肿减。效不更方，守原方再服 7 剂，肿胀均消，知饥思食，多食尚觉撑阻，胁痛减，肋缘下肝刚触及，面容、舌色亦现红润，小便清长，大便仍溏，原方加党参、茯苓，以扶正祛邪，又服 17 剂而停药。迄今 3 年余，未见异常变化。

【按】辨证要点：痰饮咳逆而无外感多热者。主治水饮内停、咳而脉沉者。方中泽漆消痰逐水，紫参通利二便以逐水，桂枝、生姜、半夏通阳散水降逆，白前、人参、甘草补脾扶正，标本兼治。水饮久羁，必有郁热，使以黄芩泄热清肺。诸药合用，共奏逐水通阳、止咳平喘之功。用治水饮内盛、上迫于肺之咳逆上气而身肿者，每获显效。清代程钟龄《医学心悟》分析止嗽散云："本方温润和平，不寒不热，既无攻击过当之虞，大有启门驱贼之势，是以客邪易散，肺气安宁。"故对新久咳嗽、咳痰不爽者，加减运用得宜，均可获效。

参考文献

[1] 孙萌. 黄吉赓辨治痰饮咳嗽临床经验 [C]. 第十四次全国中西医结合防治呼吸系统疾病学术研讨会论文集，2016：258 - 263.

[2] 雷坤朋，朱永忠，吴洁. 泽漆汤治疗痰饮咳喘探析 [J]. 南京中医药大学学报，2016，32（5）：413 - 415.

[3] 叶佐荣，陈铁龙. 泽漆汤加减在中晚期肺癌治疗中的临床疗效分析 [J]. 浙江临床医学，2016，18（6）：1112，1128.

[4] 张炜，高元喜. 泽漆汤加减治疗肺癌并胸腔积液 [J]. 湖北中医杂志，2015（3）：49 - 49.

[5] 王永茂. 运用泽漆汤治疗内科疾病经验 [J]. 中医杂志，1986（4）：19.

第十五章　催吐驱虫经方

一、甘草粉蜜汤

【组成】甘草二两，粉一两，蜜四两。

【用法】上三味，以水三升，先煮甘草，取二升，去滓，内粉、蜜，搅令和，煎如薄粥，温服一升，瘥即止。

【功用】安蛔止痛。

【主治】蛔虫扰心痛，令人吐涎，发作有时，用毒药杀虫，痛势不减。

【原文】蛔虫之为病，令人吐涎心痛，发作有时，毒药不止，甘草粉蜜汤主之。(《金匮要略·趺蹶手指臂肿转筋阴狐疝蛔虫病脉证治第十九》)

【运用】

1. **蛔厥**　曹照华[1]运用甘草粉蜜汤治疗胆道蛔虫症和蛔虫性肠梗阻。选择 15 例运用甘草粉蜜汤加味治疗。甘草 50g，米粉 30g，蜜糖 100g，甘草水煎，去渣取计，量约 250mL。与米粉（粳米或优质米）和蜜糖拌匀，文火煮沸成糊样，待温即服，最好 1 次性服完，或短时间内 2～3 次服完。治疗结果，经用甘草粉蜜汤治疗，全部治愈。15 例患者服 1 剂愈者 12 例，服 2 剂愈者 3 例。临床症状消失，饮食起居正常。

郭霭春[2]运用甘草粉蜜汤加味治疗蛔厥。患儿 3 岁，因腹痛服一粒丹而转剧，呈阵发性，痛时呼号打滚，气绝肢冷，并吐出蛔虫 10 余条。住院后予输液以纠正水、电解质紊乱，另仿甘草粉蜜汤意处以山药 30g，甘草 60g，共研为极细末，放入白蜜 60g 中，加水适量稀释，令频频饮服。初起随服随吐，吐出蛔虫 40 余条，继之呕吐渐止，并排便数次，排泄之物几乎全是虫团，先后吐泻蛔虫达 300 余条而愈。

2. **妊娠合并胆道蛔虫症**　王泽涵[3]运用甘草粉蜜汤治疗妊娠合并胆道蛔虫症。陈某，女，27 岁。6 日前突然右上腹钻顶痛，频繁呕吐，吐出蛔虫 10 余条。患者呈痛苦面容，皮肤弹性差，眼睑下凹，口唇干燥，巩膜轻度黄染，腹软，剑突下压痛，宫底脐上两横指，胎心音为 140 次/分，无宫缩及出血。血常规：白细胞总数 11.8×10^9/L，中性 78%，嗜酸性 1%，淋巴 15%，单核

6%。大便检查到蛔虫卵。诊为胆道蛔虫合并感染；轻度脱水；7月宫内孕。因使用镇痛药有可能引起胎儿宫内窒息，故予乌梅丸治疗，并禁食、补液。治疗后疼痛仍不止。会诊见患者阵发性心窝部钻顶样剧烈绞痛，疼痛放射至右肩部，呻吟不止，辗转不安，涎多，吐蛔虫数条，大汗淋漓，间歇期可完全不痛，精神疲倦，唇干燥，口干喜饮，两天未解大便，小便黄少，舌边红，苔微黄少津，脉弦细数，心窝部有极敏感的触痛。证属气阴两虚，虚实夹杂，兼有热象。根据急则治其标原则，先安蛔止痛，益气养阴，不用毒药苦寒之品攻伐。若用毒药杀虫则虫动，虫动则痛更剧、大汗出，疼痛非但不止，且易伤胎，致使病情恶化。故拟甘草粉蜜汤治之。处方：生甘草15g，蜂蜜12g，粳米粉10g。以生甘草煎汤，趁温冲蜂蜜和粳米粉，顿服。当天下午疼痛缓解，心窝部仅觉隐痛，精神好转，无呕吐，解干硬大便1次。第二天再服1剂，疼痛即止，精神更佳，能进饮食，大便两次、成形，脉弦。体温、血象均正常。次日服安蛔汤（乌梅、川椒各9g，黄连、藿香、槟榔各3g，白矾1.5g，水煎分3次服），药后解大便两次，排出蛔虫4条。第四天诸症均消。追访数月未见复发，足月顺产1男婴。

【按】辨证要点：胃脘疼痛急迫而胀满不甚者。本方具有安蛔止痛、解毒和胃之功效，主治蛔虫之为病。方中甘草、蜂蜜缓急止痛，解毒和胃；米粉养胃和中。三味相配，有安蛔止痛之效。《金匮要略辑义》认为，粉不是铅粉，然古单称粉者，米粉也。《备急千金要方》诸书，借以治药毒，并不用铅粉。盖本方非杀虫之剂，乃不过用甘平安胃之品而使蛔安，应验之于患者，始知其妙而已。

参考文献

[1] 曹照华. 甘草粉蜜汤治疗胆道蛔虫症和蛔虫性肠梗阻15例 [J]. 中国社区医师，1998（5）：24-25.

[2] 郭霭春，刘公望. 急重病证治验四则 [J]. 广西中医药，1983（4）：6.

[3] 王泽涵. 甘草粉蜜汤治疗妊娠合并胆道蛔虫症 [J]. 新中医，1984（11）：44.

二、乌梅丸

【组成】乌梅三百枚，细辛六两，干姜十两，黄连十六两，当归四两，附子六两（炮，去皮），蜀椒四两（出汗），桂枝六两（去皮），人参六两，黄柏六两。

【用法】上十味，共捣筛，合治之。以苦酒渍乌梅一宿，去核，蒸之五斗米下，饭熟，捣成泥，和药令相得，内臼中，与蜜杵两千下，丸如梧桐子大。先食饮服十丸，日三服，稍加至二十丸。禁生冷、滑物、臭食等。

【功用】温脏，补虚，安蛔。

【主治】蛔厥，久痢，厥阴头痛，症见腹痛下痢、颠顶头痛、时发时止、躁烦呕吐、手足厥冷。

【原文】伤寒，脉微而厥，至七八日肤冷，其人躁无暂安时者，此为脏厥，非蛔厥也。蛔厥者，其人当吐蛔。今病者静，而复时烦者，此为脏寒。蛔上入其膈，故烦。须臾复止，得食而呕又烦者，蛔闻食臭出，其人常自吐蛔。蛔厥者，乌梅丸主之。又主久利方。（《伤寒论》第338条）

蛔厥者，乌梅丸主之。（《金匮要略·趺蹶手指臂肿转筋阴狐疝蛔虫病脉证治第十九》）

【运用】

1. **胆道蛔虫症** 李玉华[1]等运用乌梅丸治疗胆道蛔虫症。选择26例患者，病程1~4天。方用乌梅丸，儿童剂量减半。治愈23例，无效3例。

2. **胆囊炎、胆石症** 陆慧智[2]运用乌梅丸治疗胆囊炎、胆石症。尹某，女，46岁。右上腹疼痛两小时，以往有类似发作史。查莫非征阳性。超声波示：胆囊内径9cm×9cm×8cm，有异物波反射，胆囊内壁毛糙较厚。实验室检查：白细胞12.3×10^9/L，中性82%，淋巴18%。诊为胆囊炎、胆石症。苔薄根腻，脉细弦。证由湿热蕴结所致。拟乌梅丸加减：乌梅20g，花椒10g，细辛5g，黄连3g，黄柏10g，全当归10g，生大黄6g（后下）。水煎服。药后疼痛缓解，从大便淘得黄豆和绿豆大之结石多颗，连服15剂后症状消失。复查B型超声波示：胆囊内径2cm×1.5cm，未见异物波，胆囊收缩功能正常，胆囊壁毛糙较厚。血象正常，体征消失。随访至今未见发作。

杨金环[3]运用乌梅丸加减治疗慢性胆囊炎69例，取得了很好疗效。

3. **慢性支气管炎、肺气肿并感染** 聂天义[4]运用乌梅丸治疗慢性支气管炎、肺气肿并感染。邓某，男，58岁。患咳喘反复发作10余年，近半月来加剧，西医诊为慢性支气管炎、肺气肿并感染。经用青霉素、链霉素、氨茶碱和复方甘草片等治疗少效，遂转中医治疗。诊见咳嗽喘促，动则尤甚，痰白呈泡沫样，间以黄色质稠，量多易咳，形寒肢冷，腰膝酸痛，小便微黄，大便溏薄，面色㿠白，舌淡体胖，苔微黄，脉弦尺弱。证属肺肾阳气亏虚，饮邪上逆，内蕴化热。治以温肾补肺，涤饮降逆，止咳清热。方用乌梅丸加减：乌梅、桂枝、川椒、干姜、银杏各10g，细辛、黄连各6g，红参30g（另炖，冲服），制附子、当归各 12g，黄芪 24g，苏子、桃仁各 15g，地龙 20g。水煎服。5 剂后咳喘减轻，痰量减少，已无黄痰，大便正常。原方去干姜、制附片，加巴戟天 20g，淫羊藿 18g，红参改党参 30g，黄连减为 3g，再进 10 剂，咳喘遂平。

王永福[5]对乌梅丸治疗呼吸系统疾病的研究进展进行了总结，关于乌梅丸治疗慢性支气管炎、肺气肿并感染的治疗经验很多。

4. 肝硬化腹水 段天禄[6]等运用乌梅丸治疗小儿肝硬化腹水。陈某，男，5 岁。患慢性肝炎 1 年，近 20 日病情危笃，面色青黑晦暗，手掌干裂，骨瘦如柴，腹大如鼓，青筋暴露，肚脐外翻，肠鸣，阴囊肿大如拳，坐卧不安，呼吸困难，干呕不食，大便初硬后溏，小便色黄量少，舌淡暗，苔灰而滑，脉沉而数。肝大平脐，质硬，西医诊为肝硬化腹水。证属脾肾阳虚，肝失疏泄。拟方：乌梅 15g，桂枝、红参（另炖）、熟附子、干姜、柴胡各 9g，牵牛子（后下）、川椒、细辛各 6g，泽泻 12g。水煎服。两剂后大便泻下两次，色黑而青，小便频频，腹水骤减。原方去牵牛子，易红参为党参，继服 3 剂，腹水全消。后仍以本方随症加当归、白芍、郁金、穿山甲等养血柔肝活血之品，服 20 剂后，诸症均减轻。守方继进 20 余剂，临床症状全部消失。随访 15 年，未再复发。

5. 急性出血性坏死性肠炎 侯士林[7]等运用乌梅丸治疗急性出血性坏死性肠炎。冀某，女，4 岁。急性腹痛、便血、发热、呕吐 4 天，体温 39℃，血压 90/50mmHg，呼吸急促，脉搏 128 次/分，呈昏睡状态，时而躁动，腹轻度胀气，腹肌紧张，有压痛，反跳痛不著，肠鸣音减弱。白细胞 $28.3 \times 10^9/L$，中性 89%，淋巴 11%。大便潜血强阳性（＋＋＋＋），白细胞 0～2/高，红细胞 1～2/高。诊为急性出血性坏死性肠炎（中毒血便型）。经治 23 天效不著，请中医会诊。诊见舌紫红而干燥，无苔，脉细滑数。此乃肝胃失和，脾阳虚衰，寒热交争于胃肠。予乌梅丸加减。处方：乌梅 10g（微炒），当归 6g，党参 6g，黄连末 5g，黄柏 6g，川椒 5g，细辛 1.5g，附子 5g，桂枝 6g，白芍 12g。服 3 剂后，腹痛大减，大便软呈金黄色、每日 2 次，身热退，烦已平，精神好转。化验：大便潜血弱阳性（＋），白细胞 $12 \times 10^9/L$，中性 72%，淋巴 24%。停用西药，守方继进 8 剂，症状消失，化验正常，痊愈出院。后随访未复发。

6. 慢性肠炎 宋知行[8]等运用乌梅丸治疗慢性非特异性结肠炎。虞某，男，7 岁。腹泻数月，反复不愈，大便黏胨，夹有血丝，日四五行，不诉腹痛，口臭唇裂，舌淡尖红，苔薄。西医诊为慢性非特异性结肠炎。证属久利，上热下寒。予乌梅丸汤剂加减。处方：乌梅6g（醋渍），椒目3g（炒），党参9g，炮姜1.5g，香连丸3g（包），当归6g，焦白术9g，白芍6g，黄芩9g，甘草3g。7剂，水煎服。连服1月，大便转为每天1次，血丝已无，黏液偶见。再连服两周，已得巩固。

刘雪堂[9]运用乌梅丸治疗变形杆菌所致慢性肠炎。粟某，男，30岁。有慢性咽炎病史，大便带有红白黏液，久治不愈。经医院肠镜检查：直、降结肠充血，纹理不清。大便细菌培养发现变形杆菌。使用呋喃唑酮和多种抗生素治疗，均未获效，刻诊：痢下红白黏液、日三四行，里急后重，纳呆食少，完谷不化，觉咽喉有物梗阻，咽后壁淋巴滤泡增生，口舌糜烂疼痛，舌尖赤，苔薄黄而腻，脉浮数。西医诊为变形杆菌所致的慢性肠炎。证属湿热互结，迫于肠胃。用白头翁汤加利咽解毒之品，共进30余剂，症状虽有改善，但停药则剧，稍感风寒或略食油腻，则复发如故，近期又发，改乌梅丸易汤治之。处方：乌梅30g，当归20g，桂枝、党参各12g，黑附片、黄柏各10g，细辛、干姜、川椒各6g。水煎服。8剂后腹痛、痢下即止，唯觉肛门不适，原方续进20余剂，病愈体复，大便细菌培养复查，未发现变形杆菌。随访至今未发，只有咽痛未获痊愈，嘱其进行专门治疗。

【按】辨证要点：厥逆烦躁或腹痛呕吐时缓时作或虚寒久利者。乌梅丸为驱虫剂，用于治疗蛔厥、久痢、厥阴头痛。本方以乌梅为君药，安蛔止痛；细辛、蜀椒驱蛔散寒，桂枝、附子温脏祛寒，人参、当归补养气血，黄连、黄柏苦寒清热，均为臣药；其中黄连、黄柏又能缓和诸药之温热，兼为佐药；蜂蜜为丸，调和诸药为使药。诸药相伍，共奏温脏、补虚、安蛔之功。本品含有马兜铃科植物细辛，需在医生指导下使用，并定期复查肾功能。肾脏病患者、孕妇、新生儿禁用。

参考文献

［1］李玉华，李颖．乌梅丸治疗胆道蛔虫症26例分析［J］．工企医刊，2006，19（1）：38-39.

［2］陆慧智．临床应用仲景方乌梅丸的体会［J］．中成药研究，1985（2）：21.

［3］杨金环．乌梅丸加减治疗慢性胆囊炎69例［J］．河南中医，2006，26（1）：73-73.

［4］聂天义．乌梅丸化裁运用举隅［J］．新中医，1986（3）：48.

［5］王永福．乌梅丸治疗呼吸系统疾病的研究进展［J］．中国医药导报，2008，5（4）：21-22.

［6］段天禄，杜传太．乌梅丸在儿科中的新用［J］．新中医，1985（2）：40.

[7] 侯士林，翟喜峰. 乌梅丸临床衍用举隅 [J]. 山西中医，1986 (6)：22.

[8] 宋知行，王霞芳.《伤寒论》三阴病方在儿科临床的运用 [J]. 吉林中医药，1985 (1)：17 –18.

[9] 刘雪堂. 乌梅丸治疗感染性肠炎病案三则 [J]. 北京中医杂志，1988 (2)：48.

第十六章　外用经方

一、苦参汤

【组成】苦参一升。

【用法】以水一斗，煎取七升，去滓，熏洗，日三服。

【功用】化湿清热，解毒杀虫。

【主治】狐惑病，蚀于下部，咽干。

【原文】狐惑之为病，状如伤寒，默默欲眠，目不得闭，卧起不安，蚀于喉为惑，蚀于阴为狐，不欲饮食，恶闻食臭，其面目乍赤、乍黑、乍白。蚀于上部则声喝（一作嗄），甘草泻心汤主之；蚀于下部则咽干，苦参汤洗之。（《金匮要略·百合狐惑阴阳毒病脉证治第三》）

【运用】

1. **阴痒症**　张雪芹[1]运用加味苦参汤治疗阴道炎，取得了很好疗效。彭云辉在浙江中医杂志1988第7期也报道了用苦参外洗方治疗阴痒症220例，效果良好。处方：苦参、白鲜皮、蛇床子各30g，冰片3g，防风15g，荆芥10g，花椒20g，透骨草30g。加减法：外阴溃烂者，加明矾30g；带下多者，加黄柏20g，乌贼骨30g；伴外阴部痛者，加白芷10g。用法：上述药物除冰片外，煎取药液，后入冰片，乘热熏外阴10～20分钟，待药液稍凉后，徐徐洗涤患处。每日1剂，早晚各1次。结果治愈197例，好转8例，15例无效，有效率达93.2%。

2. **泌尿系感染**　李碧教授[2]等运用加味苦参汤治疗泌尿系感染。选择泌尿系感染50例，48例治愈，有效率达96%。张某，女，25岁。近期突感尿频，尿急，尿痛，腰痛，小腹拘急。尿常规：蛋白（＋＋），红细胞（＋），白细胞（＋），中段尿细菌培养为大肠杆菌。舌质红，苔黄，脉滑。诊为泌尿系感染。服本方加味（苦参9～15g，柴胡9～18g，黄柏9g，蒲公英30g，马齿苋30g，石韦30g），煎服3剂后复查小便常规为阴性，中段尿细菌培养转阴。

3. **荨麻疹、药疹**　靳怀建[3]运用加味苦参汤治疗荨麻疹、药疹。其中急性荨麻疹 5 例，慢性荨麻疹 2 例，药疹 15 例。19 例痊愈，1 例无效，另 2 例病情明显好转后自动出院。处方：苦参 30 ~ 60g，当归 10g，丹皮 10g，茯苓皮 15g，生白术 10g，生薏米 15g，白茅根 20g，连翘 15g，生甘草 6g。热甚者，加金银花、蒲公英或黄芩；湿重者，加泽泻、车前或竹叶；有积滞者，加消导药及熟大黄等。盛某，男，32 岁。因球结膜充血及足背擦伤，在医疗站服用泼尼松及土霉素，局部敷以消炎软膏，用药 20 分钟后，全身皮肤瘙痒，出现少数散在红色丘疹，压之褪色，10 小时后开始发冷，并高烧 39.3℃，继之大汗淋漓。静滴氢化可的松及内服四环素，症状不见好转，反而皮疹增多而急诊入院。患者自述有内服四环素、APC 过敏反应史。诊见皮肤如上述，舌体肿，质淡红，苔淡黄中心腻，脉弦滑数。诊为多发性固定性药疹。证属湿热内蕴，泛于肌肤。治宜清热利湿，调合营卫。予苦参汤加味治疗。1 剂后汗出减少，5 剂后体温恢复正常，皮肤已不痒，并开始脱皮，治疗 4 天痊愈。

【按】辨证要点：阴肿、阴痒、疥癞。苦参汤主治狐惑病。苦参味苦性寒，有清热燥湿、解毒杀虫之功。狐惑病之前阴蚀烂、咽干乃湿热虫毒所致，故用苦参汤熏洗患处以杀虫解毒化湿，则病可愈。

参考文献

［1］张雪芹．分析加味苦参汤应用于阴道炎治疗的临床效果 ［J］．实用妇科内分泌电子杂志，2017，4（27）：150 - 151.

［2］李碧，徐锡兰．苦参通淋方治疗泌尿系感染 50 例临床观察 ［J］．山东中医杂志，1986（5）：12.

［3］靳怀建．苦参汤加减治疗湿热型荨麻疹和药疹 22 例疗效观察 ［J］．中医杂志，1983（3）：41.

二、头风摩散

【原方】大附子一枚（炮），盐等份。

【用法】上二味为散，沐了，以方寸匕，已摩疾上，令药力行。

【功效】祛风通络。

【主治】头风，头痛时发时止，属寒证者。

【原文】风证。无原文。（《金匮要略·中风历节病脉证并治第五》）

【运用】

1. **顽固性头痛**　王照恒[1]运用头风摩散治疗顽固性头痛。周某，女，48 岁。在田间锄草，暴雨突来，发如水洗，衣裳尽湿，到家即觉头部沉重疼痛，之后便寒战发热。刻诊：首裹重巾，面色萎黄，额部汗出如流珠，脉之阳浮而阴弱，舌略淡，苔薄白稍滑，唯饮食尚可，二便调和。先服桂枝汤3剂，以和其营卫。后以头风摩散加川芎方，指明穴位，嘱其以法而行，1次痛减过半，二次去其所裹，三次其病如失。观察至今，时已年余，未见复发。

2. 卒中后遗症 毛美安[2]运用头风摩散合补阳还五汤治疗中风后遗症。将125例患者分为治疗组63例，对照组62例。治疗组采用头风摩散。将百会穴周围头发剪至头皮，用热水浴头或热毛巾热敷局部，然后置药末于百会穴处反复搓摩至皮肤热痛感止，立即予适量白酒溶合药末，纱布覆盖并固定，热痛消失后可反复搓摩至皮肤热痛感，每日换药1次。并配合内服补阳还五汤，每日1剂。两周为1个疗程。对照组只内服补阳还五汤，每日1剂，水煎服。两周为1个疗程。结果显示，两法合用，内外同治，能够降低中风病的致残率，提高中风患者的生活质量。其方法简单易行，无毒副反应。侯恒太[3]运用头风摩散治疗中风后遗症。王某，男，56岁。中风后偏瘫两年余，经治疗肢体功能部分恢复，但左侧枕部头皮经常麻木，时有疼痛，曾在原服补气活血通络方药的基础上调方数次罔效，改为头风摩散外用：附子30g，青盐30g。共研细末。嘱剪短头发，先用热水浴头或毛巾热敷局部，然后置药于手心在患部反复搓摩；5分钟后，局部肌肤有热辣疼痛感，继续搓摩，少顷，辣痛消失，仅感局部发热，甚适。共治3次，头皮麻木疼痛一直未再发作。

3. 肢体麻木疼痛 侯恒太[3]运用头风摩散治疗肢体麻木疼痛。胡某，男，55岁。左侧肢体麻木疼痛、活动不利半年，住院治疗两个月后诸痛及麻木大部分消失，唯左肩脚部、左肘外上方及左股外侧各有约掌大一块肌肤顽麻不堪，遇冷加重，继用前方治疗近1个月无效，加头风摩散外用：炮附子30g，青盐30g，白芥子15g。共研细末，局部分别热敷后以药末反复搓摩，每次约半小时，共用7次，顽麻消失，肌肤感觉正常。侯氏认为，本方的作用在于改善局部血液循环，调节末梢感受器。应用时需注意三点：一是用药前必须热敷或沐浴，使毛孔张开，以利药物渗透；二是可酌情加减；三是药末一定要研细，否则反复摩擦会损伤皮肤。

【按】辨证要点：头痛时发时止。本方为《金匮》附方，方中附子外用，能祛肌肤之风寒湿邪；与盐同用，可引附子入经络而达血脉。两药合用，共达祛风通络之效。

参考文献

[1] 王照恒. 头风摩散治顽固性头痛 [J]. 四川中医, 1993 (10)：30.

［2］毛美安.头风摩散合补阳还五汤治疗中风后遗症 63 例［J］.湖南中医杂志，2009，25（5）：56.

［3］侯恒太.头风摩散外用治肌肤顽麻疼痛［J］.河南中医，1988（2）：20.